国家卫生健康委员会"十三五"规划教材
全国高职高专学校教材
供口腔医学技术专业用

口腔修复工艺材料学

主 编 岳 莉

副主编 蒲小猛

编 者（以姓氏拼音为序）

宝力道 赤峰学院

景俊芳 苏州卫生职业技术学院

罗君耀 中山大学

倪 莹 潍坊护理职业学院

蒲小猛 甘肃卫生职业学院

谭发兵 重庆医科大学

王超朋 遵义医科大学

王天雪 开封大学医学部

岳 莉 四川大学

张 静 滨州医学院

张倩倩 四川大学

编写秘书 张倩倩 四川大学

人民卫生出版社
·北京·

图书在版编目（CIP）数据

口腔修复工艺材料学 / 岳莉主编. —北京：人民卫生出版社，2021.2（2023.11重印）

"十三五"全国高职高专口腔医学和口腔医学技术专业规划教材

ISBN 978-7-117-30986-8

Ⅰ. ①口… Ⅱ. ①岳… Ⅲ. ①口腔科材料－高等职业教育－教材 Ⅳ. ①R783.1

中国版本图书馆 CIP 数据核字（2020）第 269190 号

人卫智网	www.ipmph.com	医学教育、学术、考试、健康，购书智慧智能综合服务平台
人卫官网	www.pmph.com	人卫官方资讯发布平台

口腔修复工艺材料学
Kouqiang Xiufugongyi Cailiaoxue

主　　编：岳　莉
出版发行：人民卫生出版社（中继线 010-59780011）
地　　址：北京市朝阳区潘家园南里 19 号
邮　　编：100021
E - mail：pmph @ pmph.com
购书热线：010-59787592　010-59787584　010-65264830
印　　刷：人卫印务（北京）有限公司
经　　销：新华书店
开　　本：787 × 1092　1/16　　印张：18
字　　数：438 千字
版　　次：2021 年 2 月第 1 版
印　　次：2023 年 11 月第 3 次印刷
标准书号：ISBN 978-7-117-30986-8
定　　价：68.00 元

打击盗版举报电话：010-59787491　E-mail：WQ @ pmph.com
质量问题联系电话：010-59787234　E-mail：zhiliang @ pmph.com

出 版 说 明

为了培养合格的口腔医学和口腔医学技术专业人才,人民卫生出版社在卫生部(现国家卫生健康委员会)、教育部的领导支持下,在全国高职高专口腔医学和口腔医学技术专业教材建设评审委员会的指导组织下,2003 年出版了第一轮全国高职高专口腔医学和口腔医学技术专业教材,并于 2009 年、2015 年分别推出第二轮、第三轮本套教材,现隆重推出第四轮全国高职高专口腔医学和口腔医学技术专业教材。

本套教材出版近 20 年来,在我国几代具有丰富临床和教学经验、有高度责任感和敬业精神的专家学者与人民卫生出版社的共同努力下,我国高职高专口腔医学和口腔医学技术专业教材实现了从无到有、从有到精和传承创新,教材品种不断丰富,内容结构不断优化,纸数融合不断创新,形成了遵循职教规律、代表职教水平、体现职教特色、符合培养目标的立体化教材体系,在我国高职高专口腔医学和口腔医学技术专业教育中得到了广泛使用和高度认可,为人才培养做出了巨大贡献,并通过教材的创新建设和高质量发展,推动了我国高职高专口腔医学和口腔医学技术教育的改革和发展。本套教材第三轮的 13 种教材中有 6 种被评为教育部“十二五”职业教育国家规划立项教材,全套 13 种为国家卫生和计划生育委员会“十二五”规划教材,成为我国职业教育重要的精品教材之一。

教材建设是事关未来的战略工程、基础工程,教材体现了党和国家的意志。人民卫生出版社紧紧抓住深化医教协同全面推动医学教育综合改革的历史发展机遇期,以规划教材创新建设,全面推进国家级规划教材建设工作,服务于医改和教改。为贯彻落实《医药卫生中长期人才发展规划(2011—2020 年)》《国务院关于加快发展现代职业教育的决定》等文件精神要求,人民卫生出版社于 2018 年就开始启动第四轮高职高专口腔医学和口腔医学技术专业教材的修订工作,通过近 1 年的全国范围调研、论证和研讨,形成了第四轮教材修订共识,组织了来自全国 25 个省(区、市)共计 52 所院校及义齿加工相关企业的 200余位专家于 2020 年完成了第四轮全国高职高专口腔医学和口腔医学技术专业教材的编写和出版工作。

本套教材在坚持教育部职业教育“五个对接”的基础上,编写进一步突出口腔医学和口腔医学技术专业教育和医学教育的“五个对接”:和人对接,体现以人为本;和社会对接;和临床过程对接,实现“早临床、多临床、反复临床”;和先进技术与手段对接;和行业准入对接。注重提高学生的职业素养和实际工作能力,使学生毕业后能独立、正确处理与专业相关的临床常见实际问题。

本套教材修订特点：

1. 国家规划 教材编写修订工作是在国家卫生健康委员会、教育部的领导和支持下，由全国高等医药教材建设研究学组规划，全国高职高专口腔医学和口腔医学技术专业教材建设评审委员会审定，全国高职高专口腔医学和口腔医学技术专业教学一线的专家学者编写，人民卫生出版社高质量出版。

2. 课程优化 教材编写修订工作着力健全课程体系、完善课程结构、优化教材门类，本轮修订首次将口腔医学专业教材和口腔医学技术专业教材分两个体系进行规划编写，并新增了《口腔基础医学概要》《口腔修复工艺材料学》《口腔疾病概要》3种教材，全套教材品种增至17种，进一步提高了教材的思想性、科学性、先进性、启发性、适用性（"五性"）。本轮2套教材目录详见附件一。

3. 体现特色 随着我国医药卫生事业和卫生职业教育事业的快速发展，高职高专医学生的培养目标、方法和内容有了新的变化，修订紧紧围绕专业培养目标，结合我国专业特点，吸收新内容，突出专业特色，注重整体优化，以"三基"（基础理论、基本知识、基本技能）为基础强调技能培养，以"五性"为重点突出适用性，以岗位为导向、以就业为目标、以技能为核心、以服务为宗旨，充分体现职业教育特色。

4. 符合规律 在教材编写体裁上注重职业教育学生的特点，内容与形式简洁、活泼；与职业岗位需求对接，鼓励教学创新和改革；兼顾我国多数地区的需求，扩大参编院校范围，推进产教融合、校企合作、工学结合，努力打造有广泛影响力的高职高专口腔医学和口腔医学技术专业精品教材，推动职业教育的发展。

5. 创新融合 为满足教学资源的多样化，实现教材系列化、立体化建设，本套教材以融合教材形式出版，将更多图片、PPT以及大量动画、习题、视频等多媒体资源，以二维码形式印在纸质教材中，扫描二维码后，老师及学生可随时在手机或电脑端观看优质的配套网络资源，紧追"互联网+"时代特点。融合教材获取增值服务方式详见附件二。

6. 职教精品 为体现口腔医学和口腔医学技术实践和动手特色，激发学生学习和操作兴趣，本套教材将双色线条图、流程图或彩色病例照片以活泼的版面形式精美印刷。

为进一步提高教材质量，请各位读者将您对教材的宝贵意见和建议**发至"人卫口腔"微信公众号**（具体方法见附件三），以便我们及时勘误，同时为下一轮教材修订奠定基础。衷心感谢您对我国口腔医学高职高专教育工作的关心和支持。

人民卫生出版社

2020年5月

附件一　本轮口腔医学和口腔医学技术专业 2 套教材目录

口腔医学专业用教材（共 10 种）	口腔医学技术专业用教材（共 9 种）
《口腔设备学》（第 2 版）	《口腔设备学》（第 2 版）
《口腔医学美学》（第 4 版）	《口腔医学美学》（第 4 版）
《口腔解剖生理学》（第 4 版）	《口腔基础医学概要》
《口腔组织病理学》（第 4 版）	《口腔修复工艺材料学》
《口腔预防医学》（第 4 版）	《口腔疾病概要》
《口腔内科学》（第 4 版）	《口腔固定修复工艺技术》（第 4 版）
《口腔颌面外科学》（第 4 版）	《可摘局部义齿修复工艺技术》（第 4 版）
《口腔修复学》（第 4 版）	《全口义齿工艺技术》（第 4 版）
《口腔正畸学》（第 4 版）	《口腔工艺管理》（第 2 版）
《口腔材料学》（第 4 版）	

附件二　融合教材获取增值服务方式

融合教材使用说明

第一步:安装 APP 并登录

扫描二维码,下载安装"人
卫图书增值"APP,注册或
使用已有的人卫账号登录

第二步:扫描封底圆标二维码

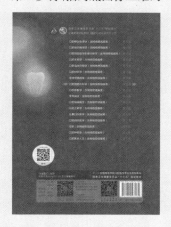

使用 APP 中的"扫码"功能,
扫描教材封底圆标二维码

第三步:输入激活码,获取服务

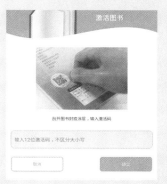

刮开书后圆标二维码下方的灰
色涂层,获得激活码,输入即可
获取服务

附件三 "人卫口腔"微信公众号

"人卫口腔"是人民卫生出版社口腔专业出版的官方公众号,将及时推出人卫口腔专培、住培、研究生、本科、高职、中职近百种规划教材、配套教材、创新教材和200余种学术专著、指南、诊疗常规等最新出版信息。

1. 打开微信,扫描右侧"人卫口腔"二维码并关注"人卫口腔"微信公众号。
2. 请留言反馈您的宝贵意见和建议。

注意:留言请标注"口腔教材反馈 + 教材名称 + 版次",谢谢您的支持!

第三届全国高职高专口腔医学和口腔医学技术专业教材评审委员会名单

主任委员　马　莉　唐山职业技术学院

副主任委员　于海洋　四川大学　　　　　　胡砚平　厦门医学院

口腔医学组

组　　　长　胡砚平　厦门医学院

委　　　员（以姓氏笔画为序）

马永臻　山东医学高等专科学校　　李水根　厦门医学院
马惠萍　开封大学　　　　　　　　李晓军　浙江大学
王　荃　昆明医科大学　　　　　　宋晓陵　南京医科大学
左艳萍　河北医科大学　　　　　　张清彬　广州医科大学
吕俊峰　苏州卫生职业技术学院　　赵信义　空军军医大学
杜礼安　唐山职业技术学院　　　　顾长明　唐山职业技术学院
李　月　深圳职业技术学院　　　　麻健丰　温州医科大学

口腔医学技术组

组　　　长　于海洋　四川大学

委　　　员（以姓氏笔画为序）

马玉宏　黑龙江护理高等专科学校　项　涛　四川大学
吕广辉　赤峰学院　　　　　　　　赵　军　日进齿科材料（昆山）
任　旭　黑龙江护理高等专科学校　　　　　有限公司
杜士民　开封大学　　　　　　　　胡荣党　温州医科大学
李长义　天津医科大学　　　　　　葛秋云　河南护理职业学院
李新春　开封大学　　　　　　　　蒋　菁　唐山职业技术学院
陈凤贞　上海医学高等专科学校　　潘　灏　苏州卫生职业技术学院
岳　莉　四川大学

秘　书　长　刘红霞　人民卫生出版社

秘　　　书　方　毅　人民卫生出版社　　查彬煦　人民卫生出版社

前　言

口腔修复工艺学从隶属于口腔修复学到成为独立的学科已走过近百年的历史。口腔修复工艺学人才培养的目标是：培养掌握各类口腔修复体制作工艺流程，能在医疗卫生机构、义齿加工企业及高职高专院校从事各类义齿的生产加工、教育、企业商业运作的具备基础医学、材料学、美学、制造、管理学、口腔修复工艺学知识和技能的复合型专业人才，这样的专业人才称为口腔技师，其必须掌握的技能是口腔修复体的制作工艺。口腔修复体的制作过程，实际就是口腔技师利用工具和设备，将材料加工成型并转换成口腔修复体的过程，技师合理应用材料能力的高低，决定了口腔修复体的质量好坏，同时也是口腔临床医师修复诊疗质量的重要保障。可见，口腔修复工艺学和材料学联系非常紧密，口腔材料学是广大技师必须掌握的学科。但是，长期以来国内针对口腔技师的材料学教材相当匮乏，大多数口腔材料学教材面向口腔临床医生，并未对口腔修复工艺领域相关材料进行深入介绍。面对众多的口腔材料种类，且受教学课时限制，授课时老师常常难以选择，学生也深感学习材料学困难。2018年11月在河北唐山举行了人民卫生出版社第四轮全国高职高专口腔医学和口腔医学技术专业教育部、国家卫生健康委"十三五"规划教材主编人会，本次会议决定增编《口腔修复工艺材料学》。这本书的出版，使教师授课和学生学习更具有针对性，实现"学以致用"的教学目的，以更好地满足口腔修复工艺学人才培养的需求。

本教材的主要内容涵盖义齿制作中常用材料的基本知识，共十二章，包括总论、印模材料、模型材料、蜡型材料、口腔金属材料、口腔陶瓷材料、树脂材料、铸造包埋材料、口腔数字化修复工艺材料、口腔种植修复工艺材料、口腔修复工艺辅助材料及实验教程。针对高职院校培养技能型人才的思路，我们在本教材中除了保留经典教材中有关材料种类、组成、性能等基础知识的内容外，还增加了大量材料的实用技术及常用材料的介绍，并设置实验课，通过实验，使学生掌握影响义齿制作精度的关键因素，以激发学生对本专业的兴趣及调动学生的创新思维。本教材还特设口腔数字化修复工艺材料及口腔种植修复工艺材料的独立章节，使学生在掌握传统义齿制作工艺材料的同时，也对义齿制作的前沿方向能有更多的了解。全书配有大量生动的图片，便于学生更好地理解和掌握相关知识。

　　本书在编写过程中，得到了编者所在学校的大力支持，特此致谢。

　　由于口腔修复工艺材料的发展迅速，对新材料的认识和掌握尚需要一个过程，加之我们的水平有限，本教材难免挂一漏万，恳请广大师生和读者给予批评和指正。

岳　莉

2020 年 6 月

目 录

第一章 总 论

学习目标

1. 掌握：口腔修复工艺材料学的概念；口腔修复工艺材料的分类；口腔修复工艺材料的性能。
2. 熟悉：口腔修复工艺材料学的重要作用。
3. 了解：口腔修复工艺材料的发展历史。

第一节 概 述

口腔材料学（science of dental materials）是一门和口腔医学、生物医学工程、材料学、化学、物理学等密切相关的交叉学科。口腔材料学与口腔修复学紧密联系，口腔修复和治疗主要依靠材料，材料的质量在很大程度上决定了口腔修复的质量，材料的发展推动了口腔修复诊疗技术的变革。口腔修复工艺学从隶属于口腔修复学到成为独立的学科，已走过了近百年的历史，它是以满足口腔临床需求为前提，以口腔临床医学、材料学、生物力学、心理学、解剖生理学、精密铸造与加工、模具、材料成型技术、色彩雕刻为基础，研究各类口腔修复体和矫治装置的设计、加工制作和修补等工艺过程的科学。口腔修复工艺学和材料学同样密不可分，因为修复体的加工过程实际就是口腔技师应用工具和设备，将材料加工成型并转换成口腔修复体的过程。可以说，口腔修复工艺材料学是研究口腔修复工艺领域各种材料的组成、性能和应用，从而达到利用人工材料和制品，替代和恢复因各种原因造成的天然牙或骨缺损、缺失后的生理外形和重建已丧失的生理功能的一门学科。口腔修复工艺材料学是口腔材料学的重要组成部分。作为一名现代口腔技师除了必须掌握口腔修复学和口腔修复工艺学的相关知识外，还要掌握口腔修复工艺材料的基础知识以及应用技术，只有基于对所用口腔修复工艺材料的充分了解，掌握性能特点和应用要求后，才能完成高质量的口腔修复体和矫治装置的设计、加工制作和修补。

一、口腔修复工艺材料学的发展历史

口腔材料的应用历史悠久，与口腔医疗活动几乎是同时产生和发展的。在口腔修复工

艺领域,材料的发展主要包括人工牙、基托、种植材料和工艺流程材料的不断更新和完善。

16 世纪末,在法国、德国及意大利,出现用金及银丝将雕刻的骨和象牙类牙齿捆绑固定到邻牙上的修复方法。

大约在 1700 年,Mathias Gottfried Pman,首次提到用蜡型制作赝复体并推测可先将蜡雕刻成所需形态,然后由雕刻匠人按蜡型在骨或象牙上雕刻制成修复体。1728 年法国人 Pierre Fauchard 发表了《外科 - 牙医学》专著,该著作涉及口腔医学的许多领域,论及了多种牙科修复材料和操作技术,并包括用象牙制作固定桥、活动义齿及全口义齿的方法。1746 年,Claude Maurton 发表了第一本机械牙科学的书,他提到了用锻模将一片金属锻制成金壳冠的技术,以及使用金卡环来固定假牙。1756 年 Pfatf 发表了以蜡分段制取口腔印模,并用煅石膏灌注模型的论文。1770 年,Jean Darcet 开始将低熔点合金用于牙科。1788 年法国人 Nicholas 发明了瓷牙修复技术,并于 1792 年获专利,他用英语写了一本描述烤瓷的书,即《关于人工牙的论述》。1796 年,卡环作为义齿的固定装置已很普遍。

1851 年,Charles Goodyear 宣布研制出能生产硫化或硬橡胶的方法,1855 年开始用作"牙板",这是牙科材料一项杰出的发展,硬橡皮被用作义齿基托材料。1869 年,Smith Hite 引入了赛璐珞,该材料被用作义齿基托材料,成为硬橡皮的替代物。1889 年,Charles Rand 制作出烤瓷壳冠和高熔点瓷嵌体。

20 世纪,随着科学技术的发展,新兴学科的出现,口腔材料也得到极大的发展,除对已有的材料进行改进,并建立了规范的标准,同时还研制出了许多新的材料。1907 年,芝加哥的 W.H. Tegot 成功地将实用铸造技术应用于金嵌体的制作。1937 年出现了丙烯酸酯树脂基托材料取代了硫化橡胶基托材料,是合成高分子材料在口腔医学领域应用的最早实例。20 世纪 50 年代后期,室温硫化硅橡胶用作印模材料。20 世纪 50—60 年代金属烤瓷修复技术用于临床,1963 年美国学者 R. L Bowen 取得口腔科复合树脂的专利。20 世纪 60 年代,Brånemark 提出骨整合理论,并把钛和钛合金用于种植体,该研究获得极大成功,促进了口腔金属种植材料的发展。1960 年多孔氧化铝陶瓷及其组织学研究报告发表,1978 年羟基磷灰石等生物陶瓷作为植入材料应用于口腔临床,这些促进了对生物相容性和生物活性较好的陶瓷类种植材料研究。口腔修复材料发展简史见图 1-1。

随着口腔材料的不断发展,现在人们毫不质疑口腔材料在口腔医学中的重要作用和地位,口腔材料学早已成为一门独立的学科。自 1920 年建立了口腔材料制品的第一项质量标准——银汞合金的选择和分级规格以来,目前已经建立了各种口腔材料、器械和设备的国际标准。目前世界上(包括我国)已有相当数量的专门人才从事口腔材料学的研究和教学工作,国内许多口腔医学院内设立了专门的口腔材料学教研室、研究室或中心,开设了口腔材料学课程,还授予这门学科硕士和博士学位。一些院校也开展了口腔材料的研究工作。在我国口腔材料学已成为与口腔解剖生理学、口腔组织病理学并列的口腔专业主要的基础课程之一。

二、口腔修复工艺材料的分类

口腔修复工艺材料的品种繁多,加之新的口腔材料不断研发并应用于口腔临床,造成分类标准和分类方法不一。从科研、教学和临床应用的不同角度,可采用不同的分类方法。通常有以下几种分类法:

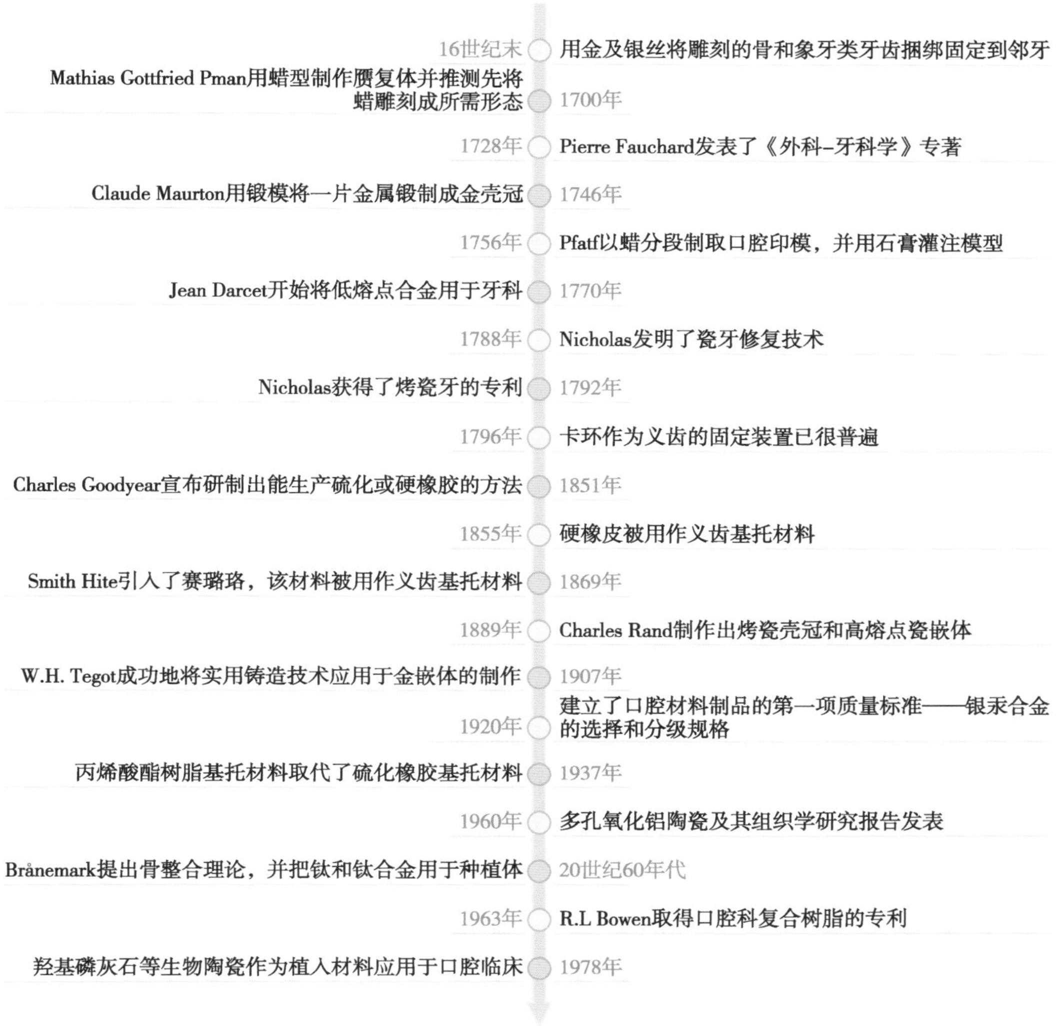

	16世纪末 ◯ 用金及银丝将雕刻的骨和象牙类牙齿捆绑固定到邻牙
Mathias Gottfried Pman用蜡型制作赝复体并推测先将蜡雕刻成所需形态 ◯ 1700年	
	1728年 ◯ Pierre Fauchard发表了《外科–牙科学》专著
Claude Maurton用锻模将一片金属锻制成金壳冠 ◯ 1746年	
	1756年 ◯ Pfatf以蜡分段制取口腔印模，并用石膏灌注模型
Jean Darcet开始将低熔点合金用于牙科 ◯ 1770年	
	1788年 ◯ Nicholas发明了瓷牙修复技术
Nicholas获得了烤瓷牙的专利 ◯ 1792年	
	1796年 ◯ 卡环作为义齿的固定装置已很普遍
Charles Goodyear宣布研制出能生产硫化或硬橡胶的方法 ◯ 1851年	
	1855年 ◯ 硬橡皮被用作义齿基托材料
Smith Hite引入了赛璐珞，该材料被用作义齿基托材料 ◯ 1869年	
	1889年 ◯ Charles Rand制作出烤瓷壳冠和高熔点瓷嵌体
W.H. Tegot成功地将实用铸造技术应用于金嵌体的制作 ◯ 1907年	
	1920年 ◯ 建立了口腔材料制品的第一项质量标准——银汞合金的选择和分级规格
丙烯酸酯树脂基托材料取代了硫化橡胶基托材料 ◯ 1937年	
	1960年 ◯ 多孔氧化铝陶瓷及其组织学研究报告发表
Brånemark提出骨整合理论，并把钛和钛合金用于种植体 ◯ 20世纪60年代	
	1963年 ◯ R.L Bowen取得口腔科复合树脂的专利
羟基磷灰石等生物陶瓷作为植入材料应用于口腔临床 ◯ 1978年	

图 1-1　口腔修复材料发展简史

（一）按材料主要用途分类

1. 印模材料　印模是物体的阴模。口腔印模是记录牙和口腔组织器官解剖形态及其关系的阴模。制取口腔印模所采用的材料称为印模材料。

2. 模型材料　口腔模型是由口腔印模灌注成的阳模。灌注阳模的材料称为模型材料。

3. 义齿材料　义齿是指能够恢复患者牙体缺损、牙列缺损或牙列缺失的形态、功能和美观的修复体，包括固定义齿和活动义齿。义齿材料是指最终成为义齿的组成成分，长期与口腔组织接触或存留于口腔中的材料。义齿材料主要包括口腔金属材料、口腔陶瓷材料和树脂材料等。

4. 包埋材料　在口腔修复体制作过程中包埋蜡型所用的材料称包埋材料。

5. 切削研磨抛光材料　切削和研磨抛光材料是指应用于口腔修复治疗的各种切削刀具、刃具及研磨用的磨具、磨料等。

此外,还有清洁消毒材料、义齿重衬材料、颌面修复材料等。

（二）按材料性质分类

1. 有机高分子材料　如印模材料、树脂、蜡等。

2. 金属材料　如贵金属合金和非贵金属合金。

3. 无机非金属材料　如口腔陶瓷、模型材料等。

（三）按材料与口腔组织的接触方式分类

1. 直接、长期与口腔组织接触的材料　为义齿组成的原材料,长期与口腔组织接触或存留于口腔中。包括口腔金属材料、口腔陶瓷材料和树脂材料等。

2. 直接、暂时与口腔组织接触的材料　在义齿制作过程中,暂时与口腔组织直接接触的材料。如印模材料、咬合蜡等。

3. 间接与口腔组织接触的材料　参与义齿的制作过程,但与口腔组织不直接接触。如模型材料、包埋材料等。

（四）按材料的应用部位分类

1. 非植入人体的材料

2. 植入人体的材料

（五）按管理风险分类

根据《医疗器械监督管理条例》(国务院令第 650 号)以及 2018 年正式发布新修订的《医疗器械分类目录》,国家对医疗器械按照风险程度实行分类管理,口腔材料归属于口腔医疗器械,按照管理风险分为三个级别。

1. 第一类医疗器械　是风险程度低,实行常规管理可以保证其安全、有效的医疗器械。第一类医疗器械实行产品备案管理。如牙科石膏、模型树脂、包埋材料等。

2. 第二类医疗器械　是具有中度风险,需要严格控制管理以保证其安全、有效的医疗器械。第二类医疗器械实行产品注册管理。如钴铬合金、牙科贵金属烤瓷合金、牙科瓷粉等。

3. 第三类医疗器械　是具有较高风险,需要采取特别措施严格控制管理以保证其安全、有效的医疗器械。第三类医疗器械实行产品注册管理。如热凝义齿基托树脂、牙种植体、基台等。

（六）义齿加工企业按材料的重要程度分类

1. A 类(关键材料)　义齿的主要原材料,对产品质量有直接影响,包括金属、瓷粉、瓷块、人工牙、钢丝、树脂类(牙托粉、牙托水、隐形胶)、聚合瓷。

2. B 类(重要材料)　制作义齿过程中使用的主要材料,对产品质量有一定影响,包括藻酸盐印模材料、磷酸盐包埋材料、硅橡胶、石膏、蜡材、琼脂。

3. C 类(一般材料)　制作义齿过程中使用的一些辅助材料,与产品质量有关,包括各类磨头、分离剂、清洗剂、间隙剂、强化剂、抛光材料、钻头、锯条、磨盘、化学试剂、三氧化二铝、酒精、坩埚、喷嘴等。

以上分类法各有侧重,各有优缺点。本教材突出高职教育的特点,体现实用性原则,并考虑到材料应用的习惯和逻辑关系,主要采用按材料的用途进行分章,鉴于数字化修复材料及种植工艺材料是较前沿的方向,为便于学生的全面了解,特单独设立章节。

第二节 材料的性能

材料的性能是指材料本身固有的性质。口腔修复工艺材料的质量好坏，是通过各种性能表现出来的，主要涉及物理性能、机械性能、化学性能、生物学性能等许多方面，这些性能在某些方面相互交叉，难以严格分类。口腔技师可通过了解材料的性能来选择材料，以保证安全有效地制作各类修复体。下面主要介绍口腔修复工艺材料的物理性能、机械性能、化学性能、生物学性能等基本知识。

一、物理性能

（一）尺寸变化

口腔材料在制作和使用过程中，由于物理及化学因素的影响，引起长度或体积大小的变化，称为尺寸变化（dimensional change），尺寸变化通常用长度或体积变化的百分数来表示。其表达式为：

$$\varepsilon = \frac{L - L_0}{L_0} \times 100\%$$

式中，ε：尺寸变化，L_0：原长（单位：mm），L：变化后的长度（单位：mm）。

口腔材料的尺寸稳定是材料的基本性能要求，具有重要的临床意义。如印模材料、模型材料的尺寸稳定性对修复体的制作精度有重要影响。因此在研制印模材料、模型材料时必须努力减少使用过程中的尺寸变化。标准化组织根据临床需要对材料的尺寸变化做了相应规定，表 1-1 列举了几种材料在固化期间的尺寸变化的允许值。

表 1-1 几种材料固化期间尺寸变化允许值

材料	尺寸变化 /%
缩合型硅橡胶印模材料	0.30～0.70（24h）
加成型硅橡胶印模材料	0.14～0.18（24h）
聚醚橡胶胶印模材料	0.19～0.23（24h）
熟石膏	0～0.30
人造石	0～0.20
超硬石膏	0～0.15

（二）热膨胀系数

几乎所有的材料均有受热时膨胀、冷却时收缩的现象。热膨胀系数（coefficient of thermal expansion）是描述物体长度或体积随温度变化的物理量，当用长度的变化表示热膨胀系数时，称为线胀系数（linear expansion coefficient），即固态物质温度改变1℃时，其长度的变化跟它在 0℃时长度的比值。通常测量材料的线热胀系数，其表达式为：

$$\alpha_L = \frac{1}{L} \times \frac{d_L}{d_T}$$

该式适用于压强为恒量的条件下。

式中，α_L：温度为 T 时的线胀系数（单位：K^{-1}），L：温度为 T 时试样的长度（单位：mm），d_L：物体长度的改变，d_T：温度的变化。

线胀系数的单位为每开[尔文]或负一次方开[尔文],符号为 K^{-1}。

实际应用时,通常测量一定温度范围的平均线胀系数更有应用意义,即温度范围在 $T_1 - T_2$ 时的线胀系数可表示为:

$$\alpha_L = \frac{L_2 - L_1}{L_1(T_2 - T_1)}$$

式中,α_L:温度 T_1 至 T_2 范围内平均线胀系数(单位:K^{-1}),L_1:温度为 T_1 时试样长度(单位:mm),L_2:温度为 T_2 时试样长度(单位:mm)。

当用体积的变化表达热膨胀系数时,则称为体胀系数(cubic expansion coefficient)。表达式为:

$$\alpha_V = \frac{1}{V} \cdot \frac{d_V}{d_T}$$

式中,α_v:温度为 T 时的体胀系数(K^{-1}),V:温度为 T 时试样的体积(mm^3),d_V:物体体积的改变,d_T:温度的变化。

体胀系数的单位为每开[尔文]或负一次方开[尔文],符号为 K^{-1}。如果固体是各向同性的,则其 $\alpha_v = 3\alpha_L$。

口腔材料的热膨胀系数是材料性质的主要指标,对临床应用有很大影响。如包埋材料要求具有一定的热膨胀系数来补偿铸造合金在铸造过程中的体积收缩,烤瓷材料和烤瓷合金热膨胀系数不匹配会影响瓷与合金的结合等。表 1-2 列出了牙体组织及一些口腔修复工艺材料的线胀系数。

表 1-2 牙体组织及部分口腔修复工艺材料的线胀系数

牙体组织及材料	线胀系数($\times 10^{-6} \cdot K^{-1}$)	材料	线胀系数($\times 10^{-6} \cdot K^{-1}$)
牙釉质	11.4	体瓷及不透明瓷	12.4～16.2
牙本质	8.3	金合金	12～15.5
丙烯酸树脂	70～100	钴-格合金	14.1～14.7
复合树脂	25～50	镍-铬合金	14.1～15.7
嵌体蜡	260～320	钛合金	12.4
硅橡胶印模材料	109～210	钛	11.9
长石质陶瓷	6.4～7.8	钯基合金	14.2～15.2

(三)热导率

导热性是衡量物体传递热量的性能。热导率(thermal conductivity)又称导热系数(coefficient of thermal conductivity),是量度材料导热性能的物理量,其定义为面积热流量除以温度梯度。符号为 λ,即温度梯度为 1℃/m,单位时间通过 $1m^2$ 的热量(瓦特)。单位是瓦[特]每米开[尔文],符号为 $W/(m \cdot K)$ 或 $W \cdot m^{-1} \cdot K^{-1}$。

在口腔修复时,可根据热导率选择不同的材料。一般来讲,金属的导热性优于非金属(如树脂、陶瓷)。在全口义齿修复时,应尽量选择热导率高的金属基托而不是树脂基托,以保证对基托下软组织正常的热刺激;而在牙体缺损修复中,当出现牙本质敏感时,则应选择热导率低的瓷修复体而不是金属修复体,以减少对牙髓的冷热刺激。表 1-3 列出牙釉质、牙本质及部分口腔材料的热导率。

表 1-3 牙体组织及部分口腔修复工艺材料的热导率

牙体组织及材料	热导率 /W·m⁻¹·K⁻¹
牙釉质	0.87～0.92
牙本质	0.57～0.63
无填料丙烯酸树脂	0.21
复合树脂	1.1
陶瓷	1.05
金	297
金合金	297.3
钛	9.6

（四）润湿性和表面张力

液体在固体表面扩散的趋势称为液体对固体的润湿性（wettability），润湿性和物体的表面张力（surface tension）密切相关，表面张力是研究物体表面特性的物理量。液体内部的分子受到周围分子的作用力的合力为 0，但在表面的分子受气相分子对它的吸引力小于内部液相分子对它的吸引力，所以该分子所受合力不等于零，其合力方向垂直指向液体内部，结果导致液体表面具有自动缩小的趋势。这种促使液体表面收缩的力称为表面张力，单位为牛每米（N/m）。

广义而言，两种不同形态的物质之间界面上的张力均被称为表面张力。液体的表面张力是指液体与空气界面的表面张力，符号为 γ_{LV}；固体的表面张力是指固体与空气界面的表面张力，符号为 γ_{SV}。固体与液体界面的表面张力则为 γ_{SL}。三种界面及产生的表面张力关系如下列公式表示：

$$\gamma_{SV} = \gamma_{SL} + \gamma_{LV} \cdot \cos\theta$$

θ 是指液体在固体表面的接触角。

当把液体滴在固体表面上，它可以铺展开来或取得一定形状而达到平衡。通过液滴与固体表面接触点作液滴曲面的切线，该切线与固、液界面之间的夹角 θ 称为接触角。接触角 θ 越小，液体在固体表面润湿性越好；反之，θ 越大，润湿性越差。当 $\theta = 0°$，表明液体对固体完全润湿或理想润湿；当 $\theta = 180°$ 时，表明液体对固体完全不润湿。因此，润湿的条件是 $\gamma_{SV} > \gamma_{SL}$。接触角与润湿性（图 1-2）。

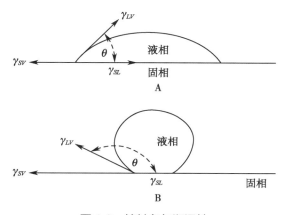

图 1-2 接触角与润湿性

A. 润湿性好　B. 润湿性差

增加材料的润湿性是提高义齿制作工艺精度的常用手段。如水性加成型硅橡胶不同于疏水型，由于添加了表面活性剂，它可降低人造石调和物中水的表面张力，从而提高印模材料的润湿性，使灌制的模型更准确。在蜡型包埋时，常在蜡型表面喷涂润湿剂，以减少表面张力，使包埋材料在蜡型上更易铺展，减少包埋产生气泡；若不使用，粗糙的包埋腔内表面会导致粗糙的铸件，影响修复体的精度。

（五）流电性

在电解质溶液中，异种金属相接触，由于不同金属之间的电位不同，将会出现电位差，导致微电流，这种性质称为流电性（galvanism），该现象称为流电现象。流电现象产生的原理同原电池原理。

在口腔环境中唾液类似电解质，当口腔内存在不同金属的修复体或金属充填物时，就会产生流电现象。表现为患者在咬合时，两修复体接触，相当于电池两极短路，有较大的电流产生即流电现象，患者感觉极不舒服，同时还导致修复体的不断溶解、锈蚀（出现电化学腐蚀）。因此，临床上应尽量避免不同种金属在口腔中接触。此外，同一种金属修复体由于加工中金属污染或不同部位所含各类元素浓度不同也会发生上述现象。

（六）物体的色彩及天然牙的光学特性

色彩性是材料的物理性能之一。口腔修复的目的不但要恢复软、硬组织的形态和功能，而且还要达到美观、和谐的效果。随着人们对口腔治疗的要求不断提高，修复体的色彩自然、协调，成为医师和患者关注的重要内容之一。修复体的颜色是技师对患者天然牙颜色的模拟，所以学习色彩知识和天然牙的光学特征非常重要。

1. 物体的色彩

色彩是不同波长的可见光作用于眼睛的结果，任何色彩具备三个基本要素，即色相（hue）、明度（chroma）和彩度（value），它们相互作用而影响色彩。

色相又称为色调，色别，为颜色的名称，即红、黄、蓝等，是彩色彼此划分的特性。从生理上来讲，色彩是由于物体上的物理性的光反射到人眼视神经上所产生的感觉。从光学物理上讲，各种色相是由射入人眼的光线的波长长短及光谱成分决定的，波长最长的是红色，最短的是紫色，对于单色光来说，色相的面貌完全取决于该光线的波长；对于混合色光来说，则取决于各种波长光线的相对量。而物体的颜色是由光源的光谱成分和物体表面反射（或透射）的特性决定的。

明度又称为亮度，是指色彩的明暗程度，反映物体对光的反射性。各种有色物体由于它们的反射光量的区别而产生颜色的明暗强弱。色彩的明度有两种情况：一是同一色相不同明度。如同一颜色在强光照射下显得明亮，弱光照射下显得较灰暗模糊。二是各种颜色的不同明度。每一种纯色都有与其相应的明度。黄色明度最高，蓝紫色明度最低，红、绿色为中间明度。色彩的明度变化往往会影响到彩度，如红色加入黑色以后明度降低了，同时纯度也降低了；如果红色加白则明度提高了，纯度却降低了。

彩度又称为饱和度或纯度，指色彩的纯净程度，它表示颜色中所含有色成分的比例，含有色彩成分的比例愈大，则色彩的纯度愈高，含有色成分的比例愈小，则色彩的纯度也愈低；也是色彩的强弱，即色彩的浓度和强度的等级；有彩色的各种色都具有彩度值，无彩色的色的彩度值为 0，对于有彩色的色的彩度的高低，区别方法是根据这种色中含灰色的程度来计算的。彩度由于色相的不同而不同，而且即使是相同的色相，因为明度的不同，彩度也会随之变化。可见光谱的各种单色光是最纯的颜色，为极限纯度。当一种颜色掺入黑、白或其他彩色时，纯度就产生变化。当掺入的色达到很大的比例时，将失去本来的颜色，变为掺和色，不等于已经不存在原来的色素，而是由于大量的掺入其他彩色而使得原来的色素被同化，人眼无法识别。物体色彩的纯度与物体的表面结构有关。如果物体表面粗糙，其漫反射作用将使色彩的纯度降低；如果物体表面光滑，那么，全反射作用将使色彩比较鲜艳。

2. 三原色及色彩混合

三原色是由三种基本原色构成。原色又称为基色，即用以调配其他色彩的基本色。原色的色纯度最高，最纯净、最鲜艳。可以调配出绝大多数色彩，而其他颜色不能调配出三原色的"基本色"。从生理上讲，由于人类肉眼有三种不同颜色的感光体，因此所见的色彩空间通常可以由三种基本色所表达，这三种颜色被称为"三原色"。以不同比例将原色混合，可以产生出其他的新颜色，可以分为"色光加色混合"和"颜料的减色混合"两种系统。

光学上，三原色就是三基色，指红（red）、绿（green）、蓝（blue）—RGB。人的眼睛是根据所看见的光的波长来识别颜色的，红、绿、蓝三色对应的波长分别为 700nm、546.1nm、435.8nm。可见光谱中的大部分颜色可以由三种基本色光按不同的比例混合而成，红、绿、蓝这三原色光以相同的比例混合、且达到一定的强度，就呈现白色（白光），这就是色光加色混合原理。加色混合原理被广泛应用于电视机、监视器等主动发光的产品中。在口腔领域中，越来越多的牙科专业设计软件，如 exo CAD、3shape dental system 等，在模拟牙体及牙龈颜色的算法中即是运用的加色混合原理。

美术上，原料的三原色是指红黄青（品红 magenta、黄 yellow、青 cyan—MYC）。在打印、印刷、油漆、绘画等靠介质表面反射被动发光的场合，物体所呈现的颜色是光源中被颜料吸收后所剩余的部分。品红加少量黄可以调出大红（红 = M100 + Y100），青加少量品红可以得到蓝（蓝 = C100 + M100），用青加黄调出绿（绿 = Y100 + C100），三原色以一定比例可以调出黑色或深灰色，这就是减色混合原理。减色混合原理被广泛应用于各种被动发光的场合，在口腔领域中，陶瓷及树脂修复体的配色，临床比色等都遵循减色混合原理。

3. 同色异谱

同色异谱是指在光谱上不同的刺激可以产生相同的视觉反应。两种光谱反射曲线不同的颜色在一组观察和照明条件下能够匹配，但在另一种条件下却不能匹配。产生此种现象主要是因为光谱的反射曲线不一样。同色异谱程度可以用异谱同色指数（M）来表示，若改变条件以后产生的失匹配色差越大，同色异谱指数越大，说明它们的同色异谱特性越差。同色异谱现象广泛存在于天然牙比色，修复体配色及制作中。

4. 天然牙的光学特征

半透明性　半透明性是影响修复体美观的一个重要因素，入射光照射至天然牙冠可产生部分透明现象，产生半透明（translucency）特性，牙釉质的分布，厚度，质量是影响天然牙冠半透明性的主要因素。

荧光效应　天然牙中的羟基磷灰石矿物质与有机物基质在经过光照射后，吸收能量，然后以发光的形式释放出较长波长的光，为荧光效应（fluorescence）。牙本质的荧光效应一般强于牙釉质，观察时应使用紫外线或黑色光源。修复体应该尽量模拟天然牙的荧光效应，以达到仿真的效果。

乳光现象 自然界中的蛋白石在反射光下会出现乳蓝色，在透射光下会呈现橙红色，这种现象称为乳光现象（opalescence）。蛋白石乳光现象产生的原因归结于其内部结构的组成。天然牙的牙釉质有着相似结构，可见光进入牙釉质内同样会出现散射现象。为了更加真实模拟天然牙，修复体应该尽量模拟牙釉质的乳光效应。

5. 颜色的测定

为了对色彩进行统一和规范，现多采用孟塞尔颜色系统作为国际上通用标准。孟塞尔颜色系统（Munsell color system）是色度学（或比色法）里透过明度（value）、色相（hue）及彩度（chroma）三个维度来描述颜色的方法。这个颜色描述系统是由美国艺术家阿尔伯特·孟塞尔（Albert H. Munsell）在 1898 年创制的，至今仍是比较色法的标准。

比色板由于直观，使用方便，在口腔修复体制作过程中，常用比色板进行义齿的颜色选择，目前常用的比色板有 Vitapan Classical 比色板、Vitapan 3D-Master 比色板。天然牙的色彩除了和牙齿自身组织颜色有关外，还受到牙周组织、黏膜、皮肤、年龄、环境等因素的影响。一般通过仪器测色法或比色法来测量牙齿的颜色，从而确定修复体的颜色，在测量时还会受到生理、心理作用的影响。在选择材料时，必须考虑材料的色彩性，同时还要考虑影响色彩的各类因素。

二、机械性能

材料的机械性能（mechanical properties）又称力学性能，是指材料受到外力作用时所表现出来的形变和破坏等特性。形变是分子之间距离发生改变的宏观现象。分子距离减小产生斥力，分子距离增大产生引力。这些引力或斥力的矢量和称为内力。内力与外力共同保持材料受载状态下的平衡。内力与外力大小相等，方向相反。通过外力的研究来了解内力的规律是普遍采用的方法。

（一）应力

应力（stress）是指物体内部各点各个方向的力学状态。当物体受到外力作用发生形变时，内部产生了大小相等但方向相反的反作用力抵抗外力，单位面积所受的内力即为应力。材料受到外力或外载荷而产生的应力称为外应力，外力和应力大小相等，方向相反；材料内部结构或非外载荷变化产生的应力，称为内应力，如组成单一构造的不同材质之间，因材质差异而导致变形方式的不同，继而产生的各种应力。

若外力均匀且垂直用于受力面上，应力可用下列公式表示：

$$\sigma = F/S$$

式中，σ：应力（单位：MPa），F：外力（单位：N），S：受力面积（单位：mm^2）

当外力为拉力时，材料产生拉应力（tensile stress）；当外力为压力时，材料产生压应力（compressive stress）；当外力是剪切力时，材料产生剪切应力（shear stress）或切应力（图 1-3）。

在等截面物体中，应力是均匀分布的。由于物体上有孔、沟槽而导致截面尺寸改变而引起应力分布不均匀，而在局部增大，这种现象称为应力集中。应力集中会导致修复体容易被破坏。金属材料在加工过程中还可能会导致残留应力，残留应力在一定条件下可导致金属变形或破坏。

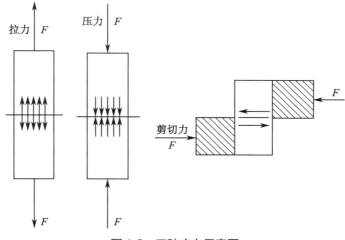

图 1-3 三种应力示意图

（二）应变

应变（strain）是描述材料在外力作用下形状和尺寸变化的量。口腔材料通常研究的是线应变（linear strain），又称为正应变，简称应变。在研究正畸弓丝性能时还涉及角应变。应变可表示为：

$$\varepsilon = \Delta L / L_0$$

式中：ε：应变（可以用绝对值或百分比表示，如 0.01 或者 1%），ΔL：长度变化量（单位：mm），L_0：原长（单位：mm）。

有些应变或变形是可逆的，即外力去除后物体可恢复其原始形态，称为弹性形变（elastic deformation）；有些应变或变形则不可逆的，即外力去除后物体不能完全恢复其原始形态，发生永久的变形，称为塑性形变（plastic deformation）。

（三）应力 - 应变曲线

研究材料的机械性能时，测量应力和其对应的应变作一曲线为应力 - 应变曲线（stress-strain curves），即以应力和应变为坐标所作的曲线。测定应力 - 应变曲线是研究材料性能的基本方法。对材料施加拉力、压力、剪切力或弯曲力均可得到应力 - 应变曲线。图 1-4 是用韧性较好的低碳钢为样材进行拉伸试验所得的应力 - 应变曲线。下面对应力 - 应变曲线各段及应变点的含义进行描述。

1. 比例极限（proportional limit） 材料所受外力作用时，应力与应变能保持比例关系即符合胡克定律时的最大应力值。在图 1-4 中，即 P 点所对应的应力值，通常以 σ_P 表示，单位与应力相同。P 点的意义是材料应力不超过 σ_P 时，其应力与应变呈线性变化，是属于弹性变形。E 点对应值是弹性极限值，即材料不发生永久形变所能承受的最大应力值。

材料在弹性变形阶段，其应力和应变成正比例关系（即符合胡克定律），其比例系数称为弹性模量（modulus of elasticity），也称杨氏模量（Young's modulus）。是材料刚性的指标，单位为 N/mm^2。其表达式为：

$$E = \sigma_E / \varepsilon_E$$

式中，E：弹性模量（单位：MPa 或 GPa），σ_E：弹性极限时应力（单位：MPa 或 GPa），ε_E：弹性极限时应变。

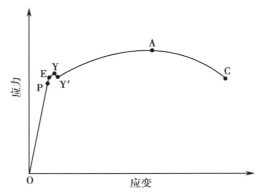

图1-4　应力-应变曲线

P. 比例极限　E. 弹性极限　Y. 上屈服点　Y′. 下屈服点　A. 极限强度　C. 断裂强度

弹性模量越大，材料的刚性越大，材料越不易发生变形。在选择修复材料和充填材料时，要考虑材料的用途和使用部位，如用于牙体修复或充填时，要选择弹性模量偏大，和釉质相近的合金或陶瓷等材料，可防止咀嚼产生的应力使修复体或充填体出现过大的变形。而用于基托的材料则弹性模量可适当偏小，与口腔组织有较好的力学相容性。表1-4是牙体组织及一些口腔修复工艺材料的弹性模量。

表1-4　牙体组织及部分口腔修复工艺材料的弹性模量

牙体组织、材料	弹性模量/GPa	牙体组织、材料	弹性模量/GPa
牙釉质	46～130	镍铬合金	145～203
牙本质	12～18.6	硅橡胶印模材料	$0.088～0.35×10^3$
金合金	72.2～108	义齿基托树脂	1.06～2.94
钴铬合金	125～218	长石质陶瓷	60～70

2. 弹性极限（elastic limit）　图1-4中，OE阶段尽管应力与应变呈线性变化，然而卸载后应变可完全恢复，此阶段仍为弹性变形阶段。E点所对应的应力值称为弹性极限，是材料不发生永久形变所能承受的最大应力，E点的意义是材料的应力不超过σ_E时不发生塑性形变，去除应力，材料的形变可以恢复。

3. 屈服强度（yield strength）　从应力-应变曲线的Y点开始材料表现出塑性变形（永久变形），即应力去除后，应变不能完全恢复。Y点称为屈服点，所对应的应力值称为屈服强度，记为σ_Y。表1-5是一些材料的屈服强度。

表1-5　部分材料的屈服强度

材料	屈服强度/MPa	材料	屈服强度/MPa
牙本质	165^c	无填料丙烯酸树脂	$43～65^c$
牙釉质	344^c	金合金	$207～620^T$
复合树脂	$138～172^c$		

C：压缩屈服强度，T：拉伸屈服强度

4. 极限强度（ultimate strength）　材料在断裂过程中产生的最大应力值称为极限强度记为 σ_A。σ_A 可出现在断裂时，也可出现在断裂前，当应力为拉应力时，极限强度为拉伸强度；应力为压应力时，极限强度为压缩强度；应力为剪切应力时，极限强度为剪切强度；应力为弯曲应力时，极限强度为挠曲强度（或弯曲强度）。从表 1-6 可知材料的拉伸强度和压缩强度有很大区别。如釉质和复合树脂其压缩强度远大于拉伸强度。

表 1-6　牙体组织及部分材料的部分极限强度

材料	拉伸强度 /MPa	压缩强度 /MPa	弯曲强度 /MPa	剪切强度 /MPa
牙本质	43～100	232～305	—	102～138
牙釉质	10～40.3	261～400	80～110	90～90.2
金合金	414～828	—	—	—
复合树脂	39～69	270～448	70～160	—
无填料丙烯酸树脂	28	76～97	70～100	122
长石质烤瓷	24.8	149～175	65～120	128
氧化锆陶瓷	24.8～37.4	700～1 400	900～1 100	—
人造石	5.7～7.7	50～110	16	—

从以上分析可以看到，当应力达到屈服点 σ_Y 时，材料会产生显著的塑性变形，当应力达到极限度时 σ_A 时，材料会由于变形而导致断裂。因此屈服强度和极限强度是反映材料强度的两个重要指标。

5. 伸长率（elongation）　伸长率（或延伸率）是材料受拉伸力作用直到断裂后所增加的长度与原长之比。可用下式计算：

$$\delta_S = \frac{\Delta L}{L} \times 100\%$$

式中，δ_S：伸长率，ΔL：断裂后试样的绝对伸长（单位：mm）值，L：试样的原始长度（单位：mm）。

伸长率是材料延展性的标志，表示材料塑性变形的能力。

6. 回弹性（resilience）和韧性（toughness）　回弹性是使材料出现永久变形单位体积所需的能量，反映材料抵抗永久变形的能力。韧性是材料断裂时单位体积所需的能量，反映材料抵抗断裂的能力。在应力 - 应变曲线上可分别用弹性区及塑性区的面积表示，图 1-5A、B 中的阴影的面积分别表示材料的回弹性和韧性。

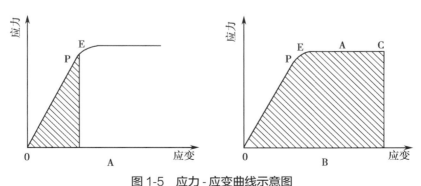

图 1-5　应力 - 应变曲线示意图

A. 图中阴影面积表示回弹性　B. 图中阴影面积表示韧性

（四）应变 - 时间曲线

应变不但与应力有关，应变与加荷的时间也存在复杂的关系，这种关系可以用应变 - 时间曲线（strain-time curves）来描述。加荷时间越长或载荷越大，其形变越大。口腔修复体或充填物在长期使用过程中，会导致应变增加，甚至破坏。

蠕变是指材料在恒应力持续作用下，应变随时间不断增加的现象。该应力常远小于屈服应力。口腔用高分子化合物、合金等均会在咀嚼压力的作用下发生缓慢的塑性变形。

（五）延性和展性

延性（ductility）是指材料在受到拉力而出现塑性变形能力；展性（malleability）是指材料受到压应力而产生塑性变形的能力。有时把材料的延性和展性统称为材料的延展性。延伸率低于 5% 的材料为脆性材料，如陶瓷；延伸率大于 5% 的材料为塑性材料，如金属类材料。脆性材料受力时变形小，容易发生断裂。纯的金为延展性能最好的金属材料，受力时容易出现变形。

（六）挠曲强度和挠度

口腔咀嚼是一个复杂的力学过程，修复体或充填材料承受的不是单纯的压力或拉力，而是多点受力。如图 1-6 所示，材料两端受切应力，中部中界面 OO' 以上受压应力，以下受拉力应力。挠曲强度（flexure strength）又称弯曲强度，是描述材料承受这样复杂应力下的性能。挠曲强度是口腔修复工艺材料如合金、陶瓷及义齿基托树脂等机械性能的重要参数。

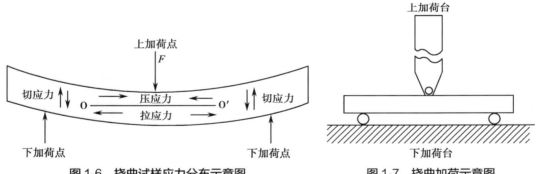

图 1-6　挠曲试样应力分布示意图　　　　图 1-7　挠曲加荷示意图

其检测方法如下：按照常规方法将复合树脂制成矩形试样，按图 1-7 受力状态进行加荷，直至试样断裂，记录最大加荷值，按下式计算挠曲强度：

$$\delta = \frac{3FL}{2BH^2}$$

式中，δ：挠曲强度（单位：MPa），F：最大加荷值（单位：N），L：下加荷台两加荷点间的距离（单位：mm），B：试样宽度（单位：mm），H：试样高度（单位：mm）。

挠度（deflection）是材料承受其比例极限内的应力所发生的弯曲形变，尽管挠曲强度和挠度都是衡量材料弯曲韧性的指标，但因挠曲强度反映的是材料在持续受力直至断裂时的强度，但在口腔中，修复体常常是受到比例极限内应力的反复作用，而挠度则可反映出材料在反复的咀嚼应力作用下所产生的弯曲形变。所以挠度能更精确地反映材料在口腔环境中的受力与弯曲形变情况。

（七）热应力

由于充填材料与牙齿硬组织热膨胀系数不一致，当温度升高或降低时，充填材料受到牙体组织的限制产生压应力和拉压力。口腔温度不断变化，充填体就不断经受这种交变应力的作用。这种由于温度变化产生的应力称为热应力。热应力长期作用的结果，充填体出现疲劳损伤，甚至出现裂纹。所以，充填材料的热膨胀系数应与牙体组织的热膨胀系数相接近。

（八）表面力学性能

以上介绍的力学性能主要依赖于材料的整体特性，与材料表面状况关系密切的力学性能包括硬度、摩擦及磨耗等概念。

1. 硬度（hardness） 是指固体材料抵抗硬物压入表面而导致变形或破坏的能力。硬度是衡量材料软硬的一个指标，不是一个单纯的物理量，常指为材料表面局部区域抵抗压缩变形和破坏的能力。按施加负荷情况，可将硬度试验分为静负荷试验和动负荷试验两大类。测定硬度多采用静负荷试验压入法，即以一定的载荷，将具有特殊形状的较硬的物体（压头）压入被测材料的表面，使材料表面产生局部塑性变形而形成压痕，以负荷与压痕的深度或表面积的关系表达不同的硬度。如布氏硬度（Brinell hardness）、洛氏硬度（Rockwell hardness）、维氏硬度（Vickers hardness）、努普硬度（Knoop hardness）等。动负荷试验是在动负荷作用下，使压头冲击材料来测硬度，如肖氏硬度（Shore hardness）等。

布氏硬度试验是用一定直径的淬火钢球，在一定负荷作用下压入被测材料表面，维持一定时间后，测量压痕面积，压痕面积除负荷得到布氏硬度值，符号是 BHN，单位为帕［斯卡］（Pa）。该方法的优点是试验数据稳定，重复性强；压痕面积大，能反映较大范围内材料的平均性能。常用于金属或树脂的硬度。不适用于小范围或局部硬度的测定，也不适用于牙体组织和易碎材料的测定；由于钢球自身也会出现形变，不能测试布氏硬度在 450 以上的材料。

维氏硬度试验是用顶角为 136° 的正四棱锥形金刚石为压头，以一定负荷压入被测材料表面，然后测量压痕对角线长度，计算出压痕面积，除负荷得到维氏硬度，符号是 VHN，单位帕［斯卡］（Pa）。维氏硬度试验不存在压头形变问题，压痕清晰，测量精确，可测试硬度高的面积材料。显微硬度实质是负荷小于 1kg 的维氏硬度试验。一般使用的负荷为 2～200g，测试件加工有专门要求，可测试金属、陶瓷及脆性非金属材料。

努氏硬度试验也使用四棱锥形金刚石为压头，一对顶角为 172.5°，另一对 130°，和维氏压头相比要钝些，压痕浅但面积大。测量压痕面积的投影面积，除负荷得到努氏硬度，符号 KHN，单位帕［斯卡］（Pa）。努氏硬度试验也可进行显微硬度测试，可测量各类软硬材料。

洛氏硬度试验是用锥角为 120° 的金刚石圆锥或直径为 1.588mm 的钢球，在材料表面，施加一定负荷，测量压痕的深度，然后换算成洛氏硬度值，符号 RHN。压头类型不同，标度也不同，常用的标度有 HRA、HRB、HRC 三种。各种洛氏硬度不能比较。常用于测试金属或树脂（表 1-7）。

肖氏硬度试验是一种动负荷试验，用一定质量的金刚石圆头或钢球，从一定高度落于测试材料表面，测量球的回弹高度来衡量材料的硬度，符号为 HS。肖氏硬度试验用于测量橡胶、塑料和金属材料的硬度值。

表 1-7 牙体组织及部分口腔修复工艺材料的硬度值

牙体组织、材料	BHN/MPa	VHN/MPa	KHN/MPa
牙釉质	—	2 940～4 800	3 430～4 310
牙本质	—	570～600	680
牙骨质	—	—	400～430
无填料丙烯酸树脂	180～240	—	200～210
义齿聚合物	150～220	—	140～176
复合树脂	—	390～1 740	250～710
长石质陶瓷	—	6 630～7 030	4 600～5 910
金合金	265～450	550～2 500	690～2 260
镍铬合金	—	2 700～3 950	1 530～3 280
钴铬合金	2 650	3 500～3 900	3 290～4 240

从表 1-8 可看出，釉质和陶瓷是高硬度材料，未加填料的丙烯酸树脂是低硬度材料。

2. 摩擦（rub） 摩擦是一个物体抵抗另一物体运动的能力。如果一个物体企图在另一个物体表面上运动，就会产生阻止运动的阻力。这一阻力就是（静止）摩擦力，因两物体接触面上的分子太接近而产生。摩擦力 F，与两接触面间正交力（F_N）及静止摩擦系数（μ）成正比。

$$F = F_N × μ$$

摩擦系数在 0 和 1 之间变化，相似的材料间的摩擦系数较大，如果界面间有润滑介质则摩擦系数减小。使物体运动的条件是作用力要大于 F，随着运动，产生了滑动或动态摩擦，动态摩擦力会阻止运动。

口腔领域中摩擦重要性的例子是使牙种植体表面粗糙化以减小种植体与相邻组织间的运动，粗糙的表面及由此产生的较少运动能更好地形成骨整合；另外，在烤瓷修复体的制作中，常常通过喷砂粗糙金属基底金 - 瓷结合界面，以提高金 - 瓷间的机械结合力。

3. 磨损（abrasion） 是两个或两个以上物体通过接触使材料移动及再分配而使材料损失的现象。当两个固体材料相互接触时，它们只是表面凸起部位相互接触。磨损通常是有害的，例如，材料在口腔中磨损使材料原有解剖外形的损失，磨耗过程会导致外形改变，进而影响功能，牙齿结构和修复材料的磨损可能是由于力学的、生理的或病理的条件所致。磨损对修复体的打磨和抛光过程却是有益因素，其利于修复体的修整和表面光洁。修复体耐磨度是材料抵抗磨耗的能力，指两个物体在一定的压应力作用下，抵抗相互产生表面破坏的性能。

 知识拓展

咬合力及作用在修复体上的力

1. 咬合力 口腔文献中的许多报告阐述了牙齿咬合力的测定。通过应变片、遥测仪或许多模拟试验测定出最大咬合力在 200～3 500N 范围内。成人牙齿咬合力从磨牙区向切牙逐渐减小，第一磨牙、第二磨牙在 400～800N 范围内变化。前磨牙、尖牙及切牙各自平均咬合力分别为 300N、200N 及 150N。在成长中的儿童的咬合力虽有些不规律，但呈现明确的增长，从 235N 增至 494N，年平均增加 22N。

2. 作用在修复体上的力　与研究作用在自然牙列的力同等重要的是测定作用在修复体如嵌体、固定桥、可摘局部义齿及全口义齿等修复体上的力及修复体内的应力。研究表明，在一侧第一磨牙有固定桥的患者，其修复侧平均咬合力为250N，而另一侧自然牙列的平均咬合力为300N。戴可摘局部义齿患者的咬合力在65～235N范围。戴全口义齿的患者的磨牙及前磨牙的平均咬合力大约为100N，切牙的平均咬合力为40N。一般女性的咬合力为90N，小于男性。

这些研究和其他研究表明戴固定桥患者的第一磨牙的咬合力大约是自然牙列患者的40%，而全口义齿及部分活动义齿患者的咬合力还要更低，大约是自然牙的15%。

三、化学性能

由于唾液分泌、饮食等原因，口腔环境非常复杂，温度、pH的变化很大，并不断受到各种物质的刺激作用，因此对口腔材料的化学性能有很高的要求。理想的口腔材料应具有化学稳定性，即在口腔环境中不溶解、不腐蚀，主要成分保持稳定。

（一）腐蚀和变色

材料与外界介质之间发生反应，而使材料被破坏或材料变质的现象，称为腐蚀（corrosion）。腐蚀对材料的影响表现为色泽改变和结构性能改变。最常见的腐蚀现象为金属及合金的腐蚀，主要分为化学腐蚀和电化学腐蚀。机械、物理或生物作用可加速腐蚀。

腐蚀类型有干腐蚀和湿腐蚀。干腐蚀为化学腐蚀，金属在空气中发生反应，表面产生氧化层，均匀、致密、稳定的氧化层起到保护作用，使腐蚀趋于停止；而疏松、不稳定的氧化层则致使下面的金属继续和空气接触，使腐蚀继续进行。湿腐蚀是指有水存在下的腐蚀，如在潮湿的环境中、在唾液中等，金属和电解质溶液接触，产生类似原电池作用，造成金属腐蚀。

腐蚀的形态可分为均匀腐蚀和局部腐蚀。均匀腐蚀是物质表面均受外界化学作用时迅速产生全面的腐蚀现象，也称全面腐蚀。有些腐蚀只发生在材料表面局部，但腐蚀可向材料深部发展，危害性较大。常见有孔蚀、晶间腐蚀、疲劳腐蚀、应力腐蚀、选择性腐蚀等。

在口腔环境中，唾液、食物及其分解产物构成了腐蚀的环境条件，由于热处理或冷加工不当及咀嚼应力的作用，金属修复体容易发生腐蚀。

非金属材料也存在腐蚀现象，如用氢氟酸处理陶瓷表面，溶解某些成分，使表面产生微小孔隙，这属于化学腐蚀。这种处理可改善树脂类材料和陶瓷的粘接强度。

腐蚀发生的初期阶段，主要为变色，修复体表面失去光泽，影响美观，同时其物理机械性能已受到影响，缩短其寿命。复合树脂在使用中变色，是因为有色物质渗入材料并继续在复合树脂内反应。义齿合金的变色，常和合金接触富含硫化物、氯化物及磷酸盐的溶液相关。可通过分光光度法测定颜色参数来评价接触上述溶液后合金的变色。

（二）老化

材料在加工、储存和使用过程中理化性质和机械性能变坏的现象，称为老化。口腔高分子材料容易产生老化，其本质是共价键破坏，分子链断裂，分子量降低，出现降解，材料的性能明显下降。光、热、唾液、食物残渣、酶、微生物、咀嚼应力等各种因素均可导致口腔高分子材料老化。必须从材料的组成和结构进行改性，才能减缓老化速度，延长修复体的寿命。

（三）有效期

有效期是一个评价材料在运输和贮存过程中整体质量降低和变化的术语。温度、湿度、贮存时间长短、涉及材料的多少以及贮存容器的类型是影响有效期的重要因素，好的措施可以确保材料在一定时期内不因老化而变质。如石膏材料和印模材料，如不按规定条件存储，可能在短时间内就不能再使用。口腔修复工艺材料应符合医疗器械国家标准或行业标准的要求标注生产日期和有效期。

四、生物学性能

口腔材料是用于人体的生物材料，良好的生物学性能才能保证临床应用的安全有效。随着越来越多的材料应用于口腔临床，世界各国对口腔材料的生物学性能的研究越来越受到重视。1984 年 ISO/TC106 制定了 ISO/TR7405—1984"牙科学 - 牙科材料生物评价"的技术报告，1997 年 ISO/TC106 和 FDI 共同制定了 ISO7405—1997"牙科学 - 用于牙科的医疗器械生物相容性临床前评价 - 牙科材料试验方法"国际标准。我国从 1989 年开始已相继制定了一套口腔材料生物评价医药行业标准。这些标准对口腔新材料的研制、开发和应用起到了重要的作用。随着现代生物化学、分子生物学和免疫学等学科的发展并应用于口腔材料的生物学评价，以后口腔生物学评价方法必将日臻完善，手段更加先进。

口腔材料生物学性能应符合以下条件：

（一）生物安全性

生物安全性（biological safety）是指口腔材料应用于人体后对应无毒、无刺激、不致癌和不致畸变等。生物安全性是现代口腔材料的必备性能，是选择、生产口腔材料时首先要考虑的因素。评价材料物安全性一般通过三类试验来完成：

1. 体外试验 采用体外组织细胞培养的方法，观察材料对细胞生长繁殖及形态的影响，评价材料的体外细胞毒性。常用的有细胞毒性试验、细胞代谢及细胞其他功能试验、屏蔽试验等。此类试验快速、规范，成本低，并与材料在体内的毒性作用有一定的相关性。但不能完全反映材料的生物安全性。

2. 动物实验 通过动物实验来全面了解材料和机体之间复杂、完整的反应，有全身毒性试验、黏膜刺激试验、遗传学试验、植入试验等。

3. 临床应用前试验 主要检测材料对拟使用部位组织的毒性作用。有牙髓牙本质刺激试验、盖髓及活髓切断试验、根管内应用试验和牙种植体骨内种植试验等。如果在试验人体进行就等同于临床试验，试验结果可得到材料的生物学性能的最终结论，难度也是最大的。

（二）生物相容性

生物相容性（biocompatibility）通常是指在特定应用条件下，材料与宿主保持相对稳定而不被排斥的性质。又称为生物适应性和生物可接受性。它包含两方面的含义：即材料不产生对机体有害的作用，并且机体环境对材料也无不良影响（如对材料的破坏）。材料的生物相容性取决于材料与宿主或组织之间的反应，以及由此引起的生理、病理反应。生物相容性主要包括生物化学相容性、生物物理机械相容性、生物电学相容性三大方面。

（三）生物功能性

口腔材料除具有生物安全性、生物相容性外，还应具有生物功能性（biofunctionality）。生物功能性是指材料在应用部位行使其各方面性能的特性，生物材料发挥作用和其生物功能性密切相关。生物功能性和材料与机体组织之间的亲和性有关。种植材料的表面特性影响组织的修复或恢复生理功能。材料的生物功能性还包括其力学性能与应用部位的力学性能相匹配。如种植体进行必要的表面处理，能和组织形成牢固的结合，而和该部位组织的弹性模量等协调，可保证力传导有较好的力学相容性，组织中的应力分布合理，防止组织产生不良的反应，使材料能长期在体内保持稳定，不对机体产生损伤和破坏，而且能承受各种静力和动力的作用，不断促进组织修复，发挥生物功能作用。同样，充填材料的热胀系数、弹性模量、硬度等和天然牙相近，才能有效发挥功能，保持稳定，不损害天然牙或其他组织。

（岳 莉）

思考题

1. 口腔修复工艺材料学的定义及在口腔医学临床工作中的重要作用是什么？
2. 口腔修复工艺材料的分类。
3. 口腔修复工艺材料的主要性能有哪些，其具体内容是什么？

第二章 印模材料

口腔印模的制取，是口腔修复工作中的首要工序，精准的印模是修复体制作成功的关键，口腔修复技师必须熟悉口腔印模材料，掌握每一类口腔印模材料的性能和特点，才能对口腔印模是否符合义齿制作的要求作出正确的判断。

第一节 概　　述

印模（impression）即物体的阴模。口腔印模是口腔有关组织的阴模，也是记录口腔颌面各部分组织形态和关系的阴模。在口腔修复中，凡用于制取各种颌面及口腔软、硬组织阴模的材料均可称为印模材料（impression material）。要想获得准确的印模，操作者除具有熟练的操作技术外，还必须选用良好的印模材料。在选择印模材料时，要充分了解印模材料的种类、组成、性能、特点、使用范围及要求，根据制取印模精确度要求和用途的不同而选择相应的印模材料。只有这样才能准确地反映出口腔的组织结构，取得高质量的印模。

一、理想印模材料应具备的性能要求

1. 良好的生物安全性　印模材料应对口腔软、硬组织无毒性、无刺激、无致敏性、无异味。
2. 适当的流动性、可塑性及弹性　印模材料在凝固前具有适当的流动性和可塑性，有助于材料进入口腔时，在轻微压力下流至口腔组织表面各细微部分，取得清晰、准确的印模。印模材料应具有一定的弹性，适当的弹性指材料凝固后具有一定的回复性能，保证成型后的印模容易、完整地从口腔取出，使印模自口中取出时不致因组织倒凹而造成永久变形，避免口腔软组织的损伤。
3. 适当的凝固时间　印模材料由调拌至凝固的时间应适中，一般以 3~5 分钟为宜，凝固太快来不及操作，凝固太慢则患者感到不适。

4. 良好的尺寸稳定性 即印模材料凝固后,形态和体积变化极微小,保证制取的印模不变形,尺寸稳定,在灌注模型时有良好的精度。

5. 与模型材料不发生化学反应,强度好 要求在灌注模型时,印模材料与模型不发生化学反应,不粘连,易于分离,且有足够的机械强度,以免印模材料自口腔取出或灌注模型的过程中,导致印模材料的撕裂或变形。

6. 便于清洁、消毒,操作简单,价格合理,便于推广使用。

二、口腔印模材料的分类

印模材料的种类很多,但各种印模材料都具有在一定条件下(如温度、化学物质等作用)逐渐失去塑性而变成有弹性或无弹性物质的特点。因此,根据印模材料的这一特性,将其分为弹性印模材料和非弹性印模材料两种类型。又根据印模材料的凝固形式将其分为化学反应凝固类、温度变化固化类和室温状态形成类三种类型。根据印模材料能否反复使用分为可逆性和不可逆性印模材料两种类型。

目前临床常用的印模材料,其分类可参见表 2-1。

表 2-1 常用印模材料的分类

	不可逆性	可逆性
弹性印模材料	藻酸盐类	琼脂
	纤维素醚类	
	合成橡胶类	
非弹性印模材料	印模石膏	印模膏
	氧化锌印模	印模蜡
		印模油泥

口腔印模材料的种类虽然较多,但目前国内外应用的主要是藻酸盐类和合成橡胶两类。

表 2-1 中印模材料主要是指在口腔内制取的材料,这是印模材料的一大类。另一类是在口腔科制作室复制模型用的印模材料,除琼脂外,还包括复制模型用的易熔合金(硬铅)、齿科油泥和铸造包埋材料。

齿科油泥曾用在锤造工艺中,作为阴模材料,翻铸易熔合金阳模。因其形变太大,故目前已很少使用。其成分为 41% 的甘油和 59% 的陶土。

藻酸盐类印模材料、琼脂印模材料、纤维素醚弹性印模材料都是以水为介质的印模材料,故又称为水溶胶,或称水胶体印模材料。水胶体有可逆性水胶体和不可逆性水胶体。可逆性水胶体是指溶胶(胶体呈溶液状态)在一定的条件作用下,可以转化为凝胶;凝胶在一定的条件作用下,又可转化为溶胶。如琼脂印模材料,在不同温度条件的作用下,溶胶可以转化为凝胶,凝胶也可以转化为溶胶,随着温度的变化可反复进行。

$$琼脂:凝胶 \xrightarrow{加热} 溶胶 \xrightarrow{冷却} 凝胶……(可反复进行)$$

不可逆性水胶体是指溶胶在一定的条件作用下变成凝胶后,不能再转化为溶胶者。如藻酸盐类印模材料,当溶胶在一定的条件作用下变为凝胶后,则是化学作用的结果,其最终形成的凝胶不能转化为原有的溶胶状态。

$$藻酸盐类:溶胶 \xrightarrow{一定条件} 凝胶(化学作用的结果)$$

无论是可逆性还是不可逆性水胶体印模材料,凝胶的结构是水分子被疏松的原纤维包在之间。如果将凝胶置于有不饱和蒸汽的环境内失去水分,或置于水中使其吸收更多的水分,则导致印模材料的收缩或膨胀,使印模变形,影响修复体的修复质量。目前,临床仍以水胶体弹性印模材料为主体。制取印模的过程中,应注意其吸水膨胀、失水收缩的问题。水胶体印模材料的吸水膨胀和失水收缩现象如图2-1。

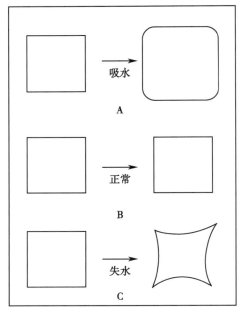

图 2-1　水胶体印模材料的吸水膨胀和失水收缩现象

 知识拓展

水胶体印模材料的结构特点

某种物质以或大或小的颗粒形式,分散在另一种具有连续结构的物质内部时,其前者称为分散相,后者则称为分散介质或称分散媒,此整个体系称为分散体系。

胶体溶液状态的体系,称为胶体溶液亦称溶胶。由于胶体的每个分子都具有同等的电荷,因此其在分散介质中将相互排斥,保持分子在其中的均匀分布,而不至于沉淀、凝集。

溶胶是分散相被分散介质所包围,即分散相颗粒均匀分布在分散介质之中。而凝胶是分散介质被分散相所连接的网状结构所包围,也就是已经水化膨胀的胶体颗粒彼此相连,把水分子包在其间而形成的特殊固态。此时分散相与分散介质之间没有明显的界限,看不到相的区别,不能区别哪部分是分散相,哪部分是分散介质。

合成橡胶类印模材料因具有弹性、韧性和强度良好,流动性、可塑性好,体积稳定等优点,而受到口腔医务工作者的青睐。但因价格较昂贵等原因,仍难以大量推广应用。

近几年,随着印模材料的不断改进、更新和进一步研究,出现了藻酸盐 - 合成橡胶类印模材料。这一新型材料既具有合成橡胶的优良性能,改善了藻酸盐类的某些缺点。同时又因含藻酸盐而使成本降低,价格适中,患者能够接受。因此,该材料具有良好的发展前景。

第二节 藻酸盐印模材料

藻酸盐印模材料(alginate impression materials)是一种弹性不可逆性的水胶体印模材料(hydrocolloids impression materials)。它具有良好的流动性、弹性和可塑性,与模型材料不发生化学变化,短时间内尺寸变化不大,使用方便、价格低廉等优点,是目前临床使用最广泛的一种印模材料。

藻酸盐印模材料按剂型不同分为粉剂型和糊剂型两种。粉剂型由粉与水调和,糊剂型由糊剂与胶结剂调拌使用。目前最常用的是粉剂型。

按材料组成不同分为藻酸钠、藻酸钾、藻酸铵三种。

藻酸盐溶于水后呈溶胶状态,这种溶胶即使在低浓度时也很黏稠,分子量越大形成的溶胶越黏稠。但纯净的藻酸盐溶胶,还不能满足印模材料的性能要求,需加入辅助材料,才能满足印模材料良好的流动性、可塑性和弹性,达到印模清晰、精确度高等性能要求。

一、粉剂型藻酸盐印模材料

粉剂型藻酸盐印模材料,包括藻酸钠、藻酸钾等。临床使用时,加水调和成一种黏稠的溶胶,置于托盘内,置入口腔内制取印模。

(一)粉剂型藻酸盐印模材料组成

藻酸盐	15%
硫酸钙	16%
氧化锌	4%
硅藻土	60%
氟钛酸钾	3%
磷酸钠	2%
滑石粉、颜料、香料等	适量

藻酸盐:是材料产生弹性的基本物质,不溶于乙醇、乙醚及其他有机溶剂。粒度为200目,黏度在30OE以上。

胶结剂:一般为二水硫酸钙。

缓凝剂:又称迟缓剂。常用磷酸三钠、无水碳酸钠、草酸钠等。由于藻酸盐与硫酸钙的化学反应速度极快,临床不便操作。因此,必须加入缓凝剂,延缓其反应速度,延长凝固时间,达到均匀、彻底,以保证凝结后的印模表面光滑致密,满足临床使用。常用磷酸三钠,磷酸三钠能溶于水,易与石膏中的钙离子结合,形成溶解度很小的磷酸钙,从而影响藻酸盐与硫酸钙的化学作用,达到缓凝的目的。

填料:不参与凝固反应,只起到调节强度和赋形的作用。填料的加入能够改善凝固后藻酸盐印模材料的物理性能,使制取的印模保持形态稳定,有增加硬度,提高抗压强度的作用。填料粒度小,制取的印模较光滑,精度高。常用的填料有:氧化锌、硅藻土、滑石粉、碳酸钙等。填料的多少对其性能有一定影响。

氟钛酸钾：印模材料凝固后呈轻度酸性，可提高凝胶的回弹性。在一般浓度时，可加快石膏模型的凝固，使石膏模型表面致密、光洁。印模在灌注模型前不需要固定液处理。

防腐剂：能够延长印模材料的贮存和使用时间，常用的防腐剂有甲醛、麝香草酚等。

矫味剂：能够改变印模材料的腥味，增加患者的舒适度。常用的矫味剂有：香精、薄荷油、留兰香等。

 知识拓展

藻酸盐的配制方法

将无水碳酸钠溶于 40～50℃ 的温水中，然后加入藻酸钠搅拌均匀，并浸泡 12～24h，使藻酸钠完全溶解于水中形成溶胶。再加入填料（滑石粉）搅拌均匀，逐渐加入经过筛细的增稠剂（硼砂）使胶体变稠，最后加入防腐剂（甲醛）、指示剂（酚酞）和矫味剂（香精），搅拌均匀备用。

（二）凝固原理

藻酸盐印模材料的凝固过程是各组分在溶液中电离出离子并发生置换与交联反应的结果。以藻酸钠为例，当藻酸钠（Na_nAlg）与硫酸钙在溶液中发生相互作用时，钠离子（Na^+）与钙离子（Ca^{2+}）置换。由于 Ca^{2+} 与 Na^+ 电荷的差异，为达到平衡，当两者发生置换反应时，一个 Ca^{2+} 取代 2 个相邻的 Na^+，从而使得两个藻酸盐分子之间产生交联，反应最终会形成具有立体网状结构的藻酸钙凝胶弹性体。粉剂中的藻酸钠与硫酸钙在水中发生化学反应生成不溶性的藻酸钙凝胶。反应式如下：

$$Na_nAlg + \frac{n}{2}CaSO_4 \rightarrow \frac{n}{2}Na_2SO_4 + Ca_{n/2}Alg \downarrow$$

此反应速度快，不适应临床应用，故加入磷酸三钠等缓凝剂。磷酸钠在水中离解为 Na^+ 和 PO_4^{3-}，PO_4^{3-} 首先与 Ca^{2+} 选择性结合，从而减慢藻酸钙的生成，常用的缓凝剂为无水碳酸钠或磷酸三钠。其缓凝的化学反应式如下：

$$2Na_3PO_4 + 3CaSO_4 \rightarrow Ca_3(PO_4)_2 + 3Na_2SO_4$$

（三）性能

藻酸盐印模材料的一些典型性能列于表 2-2，表中同时也列出了琼脂印模材料的性能。藻酸钾印模材料的主要物理机械性能见表 2-3。

表2-2　藻酸盐印模材料及高稠度琼脂印模材料的一些典型性能

	工作时间 / min	凝固时间 / min	凝胶温度 / ℃	弹性恢复率* / %	压应变** / %	压缩强度+ / MPa	撕裂强度++ / （N·mm⁻¹）
藻酸盐	1.25～4.5	1.5～5.0	—	98.2	8～15	0.5～0.9	0.37～0.7
琼脂	—	—	37～45	99.0	4～15	0.8	0.8～0.9

*：压缩形变为 10%，时间 30 秒。

**：应力为 0.1MPa。

+：加载速率为 10kg/min。

++：ASTM 撕裂模型 C 为 25cm/min。

表 2-3　藻酸钾印模材料的主要物理机械性能

材料	压缩形变 /%	永久形变 /%	压缩强度 /MPa	凝固时间	复制性与石膏相容性 /mm
藻酸钾印模粉	16.7	1.95	0.621	4min29s	0.04 复制线条清晰
美国产品	14.6	1.9	0.642	4min29s	0.04 复制线条清晰
美国牙医学会	9～19	<2.9	>0.34	2min～4min29s	0.075 复制线条清晰

1．凝固时间　指由藻酸盐糊剂与硫酸钙胶结剂混合开始直至凝固为固体的凝固时间。藻酸盐印模材料凝固的时间，按我国医药行业标准规定，20～22℃时为 2～5 分钟。

影响凝固时间的因素，①缓凝剂的量：缓凝剂多，凝固时间长；缓凝剂少，凝固时间短。②调和的糊粉比例：胶结剂比例大，凝固时间快；胶结剂比例小，凝固时间慢。③温度：温度高，凝固快；温度低，凝固慢。临床工作中可通过改变温度的方法来调整印模材料的凝固时间。温度对藻酸盐印模材料凝固时间的影响见图 2-2。

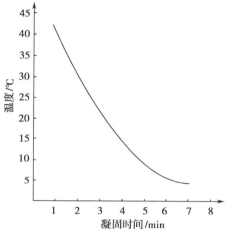

图 2-2　温度对藻酸盐凝固的影响

2．流动性、弹性及强度　藻酸盐印模材料若调拌稀稠度适中，则在溶胶状态时具有良好的流动性，凝固后形成的凝胶具有较好的弹性，可使印模顺利地从有倒凹的口腔内取出，而不致变形。藻酸盐印模材料的强度，ADA 标准规定为 0.35MPa。

影响流动性、弹性及强度的因素，①材料的组成与各组分的含量：如糊剂中的水、硼砂和填料等。②调和的糊粉比例：调和时胶结剂与糊剂的比例相差大，会影响印模的性能。胶结剂过多，印模弹性差。胶结剂过少，印模强度降低。③调和时间：调和时间过短，胶体作用不完善；调和时间过长，破坏了凝胶结构，这两种情况均会使材料的弹性和强度降低。

3．尺寸稳定性　水胶体印模材料的一大缺点是体积不稳定，吸水时膨胀（称为渗润），失水时收缩（称为凝溢）。水胶体印模材料的渗润和凝溢，可影响印模的尺寸稳定性和准确性。要求制作好藻酸盐印模后尽快灌制模型。

藻酸盐印模不能立即灌模时，可暂浸泡于固定液中，固定液可以是 1%～2% 的 K_2SO_4、$ZnSO_4$、$KAl(SO_4)_2$ 等，其作用是使浸泡后的印模表面吸附金属离子，在灌注模型时减少印模失水，同时促进石膏模型表面固化。

4．印模清晰、准确、表面光洁　由于该印模材料的粒度细，所以制取的印模清晰、准确、表面光洁、精确度高，所形成的印模与模型分离方便。材料中加入氟化物，使材料在凝固时呈轻度酸性，可加速模型石膏的凝固，改善石膏或人造石模型表面的光洁度，故印模无须用固定液处理。

5．使用方法　藻酸钾印模粉与水调和后，形成稀稠度合适、均匀的溶胶即可制取印模。由于藻酸钾、辅助材料、胶结剂是按一定的比例适当地配制而成，因此凝固反应完全。在生成凝胶的过程中，既无未反应的藻酸钾，又无未反应的胶结剂，胶凝作用完善，制取的印模质量较高。藻酸钾印模材料制取印模主要包括材料调和、制取印模、灌注模型等步骤（图 2-3）。

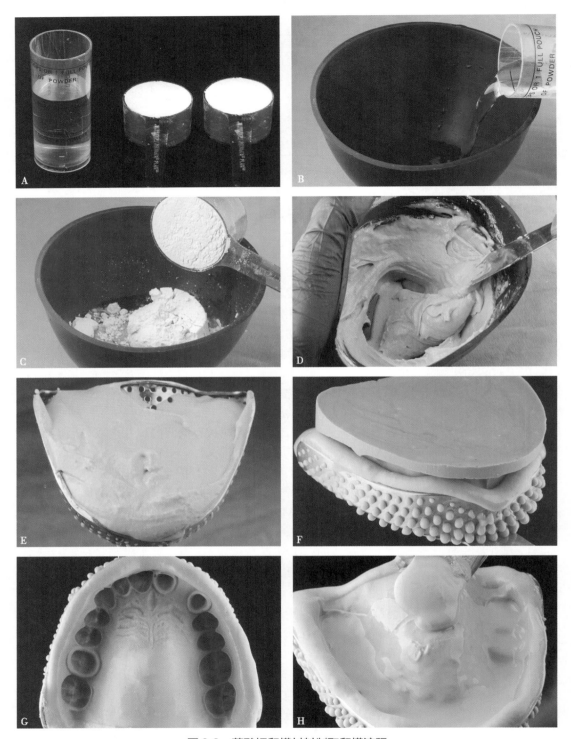

图2-3 藻酸钾印模材料制取印模流程

A.按比例获取藻酸盐印膜材料粉与液 B.在调拌碗里先倒入水 C.调拌碗里后加入粉 D.同一方向调拌,避免气泡混入 E.将藻酸钾印模材料盛入托盘 F.在基牙上先覆盖少量印模材料,再将托盘放入口内取模 G.理想的印模 H.灌模

（1）材料调和

1）取材料：按照制造厂家规定的粉水调和比例（一般为 2∶1），将印模粉和水放在橡皮碗内。

2）调拌方法：以调拌刀向调拌碗侧壁平压材料，并转动橡皮碗的调和方法，调拌时橡皮碗应向同一方向转动，避免产生气泡。

3）调和时间：一般在 30～45 秒之间。

（2）制取印模：将调好的材料置于托盘中，引入口腔内取印模，从调和开始，约 3～4 分钟凝固。鉴于材料在胶凝后 4～8 分钟时的强度较大（胶体凝固后 4 分钟的强度大约是胶体凝固时的 2 倍多），因此建议印模从口腔内取出的时间，最好应在胶凝后的 2～3 分钟。

（3）灌注模型：由于藻酸钾印模粉的尺寸稳定性较差，因此要求印模自口腔内取出后，经流水冲去唾液，去除水迹，立即灌注模型。

6．应用中的注意事项　印模材料使用中还应注意的问题，①调拌工具要清洁；②调拌比例应适当；③调和时间应适当；④调拌均匀，减少气泡；⑤制取印模时操作应规范；⑥印模制取后应立即灌注模型，或置于固定液中；⑦因粉剂中的硫酸钙易吸水导致材料凝结，故在使用后应密封，保存于干燥、阴凉处，材料贮存期一般不超过一年。

二、糊剂型藻酸盐印模材料

糊剂型藻酸盐印模材料，是藻酸盐印模材料的一种，商品名称为"弹性打样膏"，是由糊剂和胶结剂组成的双组分印模材料，糊剂的主要成分为藻酸盐，胶结剂的主要成分为硫酸钙。使用时，将糊剂和胶结剂按照一定比例调和均匀，即可制取印模。

（一）组成

参考配方如下：

1．糊剂部分

藻酸盐	350g
无水碳酸钠	100g
滑石粉	62.5g
硼砂	2g
甘油	10mL
酚酞	适量
香精、防腐剂	适量
水	3 000～5 000mL

藻酸盐：是糊剂中的主要成分。其黏度可分为低、中、高三级，口腔科用中等黏度的为宜。

缓凝剂：常用的缓凝剂有磷酸三钠、无水碳酸钠、草酸盐等。

增稠剂：常用硼砂、硅酸盐等。增稠剂能增加材料的弹性和韧性，调节印模材料的流动性，使藻酸盐胶体变黏稠。此外，还有一定的防腐和加速材料凝固的作用。

填料：常用的填料有硅藻土、碳酸钙、滑石粉等。其含量的多少对材料的弹性有一定的影响。

指示剂：常用的指示剂为酚酞，呈碱性，指示反应过程，其变色范围是 pH8.3～10.0 时为红色，配成 10% 的乙醇溶液加入材料中，使材料在反应前为红色，形成弹性凝胶时，碱性逐渐趋于中性,由红色渐变为原色,说明反应过程结束。

防腐剂:常用甲醛、麝香草酚等。因糊剂是水胶体,在室温下易腐败,故需加入适量的防腐剂。

矫味剂:常加入少量的香精、薄荷油、留兰香油等以矫味。

稀释剂:水。起稀释作用,使用方便。

2.胶结剂部分 硫酸钙,即石膏粉。石膏有生石膏($CaSO_4 \cdot 2H_2O$)和熟石膏($CaSO_4 \cdot 1/2H_2O$)两种。胶结剂大多采用生石膏粉,而熟石膏粉内含水分少,易吸收糊剂中的水分,成为粗糙块状,影响印模质量。

(二)凝固原理

主要是由糊剂中的水溶性藻酸盐与胶结剂中的硫酸钙发生化学反应,生成不溶性的藻酸钙盐,使溶胶变成凝胶。

(三)性能

和粉剂型藻酸盐印模材料相似。

糊剂型藻酸盐所形成的凝胶比粉剂型藻酸盐更富有弹性。一般粉剂型藻酸盐印模材料性能更有优势:①印模更准确、清晰,表面光洁,脱模方便;②氟化物的加入使石膏模型表面致密、光洁、坚硬;③粉剂保存、携带方便,直接用水调和,使用方便。

(四)应用

按说明书的操作说明,精确量取材料。取印模时,一般按1:1～1:2(质量比)的糊粉比例,分别取适量的糊剂及胶结剂置于干净的橡皮碗内,用不锈钢调拌刀进行调和,通常在30～45秒内调和均匀后,将材料移入托盘,放入口腔内制取印模。一般调拌3～5分钟后固化,此时取出印模,用水轻轻地冲去唾液,再除去多余的水分,立即灌注石膏模型,或置于100%相对湿度环境中或浸入2%的硫酸钾固定液中,数分钟后灌模。

第三节 琼脂印模材料

琼脂(agar)印模材料是一种可逆性的弹性水胶体(reversible hydrocolloids),主要成分为琼脂。该材料的特性是在一定温度条件下由凝胶变成溶胶;当条件去除时,又由溶胶变成凝胶,可反复使用。

一、组成及种类

参考配方:

琼脂	13g
高岭土	12g
甘油	8g
硫酸钾	2g
硼砂	0.2～0.5g
麝香草酚	0.1g
棉花纤维	0.01g
水	余量

　　琼脂为海藻中提取的混合线性多糖,分子结构上有硫酸酯、葡萄糖醛酸、丙酮酸醛和羟基,分子量约为 150 000。琼脂印模材料采用的琼脂呈凝胶状态,但凝胶状态下的琼脂很脆,不能抵抗制取印模和灌模时的应力。加入少量的硼砂、高岭土、蜡粉等填料,可增加其强度、黏度和美观,便于临床使用。加入硫酸钾可调节石膏的凝固速度,加入甘油增加塑性,麝香草酚可防腐。

　　根据溶胶的稠度将琼脂印模材料分为 3 种类型,不同稠度的材料含水量不同:

　　1 型:高稠度,用于制取全口或局部牙弓印模,可与 2 型或 3 型联合应用。该型材料用托盘盛载,因此又称为托盘型。

　　2 型:中稠度,用于制取全口或局部牙弓印模。该型材料既可以用托盘盛载,又可以通过注射器挤出。

　　3 型:低稠度,只能通过注射器挤出,因此又称为注射型。

二、性能

　　我国相关标准对琼脂印模材料的性能要求见表 2-4。

表 2-4　琼脂印模材料的性能要求

材料类型	挤出温度 /℃		胶凝温度 /℃		细节再现性 /	与石膏的配伍性 /	形变恢复 /%	压应变 /%		撕裂强度 / ($N·mm^{-1}$)
	最小	最大	最小	最大	μm	μm	最小	最小	最大	最小
1 型	—	—	37	45	20	50	96.5	4	15	0.75
2 型	45	52	37	45	20	50	96.5	4	15	0.75
3 型	45	52	37	45	20	50	96.5	4	15	0.5

　　1. 琼脂作为印模材料是利用凝胶和溶胶之间的转化,成为可逆性水胶体印模材料。其胶凝作用随着温度变化而变化。溶胶转变为凝胶温度介于 36～40℃,凝胶转变为溶胶的温度是 60～70℃。

　　2. 琼脂具有水溶胶的特性,在空气中因失水而体积缩小,遇到水则膨胀,故琼脂印模材料的体积不稳定,印模制取后应立即灌注模型。但与藻酸盐印模材料比较,溢水的程度较轻微,有较好的复制性。

　　3. 琼脂具有良好的流动性和对口腔组织的润湿性。其黏稠度和强度与加入的硼砂等填料的量有关。

　　4. 作为制取口腔印模的琼脂材料与作为复制模型的琼脂材料在压缩强度、挠曲度、永久形变等方面要求略有差别,可通过增减各组成分的含量来予以调节。一般琼脂印模材料压缩强度 0.8MPa,挠曲度 4%～15%,永久形变 1%～2%。

　　5. 琼脂印模材料与磷酸盐包埋材料及以硅酸乙酯为结合剂的包埋材料有良好的相容性,只要灌模前印模表面无水分,可使复制出的耐火模型表面致密光洁。

　　在使用琼脂印模时应注意:温度不可过热或过冷,否则制取口腔印模时会出现烫伤或印模的不完整。琼脂印模材料是热可逆性物质,可反复使用,但使用次数不宜过多,一般使用4次。但由于操作复杂,不易掌握,目前临床很少用于制取口腔印模。

三、应用

1. 制取口腔印模 先将密封软管包装的琼脂凝胶放入沸水中8~10分钟,变为溶胶后在空气中冷却或置于恒温水浴中,使之达到能在口腔中使用的温度,约45~50℃,挤入有孔托盘中制取口腔印模,托盘外面灌注冷水冷却。

2. 复制模型 先将琼脂放入容器中水浴加热,使之成为溶胶。将欲复制的模型平放在玻璃板上,在其周围安放型盒,注意使模型位于型盒中央,以使复制出的印模具有均匀的厚度。当加热的溶胶冷却至52~55℃,即接近胶凝温度时,注入型盒内,灌满为止。注意胶体不宜过早注入,以防止从模型处开始收缩。待印模材料凝固后,及时取出主模,并立即灌注复制模型材料。

铸造修复体在带模铸造时,需翻制耐高温材料的模型,目前大多数情况下,均采用琼脂印模材料作为复模用的印模材料。

具体步骤:

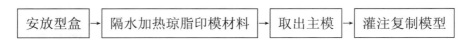

安放型盒 → 隔水加热琼脂印模材料 → 取出主模 → 灌注复制模型

3. 用于制取根管印模 将制备好的患牙根管冲洗、吹干,将溶好的琼脂印模材(已有成品包装好的琼脂)装入专用的琼脂印模材料金属输送器,把注射针头插入根管底部,边注射边退出至根管口使琼脂溢满根管,立即将事先准备好的金属加强针插入根管,并迅速用藻酸盐印模材料制取印模,灌注模型后在模型上制作桩冠。

第四节 橡胶印模材料

硅橡胶印模材料(silicone impression material)属于人工合成高分子弹性印模材料,现已被口腔医学等领域广泛应用。它具有弹性、韧性、强度良好等特点,同时还具有流动性、可塑性良好,体积收缩小等优点。因此,采用硅橡胶印模材料制取的印模精确度高,化学稳定性好,与模型材料不发生反应,容易脱模,是目前最理想的印模材料之一。

一、硅橡胶印模材料

根据弹性印模材料调和后的稠度将其分为四种类型:

0型:极稠,呈柔软面团状,称为腻子(putty)型,不黏手,用于二次印模法的初次印模或一次印模法的托盘印模。

1型:高稠度,称为重体(heavy body)型或托盘型,用于二次印模法的初次印模或一次印模法的托盘印模。

2型:中等稠度,称为普通(regular)型,容易操作,具有中等强度,与0型或1型联合使用,用于冠桥、贴面、嵌体及种植体的印模及功能性印模(例如可摘局部义齿)。

3型:低稠度,高流动性,称为轻体(light body)或注射型,可精确复制牙齿表面微细结构,与0型或1型联合使用,用于冠桥、贴面、嵌体的印模及功能性印模(例如可摘局部义齿)。

硅橡胶根据聚合温度的不同，分为缩合型硅橡胶印模材料（condensation type silicone impression material）和加成型硅橡胶印模材料（addition type silicone impression material）两种类型。前者主要成分为二羟基聚二甲基硅氧烷；后者主要成分以乙烯基硅橡胶为主。

（一）缩合型硅橡胶印模材料

属室温硫化硅橡胶，在室温下即可硫化（固化）成型。

1. 组成

（1）基质：主要由末端有羟基的聚二甲基硅氧烷组成。

（2）交联剂：一般是正硅酸乙酯（乙氧基硅烷），也可用三乙氧基硅烷。其作用是与基质交联。用量的多少可影响印模材料的凝固时间。

（3）催化剂：常用辛酸亚锡，也可用月桂酸二锡。催化剂的作用是使基质与交联剂发生交联作用，其用量直接影响印模材料的凝固时间。

（4）填料、香料和颜料：常用白炭黑（轻质二氧化硅）作为填料，与香料、颜料一起加在基质中。

缩合型硅橡胶印模材料的商品形式有双组分和三组分两种。双组分是基质材料一组分，交联剂和催化剂一组分，或基质材料和催化剂一组分，交联剂一组分。三组分是基质、交联剂、催化剂分别包装。三组分的优点是贮存时间比双组分长，但使用不便。

2. 固化反应　缩合型室温硫化硅橡胶的作用机制是当端羟基聚二甲基硅氧烷与正硅酸乙酯中的四个乙氧基相遇时发生交联作用，由线状聚合物交联成网状聚合物，同时生成副产物乙醇。在交联过程中借助催化剂辛酸亚锡的作用，使在室温或口腔温度37℃环境中快速交联成弹性体。

化学反应式为：

聚二甲基硅氧烷＋硅酸乙酯＋辛酸亚锡→硅橡胶弹性体（印模）＋乙醇↑

知识拓展

硅橡胶印模材料的特点

（1）性能优良，是一种较理想的印模材料，但价格较昂贵，故在国内尚未普及。现一般用于制作精密修复体的印模。

（2）对托盘有要求：选用有孔托盘或采用托盘黏合剂。制作个别托盘以节约材料。

（3）有自聚现象：储存期是有限的，糊剂基质存放时间过长，就会变稠，催化剂的稳定性也会随之改变，因此，必须在有效期内使用。

3. 性能

（1）凝固时间与操作时间：硅橡胶印模材料在口腔温度下3～6分钟凝固，室温在23℃时10分钟左右凝固。凝固速度与室温及催化剂的加入量有关。因此，临床使用时可依据室温的高低调整催化剂的加入量。但须指出凝固时间并不是硫化时间。凝固时间是指从材料调拌开始，至材料凝固为弹性固体的时间；硫化时间是指从材料调拌开始，至材料凝固后完全硫化所需用的时间。缩合型室温硫化硅橡胶，在材料凝固后，其凝固反应还将继续2周左右。硅橡胶印模材料的操作时间（室温 23℃时）为 3 分钟左右，操作时间通常是指从材料调和开始，到置入口腔内取印模，临床允许操作的时间。几种弹性体印模材料的凝固时间及操作时间见表 2-5。

表 2-5　弹性体印模材料的凝固时间及操作时间

材料	口腔温度下凝固时间 /min	允许操作时间 /min
缩合型硅橡胶	3～6	3～4
聚硫橡胶	5～8	2～5
聚醚橡胶	2～3	1～2

（2）物理机械性能：无填料硅橡胶的拉伸强度较低，但加入填料后，其强度可提高几十倍。硅橡胶的特殊结构，决定了该材料既有无机物的强度，又有有机物良好的弹性和可塑性。硅橡胶的弹性好，是由于其分子链长且空间结构上呈卷曲状，受到拉力时分子链会伸直，拉力消失时又回复到原来的卷曲状态，其弹性回复率达 97%～99%。橡胶印模材料的性能要求见表 2-6。

表 2-6　橡胶印模材料的性能要求

类型	稠度（试样直径 /mm）		细节再现性 /μm	线性尺寸变化 /%	与石膏的配伍性 /μm	弹性恢复率 /%	压应变 /%	
	最小	最大	最大	最大		最小	最小	最大
0 型	—		75	1.5	75	96.5	0.8	20
1 型		35	50	1.5	50	96.5	0.8	20
2 型	31	41	20	1.5	50	96.5	2.0	20
3 型	36	—	20	1.5	50	96.5	2.0	20

（3）化学稳定性：缩合型硅橡胶具有良好的化学稳定性及高温下的稳定性。在高温热空气环境下，其性质很稳定。实验证明，普通硅橡胶在 250℃下，不会激烈分解，经特殊配制的胶料，在 300℃仍能保持稳定，在 200℃热空气中，使用寿命为 10 000h，在 150℃下使用寿命可达 30 000h。硅橡胶在各种条件下，具有良好的抗老化性能。经高压煮沸灭菌后性能不变，浸泡在 3% 的盐水中 30 个月，其物理性能变化很小。

（4）尺寸稳定性：硅橡胶印模材料的凝固过程是分子交联过程，伴随着轻度体积收缩。它的凝固反应主要是在口腔内进行，由于催化剂激发所产生的快速硫化，在口腔内的反应并不完全，印模取出后反应仍在继续进行。硫化过程中所产生的乙醇，蒸发后在印模中形成孔隙，使材料有轻度收缩，一般 24 小时线性收缩量为 0.4%～0.6%。几种弹性印模材料的线性收缩见图 2-4。

（5）润湿性：缩合型硅橡胶印模材料表面具有疏水性，对口腔组织润湿性差，影响了口腔组织细微结构的显示。口腔组织表面唾液多时会造成印模出现相应的凹痕。

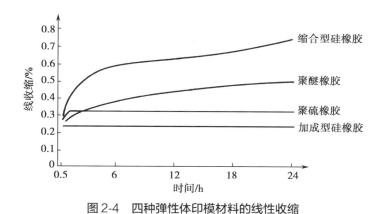

图2-4　四种弹性体印模材料的线性收缩

4. 应用　硅橡胶印模材料性能优良,是一种较理想的印模材料,但价格较昂贵,故在国内尚未普及。现一般用于制作精密修复体的印模。硅橡胶印模材料在商品供应时系软管包装,有不同稠度的基质品种,可根据不同的修复要求,选择不同的印模基质,制取各种类型的修复体印模。因材料的成本较高,在不影响材料性能的前提下,可与其他材料合理配置、节约使用。操作流程:

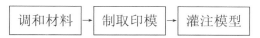

临床使用过程中应注意以下事项:

（1）托盘要求:选用有孔托盘或采用托盘黏合剂,也可制作个别托盘。

（2）调和方法:缩合型硅橡胶商品形式有双组分或三组分,剂型有糊剂型和液型两种,有不同稠度可供选用。使用时调拌比例和调和时间严格按照说明书进行操作。调和选择不锈钢制宽调拌刀,可在洁净的玻璃板上或在专用调和纸上进行。为减少空气进入印模材料内,也可进行真空调拌。调和时间为1分钟。

（3）印模方法:根据不同修复的要求选择不同的印模材料基质,口腔临床常采用一次或二次印模法。要求减压的印模应选择流动性大的基质;要求压力较大者则选择稠度大的基质。

（4）灌注模型:试验说明,硅橡胶印模2小时以内灌注的模型的形变率小于或等于藻酸盐印模材料印模后立即灌注者,故对这类印模的灌注模型允许在2小时内完成,但灌模时间还是尽早为好。

（5）贮存期:缩合型硅橡胶印模材料因有自聚现象,故贮存期是有限的。糊剂基质存放时间过长,就趋于变稠。催化剂的稳定性也可随时间而变化,因此,材料必须在有效期内使用。

（二）加成型硅橡胶印模材料

1. 组成　加成型硅橡胶印模材料一般为双糊剂型,由基质和催化剂构成。

（1）基质糊剂:主要成分是端乙烯基聚二甲基硅氧烷、含氢硅油（交联剂）和补强填料,有些材料含有表面活性剂,以增加材料的亲水性。

（2）催化糊剂:主要是端乙烯基聚二甲基硅氧烷、铂络合物（催化剂）和补强剂。

2. 固化反应　基质糊剂中的端乙烯基聚二甲基硅氧烷和交联剂含氢硅油分子上的硅

氢键在催化糊剂中的铂络化合物的催化下发生加成反应。由于含氢硅油分子上的硅氢键较多，反应形成网状结构大分子，使材料凝固成弹性体。

反应式：端乙烯基聚二甲基硅氧烷＋含氢硅油＋氯铂酸→硅橡胶弹性体（印模）

应当注意的是，如果体系中有—OH（主要来源为水）存在，那么在加成反应的同时也会产生继发反应，生成氢气。如果在氢气逸出过程中灌制模型，会在模型表面形成气泡，因此，加成型硅橡胶印模在取模后应当放置一段时间，以便氢气逸出。

3. 性能

（1）凝固时间与操作时间：口腔内凝固时间为 2～4 分钟，操作时间为 1.5～3 分钟，它们受材料的稠度、温度以及催化剂的含量影响。含硫化合物可使含铂催化剂中毒，影响加成型硅橡胶的凝固。乳胶手套硫化时所加的硫黄残留物能转移至手套的表面，这些残留物在牙齿预备过程中以及放置排龈线时会转移到牙齿及相邻软组织表面；它们也可能在手工混合腻子型材料时被直接转移到材料中，导致受污染部位材料凝固迟缓或不能凝固。因此在混合前用清洁剂及水充分清洗手套，可使这种影响减至最小。聚乙烯手套无此影响。

此外，用甲基丙烯酸或复合树脂材料做的桩核，取印模前应当用乙醇去除表层的未固化层，否则会影响加成型硅橡胶的固化。

（2）物理机械性能：强度好，具有非常好的弹性，弹性回复率为 99.5%～99.9%，永久变形率非常小。

（3）化学性能：有良好的化学稳定性，耐高温，酸碱耐受性也好。

（4）尺寸稳定性：加成型硅橡胶在凝固反应过程中无副产物产生，凝固过程中体积收缩率较低，尺寸稳定性好，是目前印模材料中最好的材料，延时灌模或再次灌模对印模尺寸影响很小。

（5）润湿性：加成型硅橡胶印模材料具有疏水性，对口腔组织润湿性差，影响取模时口腔组织的细微结构显示。加入表面活性剂后，具有一定亲水性，润湿性较好，印模精细结构显示也好。

4. 应用　多用于制作精密修复体的印模，适用于冠桥、贴面、嵌体、各类义齿及咬合记录的印模。

与缩合型硅橡胶相比，性能更优越，具体表现在以下三个方面：①操作时间较短，在口腔内凝固快；②凝固后尺寸更加稳定；③印模精确度更高，操作性能更好。但加成型硅橡胶价格相对较高。二次法制取硅橡胶印模的操作方法如图 2-5 所示。

临床使用过程中应注意以下事项：

（1）本品为加成型硅橡胶，不能与缩合型硅橡胶或聚醚类印模材料混合使用。

（2）取模中建议使用一次性聚乙烯塑料手套操作，勿使用天然橡胶或乳胶手套。

（3）使用中严格按照推荐用量的基质和催化剂，否则将缩短或延迟操作时间和固化时间。

（4）取模用料时注意不要调换量匙，以免造成基质与催化剂的污染。

（5）采用标准消毒液进行消毒，以确保使用的消毒液适用于加成型硅橡胶。不要将印模材料与有机溶剂或包含相同成分的液体接触，以避免导致材料膨胀。

（6）对硅橡胶类材料过敏者应慎用，取模中如个别患者出现过敏反应，应立即取出。

（7）置于干燥阴凉处密封保存。存贮温度在 5～25℃。

（8）为避免环境污染，取模后废弃的硅橡胶应收集后集中处理。

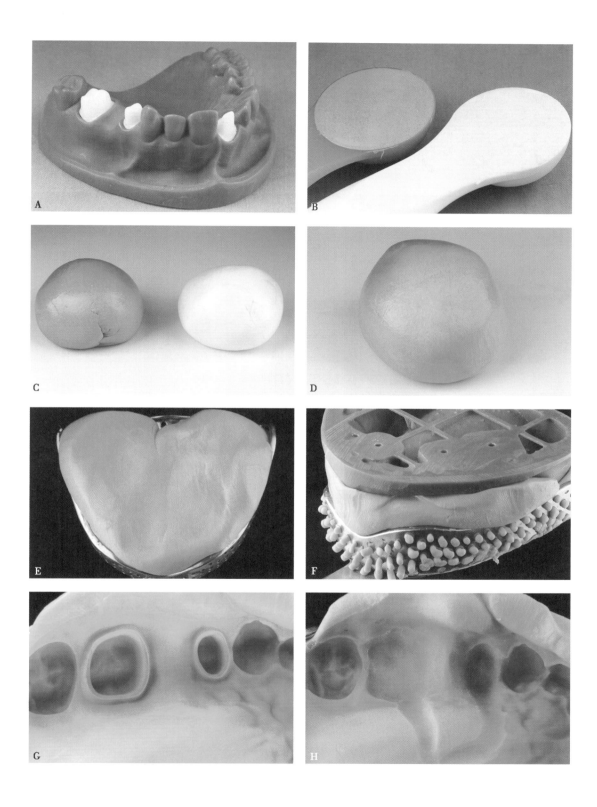

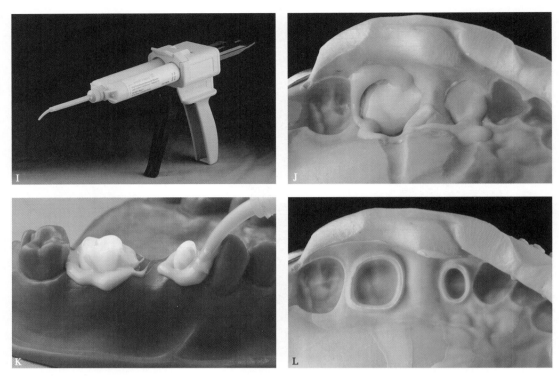

图 2-5 硅橡胶印模材料制取印模流程

A. 模拟口内状况的模型 B. 按比例获取加成型硅橡胶印膜材料（重体）基质与催化剂 C. 将双份材料分别揉成球形 D. 将双球材料糅合成一个球形 E. 将调拌好的初次硅橡胶放入托盘，并在托盘上压出牙弓的基本形状 F. 将托盘压入模拟口内状况的模型，制取初次印模 G. 初次印模 H. 均匀去掉一层基牙及缺隙处的印模材料，并刻出排溢沟 I. 轻体硅橡胶材料注射枪 J. 用注射枪将硅橡胶轻体材料注射在托盘基牙周围 K. 同时用注射枪围绕基牙牙颈部、颌面注射轻体硅橡胶，然后将托盘压入模拟口内状况的模型上 L. 待硅橡胶完全凝固后，将托盘取出，得到二次法制取的硅橡胶印模。

二、聚醚橡胶印模材料

聚醚橡胶印模材料（polyether rubber impression materials）属于人工合成橡胶，一般也为双组分糊剂。基质糊剂由分子量约 4 000 的不饱和聚乙烯醚橡胶（其分子末端带有环氨基）、适量的填料（胶体二氧化硅）及增塑剂乙二醇醚等组成。催化剂是芳香磺酸酯（苯亚磺酸钠）。凝固机制是聚乙烯醚橡胶在催化剂作用下，环氨基开环产生交联反应，使低分子量的聚乙烯醚凝固成高分子量的弹性体。

聚醚橡胶在反应过程中不产生副产物，凝固过程中体积收缩小，性能稳定，硬度、韧性和弹性比聚硫橡胶和硅橡胶好。凝固时间短，约 2~3 分钟。具有良好的亲水性，取模时印模材料容易渗入到组织的细微结构，在灌注模型时，能吸收少量的水分，稍膨胀，补偿印模材料的收缩，使灌注的模型体积变化很小，准确性高。但由于聚醚橡胶硬度大，在取倒凹区印模时可能有较大的永久变形，故不宜制取倒凹大而复杂的印模。

（一）组成

材料为双组分，有基质和催化剂两部分。

1. 基质糊剂 主要是由分子量约在 4 000 的低分子量不饱和聚乙烯醚橡胶，适量的填料及增塑剂组成。端基为环乙亚氨基的长链聚醚，聚醚的结构为氧乙烯和四甲撑氧乙烯单元的共聚物，同时也加入了少量二氧化硅填料、增塑剂、颜料、香味剂等。

（1）聚乙烯醚橡胶（聚醚聚合体）：是材料的基质，亦是产生弹性的主要物质，其最终产物清洁无臭，并有芳香气味。

（2）增塑剂：常用的增塑剂是乙二醇醚。乙二醇醚是无色的液体，能调节聚醚聚合体的稀稠度，改善材料凝固后的弹性。

（3）填料：二氧化硅。

2. 催化糊剂 是由芳族磺化盐（苯亚磺酸酯）、填料（二氧化硅）和增塑剂（乙二醇醚）组成。

催化剂是苯亚磺酸酯。当基质和催化剂调和后，低分子量的聚醚聚合体在苯亚磺酸酯的作用下，聚醚聚合体分子末端的乙撑亚胺端基开环交联反应，固化成高分子量的弹性体。

（二）性能特点

1. 由于无副产物，凝固后体积稳定，但也要求立即灌注模型。因聚醚橡胶属于亲水性物质，凝固后不宜放在比较潮湿或浸泡在水中，以免吸水后体积膨胀，影响印模准确性。另外，温度的改变（如日光直射）亦可影响印模的尺寸稳定性。

2. 聚醚橡胶印模材料受应力变化之后，有良好的恢复性能，故可复制多个模型。

3. 材料凝固后硬度大（邵氏硬度可达 60），弹性形变小，因此从口腔内取出或从模型上分离下来常遇到困难，或使模型折断，故不宜作为倒凹大而复杂的印模。为了克服此缺点，可加入适量的稀释液以调节其稀稠度，改善凝固后的硬度，但会给聚合体的体积稳定性带来一定的影响。

在阳离子引发剂（烷基芳香硫酸酯）的作用下，聚醚的反应性端环乙亚氨基打开，形成端基为阳离子的中间产物，该中间产物仍然具有引发活性，继续与其他聚醚分子的端环乙亚氨基反应，反应产物仍然有引发活性。如此不断进行着分子链的增长，最终形成具有良好弹性的长链大分子。聚醚橡胶凝固反应示意图，如图 2-6 所示。

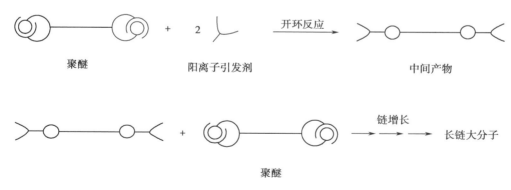

图 2-6 聚醚橡胶凝固反应示意图

（三）使用方法

1. 托盘的选择及调和方法同其他橡胶印模材料。调和时间一般为 30～45 秒，操作时间在室温 22℃时约为 2.5 分钟，凝固时间为 5 分钟左右。调拌均匀后即可移入托盘内取模。

2. 掌握好操作时间,注意把握取模时机。由于材料凝固后硬度较大,制取倒凹大、复杂的印模,或脱模时应特别小心。

三、聚硫橡胶印模材料

聚硫橡胶印模材料(polysulfide rubber impression materials)是以液态聚硫橡胶为基本成分的不可逆性弹性印模材料。一般为双组分,分别装在两个金属软管中。一支以聚硫橡胶基质为主,加入一些辅助材料;另一支以氧化剂为主,常用的氧化剂为过氧化铅。用过氧化铅作为氧化剂的特点是,橡胶在室温下即可硫化,与其他的过氧化物相比,其能使固化反应进行到最大程度。凝固机制是聚硫橡胶与过氧化铅产生缩合脱水反应。

聚硫橡胶作为印模材料,其性能和用法与硅橡胶相似。但不足之处是质地较软,永久变形偏大,硬化时间长,时间不足取出会使印模变形,其临床应用远不及硅橡胶印模材料广泛。

(一)组成

1. 基质糊剂

(1)液态聚硫橡胶:为透明而具有黏性的琥珀色液体,具有—SH基的低分子量聚合物,为基质糊剂的主要成分。

(2)增塑剂:常用的增塑剂为氯化联苯,某些酯类(邻苯二甲酸二丁酯、邻苯二甲酸二辛酯)也可使用。含氯的增塑剂对橡胶的混匀性很好,并有耐氧化的特点,是良好的增塑剂。

(3)填料:加入适量化学性能稳定的二氧化钛、硫化锌或锌钡白,以调节胶料的黏稠度,提高其强度和刚性。

2. 催化糊剂

(1)氧化剂:最为常用的氧化剂是过氧化铅。过氧化铅与液体聚硫橡胶的反应过程,是通过—SH端基的氧化及—SH侧基的交联作用,使分子链加长形成高聚的弹性体,可使聚硫聚合体快速熟化。

(2)硫:加入少量硫,目的是避免在弹性体分子中,生成结合有金属巯盐,并将其去除。

(3)增塑剂:为氧化联苯。

(4)填料:为二氧化钛、硫化锌或锌钡白。

(二)性能

1. 凝固时间　聚硫橡胶印模材料在口腔温度下2~4分钟凝固,但其强度和弹性在凝固开始10分钟时才迅速改变,因而需要印模停留在口腔原位上10~12分钟,以便取得性能良好的印模。影响聚硫橡胶凝固时间的因素:①提高温度,增加氧化剂的加入量,加入少量的水,延长材料的调和时间均能使凝固时间缩短;②加入弱酸或油酸可延缓凝固时间,酸性较强的物质会促使弹性体分解,应该避免接触。

2. 尺寸稳定性　在固化过程中,聚硫橡胶可出现轻微收缩。如印模在托盘内固位良好,则此收缩无临床意义。测试能自由收缩的聚硫橡胶试件,其固化24小时后的线收缩为0.2%~0.4%。

3. 永久形变率　在2分钟内使其压缩,应变可达12%,去除应力后,永久形变率3%~4%。聚硫橡胶作为印模材料的不足之处,是质地较软,永久形变偏大,硬化较慢,在口内停留时间不足取出,印模会变形。

（三）应用

1. 两组分按比例取量，在玻璃板或金属板上调和，然后置于托盘内取模，印模需停留在口腔内 10～12 分钟后再取出。

2. 根据不同的修复要求，选择不同基质稠度的产品。基质稠度虽不同，但其组成基本相似，仅填料种类或含量不同。低稠度产品是用于注射操作法，高稠度产品用于加压印模。

四、复合印模材料

复合印模材料主要是硅橡胶与藻酸盐的复合体，是近几年发展起来的。该复合材料具有两种材料的优点，一方面弥补了藻酸盐强度低、失水收缩、吸水膨胀的不足；另一方面提高了材料的弹性，降低了硅橡胶的价格，是一种非常具有推广应用前途的印模材料。

第五节 其他印模材料

包括印模膏、氧化锌印模材料、印模石膏、复制模型用印模材料等，均属非弹性印模材料。

一、印模膏

印模膏（impressing compound）又称印模胶，是一种热塑性非弹性可逆性印模材料。具有热软冷硬性能，不发生化学变化，商品名称为"打样膏"。因颜色不同分为"红色印模膏"和"白色印模膏"两种。又据产品软化温度和流动性不同，可分为 I 型和 II 型印模膏。

（一）组成

参考配方见表 2-7。

表 2-7 印模膏参考配方

	红色印模膏 /%	白色印模膏 /%
萜烯树脂	33.5	35
三硬脂酸	9.7	8
滑石粉	53.6	24
铁红	3.2	—
锌钡白		33

1. 萜烯树脂 是印模膏的主要成分，是产生热塑性能的基本物质，它是一种由杜仲树分泌的天然树脂。可用达玛树脂、古巴树脂或虫胶代替萜烯树脂。

2. 三硬脂酸 因萜烯树脂在软化时黏度小而流动性大，加入三硬脂酸可调节其可塑性、韧性和软化点。也可用硬脂酸、石蜡或蜂蜡代替三硬脂酸。

3. 铁红 颜料。

4. 滑石粉和锌钡白 填料。起增型、赋形及调节流动性的作用。其中，锌钡白也用作颜料。

（二）性能

1. 导热性较差 印模膏的成分均属热的不良导体，热传导很慢，在加热软化时往往表层已软化,而内层仍较硬。因此,软化材料时一定要内外均匀一致,方可使用。

2．具有热塑性 印模膏具有加热变软,冷却变硬的性能。Ⅰ型印模膏软化温度为45～55℃;Ⅱ型为70℃,降至口腔温度时均变硬。

3．流动性、可塑性较差 印模膏无弹性,因而不能准确复制口腔组织的印模,不能完全反映出口腔组织的倒凹部分。

4．体积收缩大 印模膏的热膨胀系数较大,温度降低硬化时收缩相当大。

5．可反复使用 印模膏在热软冷硬的过程中无化学变化,因此,可反复使用。若硬脂酸成分丢失而老化变硬,不宜再使用。

（三）应用 由于印模膏可塑性差,体积收缩大,无弹性,故临床应用受到限制。现在临床上多用于制作个别托盘或取初印模,也可用来取对颌印模、铜圈印模或口腔颌面缺损部位的印模。操作流程:

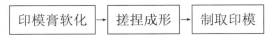

印模膏软化 → 搓捏成形 → 制取印模

应用时将块状印模膏浸入70℃左右的热水中,使其充分软化。注意在盛水器的底部应衬以纱布,以免印模膏软化后黏附在器皿上。软化印模膏的水温不宜过高,以免黏性过大,不利于操作,且可防止低熔点物质丢失而改变材料的性能。

待印模膏完全软化后,搓捏成团状或条状,使表面光滑,然后置入托盘在口腔内取印模。为了减少温度变化时的体积收缩,最好让其在口腔中自然冷却(在炎热的夏天,可用冷水加速冷却),待材料初步硬化后取出,尽早灌注模型,或制备固位孔后再用弹性印模材料取二次印模。印模膏重复使用前,必须注意消毒,以防交叉感染。常用的方法是将用过的印模膏放在水浴锅内隔水煮沸30～50分钟,达到消毒目的,然后再制成块状备用。

二、氧化锌印模材料

氧化锌印模材料((zinc oxide-eugenol impression pastes)呈糊状,又称为印模糊剂,是一种无弹性不可逆印模材料。其调和后流动性大,可形成1～2mm的薄层,复制出细微的口腔组织结构,准确性高。因其强度和韧性不够,只能与其他印模材料配合使用。临床应用不多,一般只用作二次印模法的衬层印模材料,或作义齿加衬时印模用。

氧化锌印模材料具有热塑性能,但其凝固作用是化学反应而不是物理变化。目前,国内较少应用。

（一）组成

通常配成两组分的糊剂(软膏形式),用时将二者均匀调和即可。

1．丁香油或丁香酚 促进凝固的主要材料。丁香酚对口腔软组织有烧灼感,故多用丁香油。

2．氧化锌 基质中的主要成分,要求颗粒极细,基本不含水分,含水量大于0.5%时,将影响其贮存时间,易失效。

3．松香 催化剂部分中的主要成分之一,可增加黏稠度和黏附力,能与其他热塑性印模材料有更好的黏附作用,并能促进凝固反应,使印模表面光滑、均匀。

4．填料 均采用惰性充填料,如硅藻土。填料具有增加印模强度、控制流动性的作用。

5．促进剂 可溶性盐类一般均有促进糊剂的反应作用,如氯化钙、氧化镁等。微量的水亦可促进凝固反应。

6. 增塑剂　加入橄榄油、亚新仁油、羊毛脂、香脂等，能使材料调拌时降低黏度，使印模富有可塑性和弹性，不易折断。

参考配方：

基质部分	
氧化锌	87%
非挥发性植物油或矿物油	13%
催化剂部分	
丁香油或丁香酚	12%
树脂或聚合松香	50%
填料（硅型）	20%
羊毛脂	3%
树脂香脂	10%
促进剂（$CaCl_2$）和颜料	5%

（二）凝固反应

氧化锌与丁香油（酚）的反应很复杂，是典型的酸碱反应。反应产物是氧化锌丁香油（酚）复合物，又称螯合物。完全脱水干燥的氧化锌与丁香油（酚）不发生反应，若接触水分，反应可加速。氧化锌含水量在 2% 时，凝固时间需 24 小时；含水量在 5% 时，15 分钟便可凝固。

（三）性能

1. 凝固时间　按 ADA 规定要求，在（23±2）℃时，50% 湿度条件下，按规定比例调和，凝固时间一般为 3～6 分钟。

2. 刚性和强度　印模在凝固后自口腔内取出时，不发生塑性形变或折断。

3. 尺寸稳定性　氧化锌印模材料具有良好的尺寸稳定性，其凝固收缩小于 0.106%，若第一次印模可靠，氧化锌印模材料作为第二次印模是相当准确的。

4. 黏性　氧化锌印模材料黏性较大，可黏附于干燥的皮肤上，事先涂以凡士林则可避免。但不黏附于湿润的口腔黏膜上。

5. 氧化锌印模材料可溶于氯仿、乙醚及汽油中，使用后的调拌器械如有不易去除时，可用这些溶剂消除。

（四）使用方法

1. 材料的调和可在蜡纸板上进行，用后弃去即可。一般不在玻璃板上进行，以免造成清除困难。

2. 两组分一般按等量挤在蜡纸板上，使用宽调拌刀调拌，直至糊剂的颜色均匀一致为止。

3. 氧化锌印模材料与湿润的表面无黏附作用，故在使用时，托盘、义齿基托、记录蜡块的表面必须干燥，然后置上氧化锌印模材料制取印模。

4. 取模后经流水冲去唾液，去除水迹，即可灌模。脱模时可浸入 50～60℃热水中 5～10 分钟，易于脱出石膏模型。

三、印模石膏

印模石膏（impression plaster）是一种不可逆性的无弹性印模材料，具有适当的流动性及可塑性。凝固后的印模清晰准确,体积稳定,对口腔组织无毒。印模石膏的成分与模型石膏相同。印模石膏的水粉比例按水 60mL,人造淀粉石膏粉 100g 取量。水取量多于模型材料的原因是使凝固后的石膏孔隙率增高,强度降低,这样有利于印模在口腔中分段取出。水量稍多时,还可使结晶中心的形成相对减少,降低初凝膨胀,提高印模的准确程度;但由于石膏质硬,无弹性,不便于取倒凹区印模,须分段取出。石膏固化时间偏长,并放热,且口感差,给患者带来不适感觉。因此,目前临床应用很少,过去用于制取无牙颌印模或固定修复的集合模。

(一)组成

1. 熟石膏粉 又称煅石膏或半水石膏,是印模石膏的主要成分,亦决定印模石膏的基本性能。

2. 可溶性淀粉 可以降低印模石膏的强度,易与模型分离。有时也可用类似淀粉性能的化合物代替淀粉,如硫酸铝铵。硫酸铝铵还可加速石膏的凝固。

3. 加速剂 加入适量的硫酸钾作为加速剂,将石膏的凝固时间调节为 3～5 分钟。另外,硫酸钾也可控制石膏的凝固膨胀。

4. 缓凝剂 常用的缓凝剂是硼砂,可防止石膏凝固过快,以控制反应速度。

5. 颜料 茜草钠磺化盐作为印模石膏的颜料,可与石膏中的钙盐形成不溶性的颜色沉淀,能使印模石膏染色,而不致使模型石膏着色,以便区别石膏印模与石膏模型。

6. 矫味剂 如糖精、薄荷、香蕉精等。

参考配方:

可溶性淀粉印模石膏	
熟石膏	84%
可溶性淀粉	12%
硫酸钙,硼砂	4%
颜料	适量

硫酸铝铵印模石膏	
熟石膏	90%
硫酸铝铵	10%
颜料	适量

(二)性能

1. 印模石膏的粒度,通过 200 目应达到 90%。初凝时间为 2～5 分钟。线膨胀率(2 小时)在 0.05%～0.10%;压缩强度(湿)10 分钟可达 1 960～4 900kPa。初凝后易于折断分瓣、断面清晰,可以拼对。

2. 熟石膏和不同比例的水调和,其流动性可有不同。用水多,调拌物稀薄,流动性大,有利于印模的清晰度。

3. 石膏与水调和后,在初凝时能产生膨胀。较大的膨胀能导致印模的尺寸改变,故应加入适量的水分(硫酸钾)予以控制,以利于印模的体积稳定。

4. 印模凝固后无弹性,不能从口腔倒凹区取下,必须分段自口内取出,在口外拼接对位及固定后,再灌注模型。

5. 石膏凝固后硬度较大，在分割印模或取出印模时，应避免口腔软组织受到创伤。

（三）使用方法

1. 应用印模石膏制取局部牙列印模时，需事先在选好的托盘内涂一层凡士林作为分离剂，以便于印模与托盘分离。

2. 按规定的粉水比例[100g∶(45～60)mL]在橡皮碗内调和均匀后，移于托盘内即可取模。应注意的是，水的比例应稍大些，调和时间应短一些，一般在30秒左右。

3. 印模石膏经调拌后，其初凝时间对于印模来说显然比较长，调和时增加水的比例更会延长凝固时间，患者可深感不适。在水中加入适量的硫酸钾、氯化钠、氯化钾等，可调节凝固时间在3～5分钟之间，同时也可使凝固膨胀减小。

4. 印模石膏凝固后，先取下托盘，然后再将石膏印模分割成数块从口内取出，按原位在托盘内拼对好，以备灌注模型。

5. 为防止印模石膏与石膏模型之间发生黏着，灌注模型前应在印模表面涂布分离剂，常用的分离剂有藻酸盐水溶液、肥皂水。

6. 将含有淀粉（或硫酸铝铵）的石膏印模浸入热水中，由于淀粉颗粒遇热膨胀，可破坏凝固的印模石膏而与模型分离。这类印模石膏，称为可溶性印模石膏。

四、复制模型用印模材料

以上叙述的各类印模材料是在口腔内制取印模的材料，是印模材料的主要类型。还有一类是在口腔外用于复制模型的印模材料，这类材料主要是在技工室内制作修复体时使用，包括复制模型的易熔合金及耐火包埋材料。具体内容将在后面介绍。

第六节　印模的消毒

由于制取口腔印模时，需要直接接触患者的唾液甚至是血液，印模表面带有细菌、病毒及其他致病菌等，流水冲洗只能去除40%～90%的细菌及其他微生物，若未经特殊消毒处理的印模立即灌注成模型，则易引起乙肝、艾滋病、结核等传染性疾病的交叉感染，危害人类健康。一般印模不能耐受高温高压处理，故常用的消毒方法是化学消毒法，主要有浸泡法和喷雾法等。

一、常用的消毒方法

1. 浸泡消毒　是目前最常用的印模消毒方法，常用消毒液主要有戊二醛、次氯酸钠、碘伏、酚液等，推荐使用2%的戊二醛溶液或有效氯浓度达10mol/L的次氯酸盐溶液。将印模取出后，用流水冲洗10秒，尽量去除表面残留的唾液、血液及碎屑，然后在消毒液中浸泡1小时以上；但对聚硫橡胶、缩合型硅橡胶印模、聚醚橡胶以及琼脂类材料，浸泡时间不应该超过30分钟，再用流水冲洗，拭干水分后灌注石膏模型。浸泡消毒可以通过改变消毒剂的浓度或浸泡时间达到消毒的效果，但其过程也会破坏印模表面的细微结构而引起印模变形。在众多印模材料中，加成型硅橡胶印模材料的性质最稳定。采用戊二醛或次氯酸钠浸泡的金属托盘易受腐蚀，可能出现托盘与印模材料分离现象。

2. 喷雾消毒　作为一种改良的方法，喷雾消毒对印模尺寸的影响较小，主要用于浸泡后易变形的材料消毒。其方法是：用流水冲洗 10 秒后，拭干印模，用喷雾消毒剂均匀喷上一层后，放入相对湿度为 100% 的密闭容器中达到规定的消毒时间，取出后再用流水冲洗、拭干，最后灌模。在使用中，应注意避免因口腔结构的特殊性而使消毒液积聚在印模某一部位，造成其他位置消毒不全的现象；尤其是对含水量较高的印模材料，因材料溢水会降低表面消毒剂的浓度而影响消毒效果；同时还应注意消毒剂的挥发所造成的对人体健康潜在性的损害。常用的喷雾消毒剂有：10% 的次氯酸钠溶液、戊二醛溶液。

二、常用印模材料的消毒

1. 藻酸盐印模材料　用流水冲洗 10 秒，在 2% 的戊二醛中浸泡 10 分钟；或用 10% 的次氯酸钠喷雾，用流水冲洗，再用 10% 的次氯酸钠喷雾，最后用浸湿次氯酸钠的纱布包裹放置 10 分钟。

2. 加成型硅橡胶印模材料　用流水冲洗 10 秒，浸泡于 2% 戊二醛或 10% 次氯酸钠中 10～15 分钟可达到消毒；用新配制的 2% 戊二醛溶液浸泡至少 10 小时可达到灭菌。如果已知患者是乙肝病毒（HBV）或人类免疫缺陷病毒（HIV）携带者，则应选此类型印模材料，并在取下印模后立即进行灭菌处理。

3. 缩合型硅橡胶印模材料　可使用 2% 戊二醛或 10% 次氯酸钠浸泡 10～15 分钟。

4. 聚醚橡胶印模材料　用流水冲洗，在 2% 戊二醛中浸泡 20 分钟，再用流水冲洗，去除水分。

5. 聚硫橡胶印模材料　用 10% 次氯酸钠、2% 戊二醛溶液、碘液或酚溶液浸泡 10 分钟。

6. 琼脂印模材料　用 2% 的碱性戊二醛溶液浸泡 10 分钟。2% 戊二醛和 10% 次氯酸钠可以杀灭 HIV，但短时间内不能杀灭 HBV。

（蒲小猛）

思考题

1. 理想印模材料应具备的条件有哪些？
2. 印模材料的分类方法有哪些？
3. 临床上常用的弹性印模材料有哪些？非弹性印模材料有哪些？
4. 藻酸盐印模材料的硬固原理。
5. 硅橡胶印模材料的优点是什么？

第三章　模型材料

学习目标

1. 掌握：石膏模型材料的组成、性能特点及注意事项。
2. 熟悉：树脂模型材料的分类、应用及注意事项。
3. 了解：耐火模型材料的应用及注意事项。

模型（model）即物体的阳模，口腔模型是复制口腔各部分软硬组织形态及关系的阳模。在口腔修复领域，口腔模型已不仅仅是指灌制印模得到的模型，还包括数字化加工得到的模型。

制作模型所使用的材料称为模型材料（model material）。口腔常用的模型材料包括石膏（gypsum）模型材料和树脂（resin）模型材料。此外，还有用于带模整体铸造的耐火材料以及制作烤瓷修复体的耐火代型材料。

第一节　石膏模型材料

一、概述

石膏材料是口腔专业领域应用最广泛的材料之一。口腔石膏模型就是将调好的石膏材料灌注到口腔印模中再现口腔解剖形态的阳模。石膏材料可以用于制作口腔各种修复体或矫治器的工作模型、对颌模型、诊断模型以及固定咬合记录上𬌗架、塑料义齿装盒等，也可用作铸造耐火材料的结合剂。石膏模型材料的多用途性归因于其性能很容易通过物理及化学方法加以改变。

（一）石膏材料的组成

1. 石膏的相态　石膏相态主要有3种，分别是：

（1）二水硫酸钙（$CaSO_4 \cdot 2H_2O$）；

（2）半水硫酸钙（$CaSO_4 \cdot 1/2H_2O$）：分为 α- 半水硫酸钙和 β- 半水硫酸钙两种；

（3）无水硫酸钙（$CaSO_4$）：分为Ⅰ型无水硫酸钙、Ⅱ型无水硫酸钙和Ⅲ型无水硫酸钙三种。

除了Ⅰ型无水硫酸钙只能在高温下（1 180℃）存在外，其余在室温下均能稳定存在。二水硫酸钙和Ⅱ型无水硫酸钙可以是天然石膏，也可以通过人工合成获得，其余的相态均为人工合成获得。

2. 石膏相态的性质

（1）二水硫酸钙：又称二水石膏，属于单斜晶系，在自然界可稳定存在。有天然二水石膏矿石（生石膏），也有合成二水硫酸钙（如各种工业副产石膏）。此外，半水硫酸钙、无水硫酸钙经水化后也会生成二水硫酸钙。

（2）半水硫酸钙：又称半水石膏，属于假六方晶系。半水硫酸钙在高压下或在液相中，以液体形式脱水，通过溶解再结晶方式得到α-半水硫酸钙。α-半水硫酸钙在常压下以气态形式脱水得到β-半水硫酸钙。显微镜下α-半水硫酸钙晶体规则密实、缺陷少、比表面积小。而β-半水硫酸钙的晶体呈松散的海绵状、缺陷多、比表面积较大。

（3）无水硫酸钙：又称无水石膏，是由二水硫酸钙或半水硫酸钙脱水而得。

Ⅰ型无水硫酸钙：又称高温无水石膏，是二水硫酸钙或半水硫酸钙在温度高于1 180℃时产生的，但在温度低于1 180℃时它又重新转变为Ⅱ型无水硫酸钙。

Ⅱ型无水硫酸钙：属于六方晶系，有天然和人工合成2种。天然Ⅱ型无水硫酸钙是一种很致密的岩石，在一定条件下可以缓慢的水化。人工Ⅱ型无水硫酸钙是由二水硫酸钙或半水硫酸钙在一定温度下（约300～900℃）脱水得到。

Ⅲ型无水硫酸钙：也属于六方晶系，是由二水硫酸钙或半水硫酸钙在约110～200℃下脱水而得，又称可溶性无水石膏。它具有很强的吸水性，即使在潮湿的空气中也能吸水变为半水硫酸钙。

3. 石膏的脱水　二水硫酸钙在一定温度下加热能够转变为半水石膏，进一步加热则进一步脱水转变为无水石膏，再进一步加热则分解为氧化钙和三氧化硫。其转变温度因加热方式、加热速度和颗粒大小而不同。一般来讲，二水硫酸钙在常压下脱水，水分以水蒸气形式脱出得到的是β-半水硫酸钙，而当其在一定压力下，水分以液态形式脱出得到的则是α-半水硫酸钙。

工业生产中生产β-半水硫酸钙的常用设备有立式砂锅、水平式回转窑、碾磨和煅烧一体化炉和流态式煅烧沸腾炉。具体选择时应根据原料种类、产品种类、产量大小以及燃料供应情况而定。

α-半水硫酸钙的脱水设备有干热蒸压法，液相法（有高压和常压之分），还有微波加热法等。具体选择条件同β-半水硫酸钙。

（二）石膏材料的分类

1. 天然石膏分类　天然石膏是自然界中蕴藏的石膏石，主要为二水石膏和硬石膏。这两种石膏常伴生产出，在一定的地质作用下又可互相转化。通常为白色、无色、无色透明晶体，有时因含杂质而成灰、浅黄、浅褐等色（图3-1）。天然石膏是一种用途广泛的工业材料和建筑材料，可用于水泥缓凝剂、石膏建筑制品、模型制作、医用食品添加剂、硫酸生产、纸张填料、油漆填料等。

我国的国家标准GB/T 5483—2008《天然石膏》将石膏矿产品按矿物组分分为下列3类：

（1）石膏：在形式上主要以二水硫酸钙（$CaSO_4 \cdot 2H_2O$）存在的；

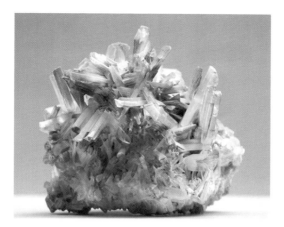

图3-1 石膏晶体簇

（2）硬石膏：在形式上主要以无水硫酸钙（$CaSO_4$）存在的，且无水硫酸钙的质量分数与二水硫酸钙和无水硫酸钙的质量分数之和的比不小于80%；

（3）混合石膏：在形式上主要以（$CaSO_4 \cdot 2H_2O$）和无水硫酸钙存在，且无水硫酸钙的质量分数与二水硫酸钙和无水硫酸钙的质量分数之和的比小于80%。

 知识拓展

比表面积

比表面积是指单位质量的固体物质所具有的总表面积（单位：m^2/kg，通常用 cm^2/g 表示）。比表面积分为内比表面积、外比表面积、总比表面积。理想的无孔隙物质只有外比表面积，多孔物质不仅有外比表面积，还有内比表面积。通常未注明情况下粉体的比表面积是指单位质量粉体颗粒外部表面积和内部孔结构的表面积之和。石膏粉比表面积的大小，对石膏制品的生产工艺参数有直接影响，是生产过程必须常加以监测的原材料基本参数。

石膏粉比表面积通常用全自动比表面积测定仪进行测定，其原理是一定量的空气通过具有一定孔隙率和固定厚度的粉料层时，由于所受阻力不同而引起流速的变化，以此来测定其比表面积。

2. 口腔科石膏分类　口腔领域对于制作模型的石膏材料有更高的要求。口腔修复领域应用的石膏材料大多是由生石膏加工制作而成。生石膏的主要成分为二水硫酸钙，在一定条件下进行煅烧脱水生成半水硫酸钙（又称熟石膏），不同脱水方法可制成不同相态的半水硫酸钙，使得它们具有不同的性能和用途。我国的医药行业标准将口腔石膏产品分为5型。

1型：口腔科印模石膏；

2型：口腔科固定石膏（1类）和模型石膏（2类），又称普通石膏；

3型：口腔科模型人造石，又称硬质石膏；

4型：口腔科（高强度、低膨胀）代型人造石，模型底座和CAD/CAM（计算机辅助设计与制造）代型，又称超硬石膏；

5型:口腔科(高强度、高膨胀)代型人造石,高膨胀可补偿口腔修复体中使用材料的收缩。

为满足应用需要,我国的医药行业标准对口腔用各型石膏的线固化膨胀和抗压强度做出了新的规定(表3-1)。新规定考虑到了制作CAD/CAM模型的需要,这类石膏在凝固期2小时外不应产生明显的固化膨胀,且在凝固24小时后也需要测试其固化膨胀率并给出限值要求。

表3-1 各型石膏线固化膨胀和抗压强度

型(类)	线固化膨胀 /%				抗压强度 /MPa	
	2 小时		24 小时		1 小时	
	最小	最大	最小	最大	最小	最大
1	0.00	0.15	—	—	4.0	8.0
2(1类)	0.00	0.05	—	—	9.0	—
2(2类)	0.06	0.30	—	—	9.0	—
3	0.00	0.20	—	—	20.0	—
4	0.00	0.15	0.00	0.18	35.0	—
5	0.16	0.30	—	—	35.0	—

(三)凝固原理

半水硫酸钙在常温下与水充分混合后,开始会形成具有一定流动性的浆体,然后流动能力逐步下降但仍具有一定的可塑性,最后硬化形成二水硫酸钙。这一过程称为石膏的凝固。

石膏凝固的机理目前被广泛接受的是结晶理论。即当半水硫酸钙(0.9g/100mL)与水混合后,过量的水使半水硫酸钙发生水化作用生成二水硫酸钙,其反应过程如下:

$$2(CaSO_4 \cdot 1/2H_2O) + 3H_2O \rightarrow 2(CaSO_4 \cdot 2H_2O) + Q$$

因二水硫酸钙的溶解度仅是半水硫酸钙的1/4(0.2g/100mL),很快形成过饱和溶液,进而析出二水硫酸钙结晶体,同时释放热量(Q)(图3-2)。在凝固过程中首先形成的石膏晶体作为结晶核,以结晶核为中心,二水硫酸钙结晶不断生长,针状的二水硫酸钙晶体彼此交织成网(图3-3),最后成为致密坚硬的固体。

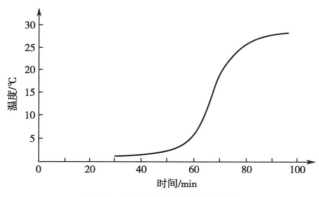

图 3-2 石膏凝固时温度的变化

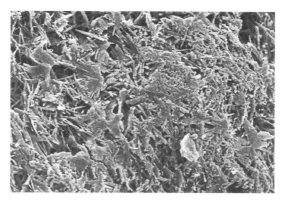

图 3-3　石膏凝固后的超微结构

不同类型石膏与水混合后的凝固过程大致相同,得到的石膏模型也具有相同的化学分子式,它们的主要差异在于半水硫酸钙晶体的形态和结构。

(四)理想石膏模型材料的性能要求

石膏模型材料的质量影响所制作修复体的质量,理想的石膏模型材料应该具备以下性能:

1. 良好的流动性与可塑性　良好的流动性能保证灌注过程中材料充满印模的细微部位;良好的可塑性能使材料在印模中成型并固化,复制出与印模腔形态吻合一致的模型。

2. 适当的凝固时间　从材料调和到材料流动性消失,这段时间能保证灌模等操作从容完成;从灌注开始到模型脱出印模的时间一般在 30～60 分钟为宜。

3. 尺寸稳定性好、精确度高　要求石膏凝固过程中和凝固后模型体积变化小,尺寸稳定、不变形,能精确复制出口腔软硬组织的细微解剖形态或结构。

4. 能耐热,压缩强度大,表面硬度高　要求石膏模型材料在修复体的制作过程中,能耐受一定高温、高压而不破碎,模型表面的硬度能经受修复体制作中的磨损。

5. 不与印模材料发生化学反应　只有模型材料与印模材料不发生化学反应,才能保证模型容易从印模中脱出,并使模型表面光滑、精确。

6. 操作简单、价格便宜　要求材料来源丰富、成本低、贮存方便,便于推广应用。

目前口腔修复领域常用的石膏模型材料包括普通石膏、硬质石膏和超硬石膏。

二、普通石膏

口腔修复领域使用的普通石膏又称熟石膏或半水石膏,由生石膏常压下加热脱水而成。

(一)组成及制备方法

普通石膏主要包括以下组成成分:

1. β- 半水石膏　又称 β- 半水硫酸钙($CaSO_4 \cdot 1/2H_2O$),约占普通石膏的 75%～85%。

2. 生石膏　残存未脱水的生石膏($CaSO_4 \cdot 2H_2O$),约占 5%～8%。

3. 无水石膏　过度脱水的无水硫酸钙($CaSO_4$),约占 4%。

4. 其他　碳酸盐、硫化物、二氧化硅、其他金属盐。

普通石膏是由生石膏粉经开放式(常压)加热至 105～130℃煅烧脱水而成。其煅烧过程反应如下:

$$2(CaSO_4 \cdot 2H_2O) \xrightarrow{\Delta} 2(CaSO_4 \cdot 1/2H_2O) + 3H_2O$$

这一过程所制备的粉末颗粒外形有些不规则，其主要成分 β- 半水硫酸钙晶体颗粒虽然很细，但结晶松散、外形排列不规则、有裂纹或多孔状、比表面积大。

（二）性能

1. 水粉比　普通石膏凝固反应过程中的需水量，按化学反应计算理论值，100g 半水硫酸钙需水 18.6mL。实际上普通石膏调和时的需水量是理论值的 2～3 倍，即 100g 普通石膏粉应加水 45～50mL（水粉比为 0.45～0.50）。这是因为普通石膏晶体颗粒很小、多孔，比表面积大，需要过量的水润湿每个石膏粉末颗粒，并形成流动性较好的混合物，便于模型灌注。

石膏凝固过程中，多余的水分会暂时凝结在晶体之间并逐渐挥发，石膏的强度也随之增加。所以水的比例越大，相应二水硫酸钙结晶核越少，凝固时间越长，结晶的固体越松脆，加上多余的水挥发后会形成更多的空隙，石膏的强度便会降低。孔隙体积占石膏模型总体积的比例称为石膏的孔隙率（porosity）。

2. 凝固时间和速度　石膏的凝固时间分为初凝时间（initial setting time）和终凝时间（final setting time）。初凝时间是指石膏从水粉混合到石膏凝固达到一定坚韧程度所需的时间，此时石膏已经凝固成半固体状态。终凝时间是指石膏模型能够从印模中分离出来而不发生变形或断裂的时间，此时石膏仍然没有完全凝固。工作时间（working time）是指水粉混合到石膏表面失去光泽的时间。普通石膏的初凝时间为 8～15 分钟，终凝时间为 40～60 分钟。因此，普通石膏的操作时间宜控制在 5～7 分钟，调和时间为 40～60 秒。

影响凝固质量与凝固速度的因素：

（1）石膏粉的质量：普通石膏是由生石膏经煅烧脱水制成的。因此，生石膏的质量以及普通石膏的加工技术，会直接影响普通石膏的质量。生石膏纯度越高，制成的普通石膏质量越好，凝固后的强度也越高。在普通石膏制作过程中，若加热脱水不足，则生石膏的含量较高，凝固核心也较多，凝固速度加快；反之，加热脱水过度，则无水石膏含量较高，凝固时需水量增加，凝固减慢。另外，普通石膏受潮吸水，也会使凝固强度下降，凝固时间延长。

（2）水粉比：正确的水粉调和比例，既能确保石膏凝固强度，又有适当的操作时间。水量过多，凝固时间延长，压缩强度和表面硬度明显下降；水量过少，凝固时间缩短，流动性下降，膨胀率增大，气泡增多，脆性增大且表面粗糙，硬度下降。

（3）调拌时间和速度：在实际操作过程中，调拌时间和速度对材料的凝固时间和凝固膨胀有一定影响。调拌时间越长或速度越快，形成的结晶中心越多，凝固速度越快，凝固时间缩短，但膨胀率变大，强度降低。调拌时间比调拌速度对石膏的凝固影响要大。

（4）水温的影响：环境温度及调和水温对石膏反应有影响，而且这种影响比对其他物理性能的影响更明显。水温对石膏的凝固反应的影响主要体现在以下 2 个方面：

一是改变半水硫酸钙和二水硫酸钙的相对溶解度。水温 0～30℃时凝固速度随水温升高而加快；水温 30～50℃时凝固速度随水温升高无明显变化；水温 50～80℃时凝固速度随水温升高而变慢；水温 80℃以上时，由于反应生成的二水硫酸钙会脱水变成无水硫酸钙，石膏不再凝固。

二是影响离子的迁移率。随着温度的增加，钙离子和硫酸根离子的迁移率随之增加，这能提高反应的速率，缩短凝固时间。

（5）湿度的影响：在石膏的煅烧过程中，并不是所有的二水硫酸钙均转变为了半水硫酸钙。一些二水硫酸钙颗粒有可能进一步形成可溶于水的无水硫酸钙，它们容易从潮湿的空气中吸收水蒸气，然后形成二水硫酸钙，这样就改变了原来各种硫酸钙的比例。因此，应将石膏产品保存于密闭的容器内，并隔绝潮湿的空气。

（6）加速剂与缓凝剂：为控制凝固速度，根据需要可加入某些化学制剂。常用的加速剂是硫酸钾、氯化钠，加速剂会降低石膏的膨胀率，提高石膏的表面质量。琼脂和藻酸盐等水胶体会延缓石膏模型的凝固。这些水胶体并不是通过改变半水硫酸钙或二水硫酸钙的溶解度比率来延缓凝固的，而是通过吸附在半水硫酸钙或二水硫酸钙的结晶核形成部位，进而影响水合反应来延缓石膏凝固速度。如果在石膏凝固过程中与这些材料接触，石膏模型表面会形成一层质软且易于磨损的表面。

此外 pH 较低的液体如唾液，会延缓凝固反应，而 pH 较高的液体会加速凝固反应。

3．膨胀性能　在石膏凝固的过程中存在明显的体积膨胀，而且超过 75% 的膨胀发生在凝固最初的 1 小时内。凝固膨胀率因不同类型的石膏材料而不同。正常条件下，普通石膏的凝固膨胀为 0.2%～0.4%，这是水合反应时所产生的二水硫酸钙晶体的长大及水分蒸发致气孔的体积增大所致。

凝固膨胀的程度与水粉比例有关，水多粉少时，体积膨胀较小；水少粉多时，体积膨胀较大。此外，提高调拌速度能够增加石膏凝固所产生的体积膨胀。反之，降低调拌速度能够减小体积膨胀。

在石膏凝固初期，如将正在凝固的石膏浸入水中，结晶体就能够自由地生长，最终表现为石膏体积膨胀明显增加，这个过程称为吸水膨胀（hydroscopic expansion）。吸水膨胀是石膏凝固膨胀的延续，是由于水促进针状二水硫酸钙晶体自由生长而产生的膨胀，能够达到凝固膨胀的 2 倍。这种特性适用于石膏类包埋材料铸造包埋时增加石膏型腔的体积，这样可以代偿铸造金属冷却过程的体积收缩。当石膏模型的膨胀率影响到修复体的精度时，可以适当加入抗膨胀剂或增膨胀剂进行调整（表 3-2）。

表 3-2　石膏膨胀的调整

类型	品名	用量	调节范围
抗膨胀剂	硫酸钠	4%	膨胀降低 0.05%
	硫酸钾	4%	
增膨胀剂	醋酸钠	适量	膨胀增加 1% 以上

4．力学性能

（1）压缩强度：普通石膏与水调和后约在 15 分钟内初凝，此时强度较低，可用石膏刀等器械对其进行切割。40～60 分钟后基本凝固（终凝），此时模型具备一定的硬度和强度，是模型从印模中脱出的最佳时间。24 小时后石膏才完全凝固，完全凝固后的石膏模型，孔隙率决定强度大小，而孔隙率与水粉比有关，即在一定范围内，所用水量越大，孔隙率越大，强度越低；反之强度则越高。普通石膏混合时需水量最多，因此强度最低。

（2）拉伸强度：石膏模型属于脆性材料，拉伸强度远低于压缩强度，普通石膏的拉伸强度仅为压缩强度的 20%。石膏材料在拉应力作用下易发生断裂，所以拉伸强度能够更好地表示石膏材料的抗折强度，而压缩强度能较好地表示石膏模型的表面硬度。石膏模型的干燥程度对其强度有很大的影响，干燥后的石膏模型强度是未干燥时的 2 倍（表 3-3）。

表 3-3 普通石膏、硬质石膏、超硬石膏的性能比较

材料	水粉比	拉伸强度 /MPa		压缩强度 /MPa	
		湿润①	干燥②	湿润①	干燥②
普通石膏	0.50	2.3	4.1	12.4	24.9
硬质石膏	0.30	3.5	7.6	25.5	63.5
超硬石膏	0.20	6.1	10.6	58.4	126.4

①为凝固后 1 小时,②为凝固后 24 小时。

（3）表面硬度:石膏材料的表面硬度与压缩强度有关。工作模型或代型在使用前需 1～2 小时干燥时间,最好隔夜干燥,以提高表面硬度。硬度增加的过程是可逆的,模型浸泡入水中可使其硬度降低。此外,采用商品硬化液代替水溶液石膏粉能够提高材料硬度并增强抗磨耗能力,但将石膏模型采用消毒剂处理后其表面会被腐蚀,表面硬度会降低。

5. 溶解性能　石膏模型在室温和正常湿度下相对稳定。石膏凝固后轻度溶于水,临床操作中有时需要将模型浸入水中。若浸泡时间长,模型表面石膏材料可少量溶解,这时可采用将模型浸入石膏饱和溶液中以避免溶解发生。

6. 细节再现性　凝固后的石膏表面在显微镜下为多孔状,因而不能达到树脂模型那样的表面细节再现性。灌注石膏模型时印模如受唾液或血液污染,也可影响细节再现性。此外,在石膏模型和印模之间界面经常形成气泡,需要应用振荡法来减少气泡,同时灌注石膏模型前冲洗印模中多余的水分也可以改进石膏表面的细节再现性。

（三）应用

1. 适用范围　普通石膏的强度和价格较低,主要用于:(1)灌注普通义齿和全口义齿的初模型;(2)灌注对颌模型;(3)制取研究模型、记录模型;(4)装盒、上𬌗架等其他用途。

2. 操作方法　普通石膏的调拌与灌模是口腔工艺技术中简单而常用的操作。其基本操作流程如下:

（1）称取材料　根据灌注模型需要的量,用量筒取适量水置于搅拌碗中,用电子秤按水粉比例[（45～50）mL:100g]称量普通石膏粉(图 3-4)。然后将石膏粉逐渐加入水中,并沉淀 20～30 秒左右(图 3-5),这样可使调和初期调和物内气泡混入量减至最少。在实际操作中,以加入的石膏粉浸入水中,且表面没有过多的水为准。

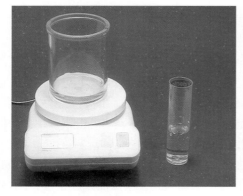

图 3-4　精确称量石膏粉和水

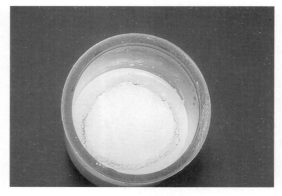

图 3-5　石膏粉泡入水中

（2）调拌:用石膏调拌刀同向匀速调拌。调和速度可控制在每秒转动一圈左右,手工调

和直至混合物呈光滑、均质、无气泡且流动性良好的状态。操作时间以 40～60 秒为宜。实际应用时可用石膏硬化剂代替水进行调和，或在模型表面直接涂层来提高石膏表面硬度、光洁度。条件允许时，最好采用真空调拌机，在真空环境下调拌的石膏混合物无气泡且质地均匀一致（图 3-6）。

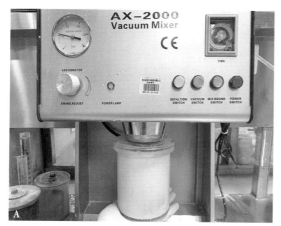
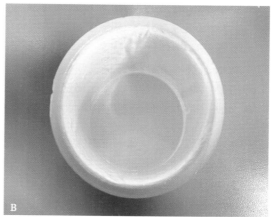

图 3-6 搅拌石膏材料

A. 真空搅拌机调拌石膏　B. 搅拌完成后的石膏浆

（3）灌注石膏模型：灌注前应将印模中的唾液或血液等污染物冲洗干净，保持印模中无积水。灌注时将调拌好的普通石膏从印模的相对较高或开阔一侧逐渐灌至另一侧，一般上颌从印模腭顶部逐渐灌入，下颌从印模舌侧边缘较高处灌注。可借助振荡机灌注以利于排出气泡。（图 3-7）

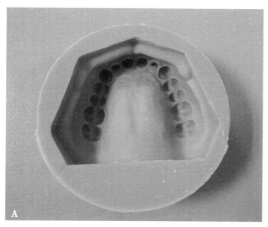
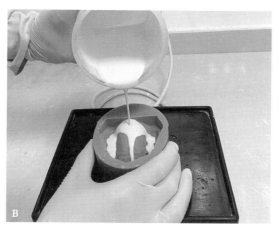

图 3-7 灌注石膏模型

A. 冲洗干净硅橡胶印模　B. 灌注上颌石膏模型

知识拓展

模型的灌注方法

1. 一般灌注法 指印模制取后不做边缘处理直接灌注模型。灌注时一般要求将印模置于专用振荡器上，并用手固定，待石膏不再流动时，将其翻置于盛有同类石膏材料的模型基底座上，待石膏凝固即可获得比较规范的模型。

2. 围模灌注法 需要首先在制取的印模周缘下约 2mm 处，用直径 5mm 的软性粘接蜡条将印模包绕，如果是下颌印模则需要用蜡片将舌侧口底部空隙封闭。然后用蜡片或纸卷沿蜡条外缘围绕一周，围栏的上缘需高于印模最高点 10mm 以上。最后用蜡封闭围栏与印模软性蜡条之间的间隙。此方法灌注制成的模型厚度合适、外形美观整齐。但此方法操作较复杂，比较耗时耗力。

（4）脱模：在分开印模和模型前，需要让石膏凝固 1 小时左右脱模。脱模时一手把持托盘或印模，一手把持模型底座按牙体长轴方向将模型从印模中脱出。

（5）消毒：可选择在石膏混合物中添加 5% 苯酚或 2% 戊二醛防止模型污染，且不会引起模型性能改变。还可将模型浸入 1∶10 稀释的次氯酸钠溶液中 30 分钟进行消毒或者遵照产品说明书对模型表面进行碘伏喷雾消毒。

3. 注意事项

（1）严格控制水粉比（水粉比约为 0.45～0.50）和调和时间：按照产品说明书中的水粉比和调和时间进行操作，否则会使模型质量下降。在调和材料过程中，若发现水粉比不合适，不应中途再加入石膏粉或水继续搅拌。此时应停止操作，将已经调拌的石膏弃去，然后重新按照产品说明的水粉比例进行称量调和。如果中途加入石膏粉或水，会造成模型内形成不规则的块状物，使石膏凝固时间不同步，导致模型强度下降、凝固膨胀加大、凝固时间缩短或不能凝固。更不能用改变水粉比例的方法来调整凝固时间和速度。

（2）调拌工具和印模腔内清洁：调拌工具一定要清洁，否则溶液中析出的二水硫酸钙会以调拌工具上的杂质为结晶中心，加速凝固并改变其性能。此外，印模腔中的污染物（如唾液、血液以及其他杂质）会影响模型的凝固时间和质量，因此务必确保印模内清洁干净。

（3）同向慢速调拌：观察比例合适后应立即开始调和。调拌时调拌刀应贴紧搅拌碗壁移动（图 3-8），避免敲打混合物，以减少结块和气泡的形成。调和时间不宜过长，调拌的速度不宜过快，以免人为带入气泡或形成过多的结晶中心。调拌时间过长或过短以及调拌不匀等，都会导致石膏凝固膨胀增加、强度降低。调拌均匀后，可借助振荡器排除气泡（图 3-9）。

（4）灌注石膏模型：①从印模的高而开阔处灌注，边灌注边振荡（可采用人工振荡或使用振荡器）排除气泡，使石膏从高处逐渐灌注到印模的每个细微部位。②要谨慎操作振荡器，不要将装有石膏混合物的搅拌碗放在振荡器上，因为震动能量很容易导致石膏浆分离。振荡时也不能用力过大，以免造成印模变形。③要保证模型有一定的形状和足够的厚度，模型底座的厚度不少于 10mm。④遇到前后都有缺失的孤立牙的印模，可在灌注过程中于孤立牙处放置竹木签或金属钉类物品，以防止脱模时孤立石膏牙折断，但应注意竹木签或钢丝不能接触印模。

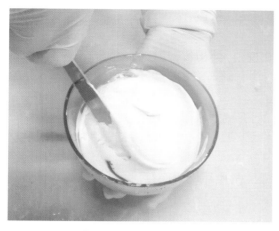

图3-8 手动调拌石膏

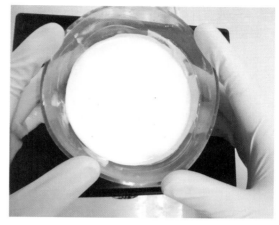

图3-9 振荡器上排除气泡

（5）掌握脱模和模型使用时机：①不要试图通过蒸汽或热水浸泡来缩短石膏固化时间，因为模型经过蒸汽加热或烫洗时，模型表面会变得非常热，但内部温度仍然很低。这种快速形成的温度悬殊差异很容易导致模型开裂或断裂。②模型修整应在模型变硬后立即进行，为避免修整的石膏飞沫或泥浆黏附在干燥的模型上，在进行模型修整前应将模型完全湿透。③一般而言，普通石膏应在灌注后1小时再分离印模，过早地从印模中分离模型可致模型薄弱部分折断。脱模困难时不能使用暴力，可先将模型和印模材料一起从托盘内取出，然后从模型上去除印模材料，以免石膏牙折断。④模型使用应在石膏凝固24小时后为宜，因为此时石膏强度才能接近最大值。

（6）保存：普通石膏粉容易吸潮变性，所以应存放于干燥的环境。一般保存在有盖的塑料桶等密闭的容器中，使用后应及时盖好容器。

三、硬质石膏

硬质石膏，又称人造石，Ⅲ型石膏，是由生石膏在密闭的容器中加热脱水制成。由于其晶体结构与普通石膏不同，其物理机械性能优于普通石膏。

（一）组成及制备方法

硬质石膏主要成分为α-半水硫酸钙，以及极少量的杂质。此外，还加入有适量的色素，一些产品还含有抗膨胀剂硫酸钾，调整凝固时间的硼砂等。

硬质石膏的制备方法是：在1 000g生石膏中加入2g琥珀酸钠和100mL水，搅拌均匀后装入布袋，置入密闭的压力为131.7kPa的容器内，加热至123℃，恒温7小时，取出后再置入120℃的干燥箱内，干燥4～5小时，粉碎研磨，过120目筛，加入适量的色素制成。由于生石膏粉是在密闭环境及饱和蒸汽介质中加热脱水制成，因而得到的晶体颗粒呈棱柱形，结晶致密，外形较规则。

（二）性能特点

硬质石膏的凝固反应与普通石膏相同，但性能优于普通石膏。

1. 纯度高　硬质石膏既不含未脱水的生石膏，也没有过度脱水的无水石膏，结晶致密，杂质少。

2．机械性能好 硬质石膏的压缩强度，弯曲强度、硬度、表面光洁度均高于普通石膏，而凝固膨胀率低于普通石膏。

3．需水量小 硬质石膏晶体颗粒粗大、形状规则、结构致密、比表面积较小，平均水粉比为 0.28～0.30[（25～35mL）：100g]，用水量仅为普通石膏的 1/2 左右。因此凝固后孔隙少，强度较高。

4．初凝时间长 初凝时间比普通石膏长，同时分离脱模时间也相应较长。

5．表面光洁度好 硬质石膏粉比普通石膏细腻，调和后流动性好、结晶致密，凝固后模型表面光滑、清晰。

6．储存期较长 硬质石膏不用时也要在密封、干燥环境下保存，因粉末颗粒较普通石膏空隙少、吸水性较小，故保存时间更长。

（三）应用

1．适用范围 由于硬质石膏制作工艺复杂，价格较高。临床上硬质石膏主要用于制作可摘局部义齿、全口义齿的工作模型；也可用于冠、桥等固定修复的对颌模型，或作为填倒凹材料。

2．操作方法 使用硬质石膏灌注模型，应严格控制水粉比例，方法同普通石膏。硬质石膏初凝的时间相对较长，操作时间充裕，灌注时可以充分振荡，排除气泡，以使模型更加完整、清晰。

3．注意事项

（1）硬质石膏操作方法与普通石膏基本相同。其水粉比比普通石膏低，使用时应严格控制水粉比，以保证模型有足够的压缩强度。同时贮存也要注意防潮。

（2）由于硬质石膏水粉比较普通石膏低，更容易带入气泡，因此，最好用真空搅拌器调拌，以免影响模型精度。

（3）硬质石膏凝固时间较普通时间长，因而模型分离时间也相应要更长一些，一般灌注 6 小时后再分离模型最好。

四、超硬石膏

超硬石膏（superhard stone）又称高强度硬质石膏，是一种改良的硬质石膏。

（一）组成及制备方法

超硬石膏其化学组成与硬质石膏相同，其主要成分也是 α- 半水硫酸钙。

其制备方法是：采用精选的高密度生石膏粉为原料，将配制好的过饱和二水硫酸钙溶液置于密闭的蒸汽压力锅中，在 135～140℃，0.2～0.3MPa 压力下加工制作而成。由于液相中的二水硫酸钙的溶解度远大于生成的半水硫酸钙的溶解度，因而在反应系统中的硫酸钙不断溶解，半水硫酸钙不断析出，析出后的半水硫酸钙经过迅速干燥，即可制得超硬石膏。

（二）性能

超硬石膏的性能与硬质石膏相似，但特殊的制作工艺使其所含的 α- 半水硫酸钙比硬质石膏的纯度更高，晶体结构致密、规则，比表面积小，平均水粉比（0.19～0.24）也比硬质石膏更低。

其物理机械性能方面均优于普通石膏和硬质石膏，流动性更好，能够灌制出形态非常精密的模型。3 种常用石膏模型材料的性能比较见表3-4。

表 3-4　普通石膏、硬质石膏、超硬石膏性能比较

石膏分类	性能						
	压缩强度 / MPa	弯曲强度 / MPa	布氏硬度 / （kg·mm⁻²）	膨胀率 /%	水粉比	密度	晶体形态
普通石膏	20～25	6	60～80	1.15	0.45～0.50	小	疏松
硬质石膏	25～35	15.3	100～120	0.1～0.2	0.28～0.30	大	呈棱柱状
超硬石膏	50～110	—	170	0.085	0.19～0.24	大	不变形，表面积大

 知识拓展

石膏分离剂

　　石膏分离剂是矫形修复操作过程中常使用的辅助材料，其目的是在石膏材料与印模之间形成隔离膜，使二者不会粘连，易于分离。石膏分离剂主要包括钾皂、藻酸盐以及水玻璃等种类。

　　1. 钾皂　钾皂水溶液是负离子类表面活性剂，涂在石膏表面后，与 Ca^{2+} 发生反应生成不溶性金属皂类物质。由于亲油性原子基团（脂肪族碳氢化合物）排布在这层物质的表面，形成一层疏水分子膜，可以发挥分离亲水材料的作用。制作塑料义齿进行蜡型装盒时，上下型盒间石膏的分离常用该类分离剂。在已凝固的下层型盒石膏上涂布肥皂水，可达到分离效果。但这种分离膜溶于树脂单体，因此不能充当石膏与树脂间的分离剂。

　　2. 水玻璃　水玻璃（硅酸钠）（sodium silicate），与石膏表面的 Ca^{2+} 发生反应，形成硅酸钙薄膜，在石膏与石膏之间发挥分离作用。一般使用 30% 的水溶液。浓度过高，会使石膏面变粗糙。

　　3. 藻酸盐　藻酸盐分离剂是含 2%～3% 藻酸钠的水溶液，将其涂在石膏表面后，与 Ca^{2+} 发生反应，形成不溶于水和树脂单体的藻酸钙薄膜，可在树脂与石膏之间产生分离作用。

　　操作时应注意：①涂布前要将模型表面的水分及残余模型蜡彻底清除。②涂布分离剂时按顺序均匀涂一层即可，不宜用力来回涂擦，否则可能将已形成的水溶性藻酸钙薄膜擦掉。

（三）应用

　　1. 适用范围　超硬石膏具有优良的强度和表面硬度，但其生产成本较普通石膏和硬质石膏高。主要用于：①结构复杂的矫治器及可摘局部义齿等工作模型；②制作固定桥、嵌体和冠等固定修复的工作模型；③制作附着体或种植上部修复等精密修复的工作模型；④作为填倒凹材料。

　　2. 操作方法　超硬石膏的操作方法与硬质石膏、普通石膏相似。

　　3. 注意事项

　　（1）使用时应注意水粉比例（水粉比 0.22），否则会影响模型的压缩强度。

（2）超硬石膏多用于精密模型，为确保调拌过程中材料内无气泡且均匀一致，最好在真空调拌器内进行，调拌时间不超过 50 秒。

（3）不能为了节约材料采取分层灌注模型，即印模的组织面灌注超硬石膏，其他部分也应灌注超硬石膏。

（4）同其他石膏材料一样，超硬石膏也容易吸潮变性，必须贮存在密闭容器中。

五、特殊用途石膏

（一）高强度高膨胀石膏

又称 V 型石膏或石膏代型材料。

1. 组成　高强度高膨胀石膏的化学组成与超硬石膏相同，其主要成分也是 α- 半水硫酸钙。

2. 性能　高强度高膨胀石膏平均水粉比为 0.18～0.22，其最大凝固膨胀率可至 0.3%。比超硬石膏具有更大的压缩强度，表面硬度和耐磨能力，凝固后 1 小时可达 49MPa，凝固 24 小时后可达 145MPa。

3. 应用　高强度高膨胀石膏多用于制作代型材料，用以补偿合金的铸造收缩，提高修复体的精度。

（二）"零膨胀"石膏

实际是一种低膨胀石膏，因其常用于上𬌗架，又称为𬌗架石膏。

1. 组成　是低膨胀率的超硬石膏，其成分主要是 α- 半水硫酸钙，同时添加了一些特殊的抗膨胀成分。

2. 性能　与其他石膏的区别在于超低的凝固膨胀性能。调拌后脂状浓稠，快速凝固不结块，凝固时间约 3～5 分钟；膨胀极小，2 小时后线性凝固膨胀系数低于 0.03%；24 小时后的抗压强度为 20MPa，表面硬度可达 50MPa。

3. 应用　"零膨胀"石膏适合制作各类模型，特别是种植，套筒冠的工作模型，也是铸造支架、分离代型底座等教学示范的理想石膏。因其粘接力强，还多用于将模型精确固定到𬌗架上。

（三）CAD/CAM 石膏

是 4 型牙科人造石中的一种，与其他石膏的主要区别是光学成像能力。

1. 组成　为特殊类型的超硬石膏，主要成分同超硬石膏，为 α- 半水硫酸钙。

2. 性能　该类石膏具有稳定的固化膨胀性能，在凝固 2 小时内不产生明显的固化膨胀，凝固 24 小时后的线固化膨率小于 0.18%。

3. 应用　模型表面无须进行额外喷粉处理即可获得三维扫描图像，适用于制作 CAD/CAM 模型，也可用于制作传统冠桥、可摘局部义齿的工作模型。

（四）树脂增强型石膏

也属于超硬石膏中的一种，只是在超硬石膏中加入少量树脂以增强其表面强度和复制可再现性。

1. 组成　主要包括含量约 99% 的硫酸钙（$CaSO_4$）和约 1% 的树脂材料。

2. 性能　平均水粉比 0.24～0.26，凝固时间小于 30 分钟，抗压强度一般可达 35MPa，线固化膨率为 0.08%～0.10%，可清晰再现 50μm 宽线段。

3. 应用　树脂增强型石膏在植钉、锯或打磨模型时不产生锉屑或碎片。因而多应用于制作石膏代型,还可用于制作精密铸造模型,其制作的模型表面光滑、边缘清晰。

有关石膏使用时的常见问题与解决办法见表3-5。

表3-5 石膏使用时常见问题的原因与解决办法

常见的问题	原因	解决方法
石膏固化太慢	印模材料上的血液等没有被彻底清除干净有水状胶体	彻底清洗印模材料
	印模没有被浸没或短暂浸没于硫化钾溶液内	浸没时间至少10分钟
石膏固化太快	在调拌刀/搅拌罐内有残留的固化石膏	应始终使用干净的搅拌罐和器具
	搅拌时水太少	要严格遵循产品说明书上的水粉比,始终使用蒸馏水调制
石膏有结块现象	石膏没有密封储存	石膏是亲水的,因此必须始终密封保存
	在搅拌罐内有残留固化石膏	将搅拌罐彻底清洗干净
石膏的最终硬度太低	搅拌水中有盐等添加剂	用于搅拌的水中切勿加入添加剂
	搅拌石膏时加入太多的水	要严格遵循产品说明书上的水粉比进行调制
	石膏搅拌时间太长	要严格遵循产品说明书上的搅拌时间进行搅拌
石膏内有污渍	灌注石膏时,将搅拌罐置于振荡器上	不要将搅拌罐置于振荡器上
	振荡器强度设置太高	在灌模时要始终将振荡器置于最低档
	在真空搅拌机上进行搅拌的时间太短	搅拌时间至少要达到60秒
模型上有裂缝	调和时水太少	要严格遵循产品说明书上的水粉比进行操作
	石膏在固化过程中水分损失	石膏在固化过程中,不要将石膏模型放在纸上
模型的部分表面是软的	搅拌时将搅拌罐放在振荡器上	不要将搅拌罐置于振荡器上
	印模振荡得太强烈	要始终将振荡器的强度置于最低档
模型表面有气孔	没有将石膏正确的撒入水中	要始终将石膏粉松散的撒入水中;
	抽真空和搅拌桨同时启动	须待真空度确立后,再启动搅拌桨
咬合抬高了	调和时使用的是自来水,而没有使用蒸馏水	必须始终使用蒸馏水
	为了加快石膏的固化时间,在水中加入了盐	不能在用于调和的水中加入添加剂
在牙弓和底座之间出现边缘缝隙	底座石膏的调和时间太长了	遵循调和时间操作
	使用了过多或不正确的石膏分离剂	使用石膏与石膏的专用分离剂

第二节 树脂模型材料

一、概述

石膏作为模型材料具有操作简单、价格便宜等优点,但石膏模型也存在拉伸强度不足、易碎、抗磨损性差、表面细节不足等缺点。为了获得更稳定、耐用的模型,在口腔修复工艺领域出现了金属代型、环氧树脂、聚氨酯树脂增强石膏以及电镀代型等多种工艺方法。在这些工艺方法中,高分子树脂材料因在耐磨损、细节复制、力学强度等方面明显优于石膏材料而越来越多地应用于灌制口腔模型。

（一）树脂模型材料性能

理想的树脂模型材料应具备以下性能：

1. 良好的生物安全性、无毒、刺激性小；

2. 良好的可操作性（或加工性），尺寸长期稳定；

3. 良好的力学性能，具有合适的抗弯曲、抗压、抗冲击强度和适宜的表面硬度；

4. 良好的细节再现性、抗磨损性和应力传递性。

（二）树脂模型材料分类

按照成型工艺可将树脂模型材料划分为化学固化、增材制造以及减材制造 3 种类型。

1. 化学固化模型材料　化学固化模型材料是由低黏度高反应活性的树脂原料直接通过快速化学反应聚合得到的口腔模型材料。目前用于化学固化模型材料的原料有尼龙、环氧树脂、酚醛树脂、聚双环戊二烯、不饱和聚酯、聚氨酯树脂等材料,但仍以聚氨酯材料为主。聚氨酯是主链上含有重复氨基甲酸酯基团的大分子化合物的统称,可包括聚氨酯脲、聚脲、聚异氰酸酯等广义聚氨酯材料。

2. 增材制造模型材料　用于增材制造的模型材料较多,包括光固化成型材料（液态光敏树脂）、薄材叠层成型（laminated object manufacturing, LOM）材料、选择性激光烧结（selective laser sintering, SLS）粉末材料以及熔丝沉积成型（fused deposition modeling, FDM）材料。其中,光固化成型树脂材料是目前世界上研究最深入、技术最成熟、应用最广泛的模型材料。

3. 减材制造模型材料　减材制造模型材料可选择的类型较广,包括金属合金、蜡、树脂蜡、聚酰胺（polyamide, PA）、聚甲基丙烯酸甲酯〔poly（methyl methacrylate）, PMMA〕等材料。其中甲基丙烯酸甲酯（methyl methacrylate, MMA）是目前应用最多的模型材料。一般先将 MMA 材料制作成圆盘等预成品（直径 98.5mm, 95mm 和 101mm, 厚度从 10mm 至 25mm 不等规格尺寸）,然后通过减材切削得到口腔模型。这样得到的模型表面后处理方便快捷,性能也更接近原材料性能。

下面分别对化学固化、增材制造以及减材制造材料在口腔模型中的应用进行介绍。

二、化学固化模型材料

在口腔领域,化学固化成型所用原料不是聚合物,而是两种或两种以上的液态单体或预聚物。这种工艺要求液体原料黏度低、流动性好、反应性高。适用于制作口腔软硬组织的阳模或修复体的模型。

（一）组成

化学固化树脂模型材料一般包括 A、B 两种组分,由不透明的悬浊液及配套的脱模剂组成。

A 组分为活性氢组分的预混合体,即聚醚、扩链剂、催化剂及其他助剂构成的组合聚醚。A 组分的主要原料为聚醚多元醇,它决定了制成模型的初始强度、弹性模量及脱模时间。扩链剂为构成聚氨酯分子"硬段"的主要成分,对聚氨酯的物理性能及成型工艺有重要影响。催化剂是聚氨酯模型反应速率的重要调节剂。为了加快反应速率,其用量比一般聚氨酯弹性体要大。发泡剂的作用是使混合物固化反应放出的热量散发，特别是在模型中心位置，聚合产生的温度较高，发泡剂产生的泡孔有利于散发热量。除了扩链剂、催化剂及发泡剂，通常还在聚醚组分中加入含颜料或染料的色浆，使得反应后可以得到不同颜色（如灰色、黄色、橄榄绿色、乳白色、紫色等）的模型。

B 组分为异氰酸酯及其改性物，包括二苯甲烷二异氰酸盐（MDI）的异构体和同系物、甲醛与苯胺的低聚反应产物。异氰酸酯与多元醇相容，二者的混合液有良好的流动性，这决定了模型聚合体的初始强度和力学性能。

脱模剂一般分为外脱模剂和内脱模剂。外脱模剂包括有机硅类或表面活性剂，如 C9-12- 异构烷烃。内脱模剂包括脂肪酸酯、高级脂肪酸金属盐等。内脱模剂可与外脱模剂结合使用，效率更高。

（二）性能

1. 混合比例　A、B 组分以大致相等的体积手工调拌混合。

2. 操作时间　液体原料在室温 18～23℃下的操作时间一般 2～3 分钟。混合液初步反应完成时间 30 分钟（脱模时间），90 分钟后可达到最终硬度。

3. 外观与密度　完成聚合的模型表面光滑，粗糙度 <6μm，密度 $1.6kg/dm^3$。

4. 收缩率　聚合体的线性收缩率为 0.17%。

5. 力学性能　聚合完成的模型抗压强度在 150MPa 以上，弯曲强度可达 50MPa，弹性模量接近 4 000MPa。

（三）应用

1. 适用范围　同石膏材料相比，化学固化型树脂材料价格较贵，操作更复杂。目前主要用于制作精密附着体（图 3-10）及种植上部修复的工作模型或各类标准样品的展示模型（图 3-11）。

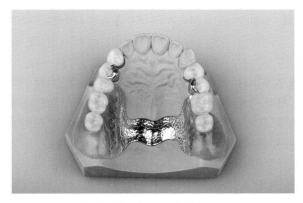
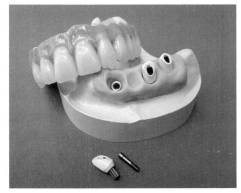

图 3-10　精密附着体模型　　　　　　图 3-11　种植上部修复模型

2. 操作方法　树脂材料的化学固化成型过程主要包括预混合、灌注、固化、脱模及后处理等操作流程。

（1）预混合：打开盛有 A、B 树脂组分的灌装盒，采用木质搅拌棒对 A、B 组分进行搅拌混合，直至将所有沉淀物搅拌成悬浊液。然后将 A 组分树脂完全倒入 B 组分中，以大致相等的体积进行搅拌混合约 30 秒，直到混合物获得均匀的颜色再准备灌注模型（图 3-12）。

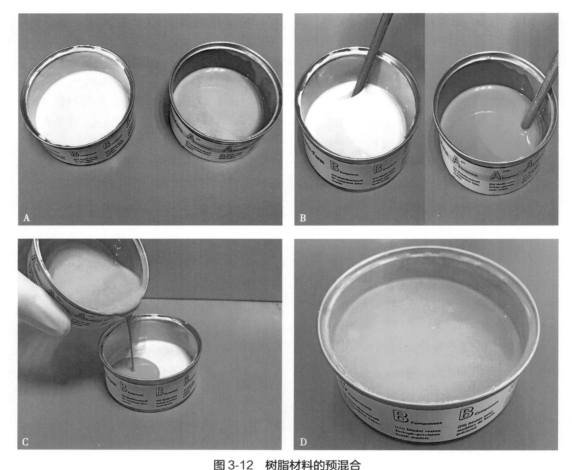

图 3-12 树脂材料的预混合

A. A、B 组分树脂原料 B. 分别搅拌 A、B 组分树脂 C. 混合 A、B 组分树脂 D. 搅拌均匀的树脂混合物

（2）灌注模型：先在硅橡胶或聚醚印模表面喷涂一层薄薄的脱模剂，避免树脂材料与印模表面发生粘连。然后将混合均匀的 A、B 组分迅速灌入干燥清洁的印模中。灌注时应将树脂流体缓慢（细流）倒入印模中（其具体要求同石膏模型材料），也可借助振荡器进行灌注，以确保灌注完成的模型底部平整（图 3-13）。灌注完成的树脂表面有时会有气泡，可用探针将其挑破，以提高树脂模型表面的成型质量。

（3）聚合固化：树脂混合物灌入印模腔中发生化学反应时会产生大量热量，导致印模腔温度升高并膨胀。因此，树脂混合物灌注完成后应立即放入压力聚合器中进行加压聚合固化（图 3-14）。通常设定固化压力为 0.3～0.6MPa，20 分钟后取出脱模。

（4）脱模：一般选择树脂模型不再发热或开始冷却时进行脱模。此时模型具有足够的初始强度，能承受弯曲应力，撕裂强度大于印模对模型的吸力。脱模时可一手用气枪吹注压力使模型与印模表面分离，一手托住印模沿牙体长轴方向逐渐脱出模型。

（5）后处理：脱模后应静止放置 90 分钟以确保树脂模型达到最终强度。然后进行清理飞边、修补残次部位以及打磨抛光等后处理，最终得到符合要求的树脂模型（图 3-15）。

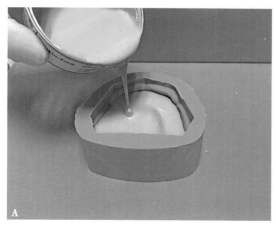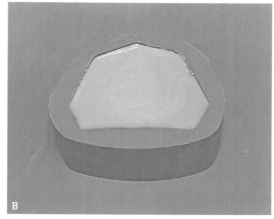

图 3-13 灌注模型树脂

A. 灌注树脂材料 B. 树脂灌注完成

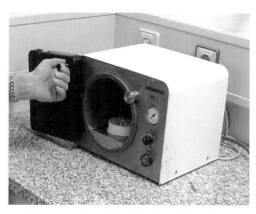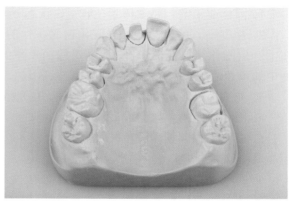

图 3-14 在压力聚合机中聚合树脂模型　　　　图 3-15 制作完成的树脂模型

3. 注意事项

（1）化学固化树脂材料一般适用于硅橡胶或聚醚印模，不能用于灌注水胶体印模，以免树脂与印模材料发生化学固化。

（2）打开后的树脂材料应快速进行操作，以防止空气中湿气渗入。

（3）搅拌时应注意把握搅拌时间和频率。搅拌时间不足会导致树脂原料混合不均匀，从而影响树脂材料的完全聚合。搅拌时间太长，树脂混合物可能已经发生聚合，会影响后续灌注时的流动性。

（4）要确保印模和压力设备中无水分，因任何水分的存在均会引起发泡现象。

（5）树脂材料应避免暴露在超过 50℃ 或低于 5℃ 的温度下。

（6）树脂材料应避免直接接触强氧化剂或异氰酸酯。

（7）操作时应戴手套，并注意热分解导致刺激性蒸气的产生。

三、增材制造模型材料

在口腔领域，适用于制作树脂模型的材料主要是液态光固化树脂材料，液态光固化树脂能在光能作用下快速固化,形成需要的固体形状。

（一）组成

用于增材制造的树脂是由多种成分组成的混合液体,包括了可见光聚合的预聚合体或低聚物、单体以及光引发剂等组成成分。其主要成分有低聚物、丙烯酸酯和环氧树脂等种类,它们决定了光固化模型的物理特性。

单体[如丙烯酰吗啉、三(2-羟乙基)异氰脲酸三丙烯酸酯等]作为稀释剂可以改善齐聚体的黏度,并保持树脂整体的流动性,固化时也参与分子链反应。

光引发剂(如2,4,6-三甲基苯甲酰基-二苯基氧化膦)能在光的照射下分解引发聚合反应。有时为了提高树脂的感光度,还加入增感剂,其作用是扩大被光引发剂吸收的光波长带,以提高光能效率。此外,在树脂体系中还常常可加入消泡剂和稳定剂。

（二）性能要求

增材制造树脂模型要求成型速度快、精确性高、稳定性好。因而对光固化树脂材料的性能提出了较高的要求,至少应满足以下条件:

1. 固化前稳定　要求树脂在非工作状态下的可见光下不发生化学反应。

2. 黏度小　增材制造时光固化树脂进行的是分层固化,要求液态树脂黏度较低,确保在上一层固化后迅速流动补平,并可缩短模型的制作时间。此外,树脂黏度低还能方便设备中加料和清除。

3. 光敏性好　对光能的响应速率高,在光强不是很高的情况下能快速固化成型。

4. 固化收缩小　树脂成型后固化收缩要小,否则会影响模型的制作精度。

5. 溶胀小　因打印成型时,固化部分浸入在液态树脂中,如果固化过程发生溶胀,会使模型发生明显变形。

6. 半成品强度高　紫外线处理后不发生变形、膨胀、气泡以及分层现象。

7. 成品具有良好力学性能及热稳定性,能够耐化学试剂,易于清洗和干燥。

8. 无毒性、刺激性小　模型树脂材料应具有生物相容性,单体或预聚物无毒、无害。

（三）成型原理

树脂模型的增材制造是模型断面形状制作与叠加合成的过程。3D打印机根据切片处理得到的断面形状,在计算机的控制下,先将工作台的下表面下降至树脂液底部一个层厚的高度。启动光源(如紫外光或激光束)对断面进行扫描,扫描过程中液态光敏树脂流入并覆盖已固化的断面层。然后打印机提升工作台一个层厚的距离,按照设定的层厚使已固化的断面层树脂再覆上一层薄薄的液态树脂。最后启动光源对该层液态树脂进行再固化扫描,以形成第二层固态断面,从而达到将新固化层黏结在前一层之上的目的。如此反复若干次直到整个树脂模型制作完成(图3-16)。

（四）应用

1. 适用范围　增材制造树脂材料适用于制作各种结构复杂的口腔软硬组织阳模或模型,如手术前外科参考模型,正畸研究模型及记存模型(图3-17),修复工作模型或代型(图3-18)及样品展示模型,个别托盘等。

2. 操作方法　液态光固化树脂增材制造模型一般包括打印前准备、打印成型、后处理三个主要步骤。

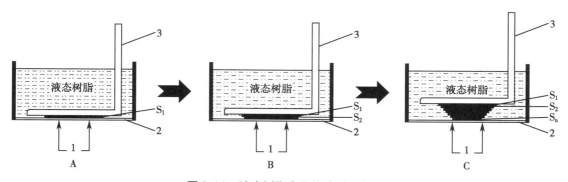

图 3-16 液态树脂光固化成型示意图

A. 固化第一层 S_1 B. 固化第二层 S_2 C. 固化最后一层 S_n

1- 紫外光；2- 透明玻璃；3- 升降工作平台。

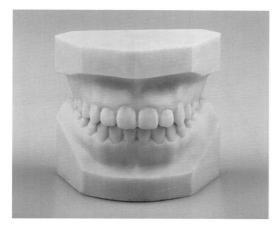

图 3-17 正畸记存模型

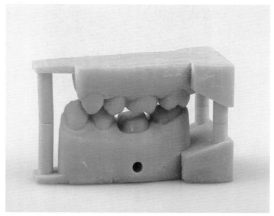

图 3-18 修复工作模型

（1）打印前准备：操作前佩戴好乳胶手套、护目镜或防护面罩。先检查材料使用状态，确保液态树脂在有效期限内，外观无明显黏度变化或局部固化等现象。然后将树脂倒入打印机的树脂槽中（图 3-19）。如需连续打印，在第二次打印前，必须检查树脂槽内的树脂是否有残留的固化碎片，因残留的固化碎片会严重影响模型的打印质量。如两次打印时间间隔超过 8 小时，则应在使用前搅拌树脂盒内的树脂，确认树脂无絮状物或者明显的固化碎片。必要时还需要对树脂用滤网进行过滤，防止固化碎片对模型打印产生影响。

（2）打印成型：这是增材制造的核心步骤。在 25℃ 工作条件下，先根据材料的特性设定打印参数（如 XY 轴分辨率、基层固化时间、打印层数及层厚、成型角度和方向）（图 3-20），然后启动设备进行试打印（图 3-21）。液态光固化树脂材料及设备性能因使用环境或储存环境的不同有所变化，为了获得最佳使用效果，可以根据试打印效果，对打印参数做适当的调整。

（3）打印后处理

① 模型清洗：打印结束后，旋松打印工作平台紧固旋钮，使用配套的铲刀将打印模型从平台上取下（图 3-22）。然后用无尘布将模型表面残留的树脂擦拭干净后，将其浸没在无水乙醇或者异丙醇中摇动清洗至模型表面无滑腻感（图 3-23）。一般清洗时间为 30～60 秒，也

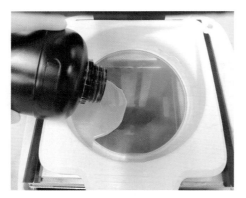

图 3-19　添加液体树脂材料

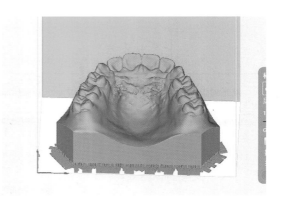

图 3-20　设定树脂打印参数

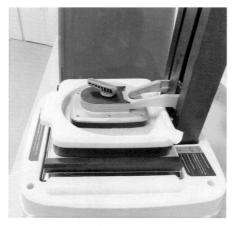

图 3-21　启动设备试打印模型

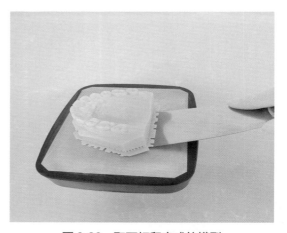

图 3-22　取下打印完成的模型

可视模型结构复杂程度而定。最后用气枪或吹风机将模型表面吹干。②模型再固化：将吹干后的半成品模型置于大功率紫外灯箱中进一步固化处理，以提高模型的机械强度与表面效果。模型放入后紫外线固化箱内固化时间一般 15～30 秒（图 3-24），也可根据实际固化效果自由调节固化时间，但不能对模型进行长时间固化处理。③去除支撑：可以使用斜口钳剪除树脂模型上存留的支撑材料（图 3-25）。注意去除时不要刀口紧贴模型，以免在剪断支撑结构时损伤模型表面。④模型后处理：先用锉刀、细砂纸等工具去除残余支撑结构，然后对模型进行打磨抛光处理，最后得到外表光整的树脂模型（图 3-26）。对于模型表面存在的小缺陷，可采用热熔塑料、乳胶、湿石膏以细粉料调和予以填补，然后采用各种粒度的砂纸配合小型电动或气动打磨机进行打磨抛光。

　知识拓展

为什么完成固化的树脂模型还需要进行紫外线再固化处理？

1. 因树脂模型是由若干层树脂黏结起来的，其表面可能存在因分层制造引起的"台阶结构"。

2. 树脂模型的输入文件通常为 STL（stere lithography interface specification）格式。它由一系列相连的空间三角形组成，即用一系列的小三角形平面来逼近形成曲面，因而片化的三角形可能使得模型表面形成小缺陷。

3. 经过初步光固化模型的薄壁或某些关键特征结构（如牙尖）强度或刚性不足。

4. 未完全固化的树脂模型的某些部位形状尺寸精度还不够。

5. 树脂模型的表面硬度不够或表面颜色不符合要求。

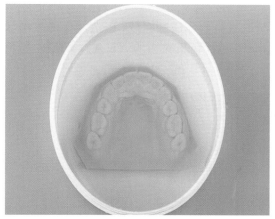

图 3-23　酒精浸泡清洗模型

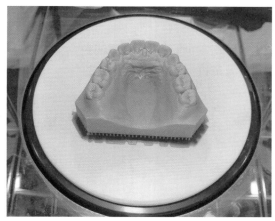

图 3-24　进一步光固化处理模型

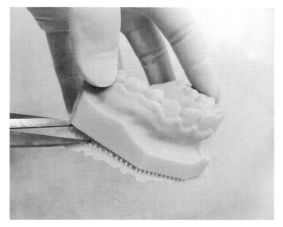

图 3-25　去除树脂模型支撑部分

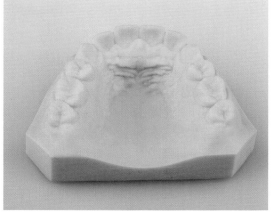

图 3-26　完成制作的树脂模型

3. 注意事项

（1）不能使用锋利、坚硬的物品（如金属刮刀）混合树脂，以免损伤树脂槽内半透膜。

（2）在操作过程中应佩戴丁腈乳胶手套、护目镜或防护面罩。因未固化的树脂可能引起轻微的刺激作用。极少情况下，树脂材料中的某些成分（如丙烯酸酯）可引起过敏。如果树脂材料不慎接触到眼睛或皮肤，应立即使用大量清水冲洗。

（3）不可长时间对树脂模型进行光固化后处理。因固化模型长时间暴露在有较强紫外线的环境中会迅速老化，从而导致树脂模型外观变黄，机械性能也会有所下降。

（4）光固化树脂材料对太阳光或者波长为 405nm 的光较为敏感，在使用前及使用过程中应避免与其接触。使用后的光敏树脂应立即拧上包装瓶盖，储存于 15℃～30℃的干燥通风环境中。

（5）打印后剩余的树脂材料不能与原包装瓶内未使用的树脂混合。短时间内可以置于树脂槽中盖上避光罩，或用机器外罩罩住进行暂时性存放。如果要进行长时间的存放，需用黑色不透光瓶子存放。

四、减材制造模型材料

为满足切削夹具的夹持需要，一般将减材制造材料制作成圆盘状，也可制作成条形状（图 3-27）。同时还匹配有透明色、血丝色以及 Vita16 色比色板对应的 A1、A2、A3，B1 颜色号，以满足机加工制作模型需要。

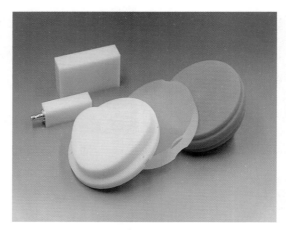

图 3-27　不同形状的树脂材料

（一）组成

目前用于减材制造的树脂盘料的主要成分是甲基丙烯酸甲酯（methyl methacrylate，MMA）的均聚粉或共聚粉，通过加入镉红、镉黄等颜料可制成具有不同色泽的产品，有的产品内还加有少许红色合成短纤维，提高制作模型的美观性。

（二）性能要求

1. 外观　用于减材制造的模型树脂表面应无杂质，无气孔颜色均匀，与对应比色板上的颜色一致或仅有轻微区别。

2. 抛光性　加工后的模型表面应具有高度抛光性。

3. 理化性能　完成后的树脂模型维氏硬度可达 220MPa，挠曲强度不低于 50MPa，单体残留量小于 1%。同时吸水值不超过 40μg/mm³，溶解值不超过 7.5μg/mm³。

为了提高模型材料的可加工性和物理性能，常采用甲基丙烯酸甲酯与丙烯酸丁酯（BA）的嵌段共聚粉，由于聚合物中含有 BA 链节，制作的模型的冲击强度和挠曲强度都有大幅提高。

（三）应用

1. 适用范围　适用于制作结构相对简单、牙列高度较低的口腔软硬组织阳模或修复体模型。

2. 操作方法

(1) 数据导入与软件排版：打开 CAM 软件，添加需加工的模型文档数据。根据数据大小选择合适厚度的树脂盘料(图 3-28A)，调整模型在圆盘上的位置和角度，并优化连接杆的位置和数量(图 3-28B)。最后计算加工路径和时间。

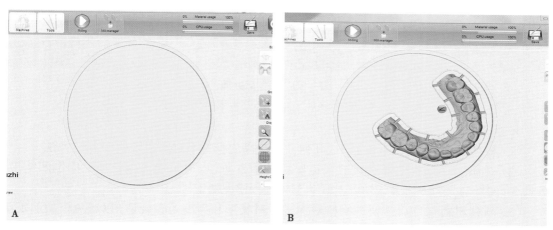

图 3-28 数据导入与软件排版
A. 选择树脂圆盘厚度　B. 添加模型支撑结构

(2) 安装盘料与加工成型：根据 CAM 软件计算结果新建材料文件，并填入厚度、颜色等信息。然后将符合要求的树脂盘安装到车床夹具上，最后启动数控机床完成树脂模型加工(图 3-29)。加工时间因模型大小、形状、厚度以及放置角度而存在不同，一般完成单颌模型加工约需 60～80 分钟。

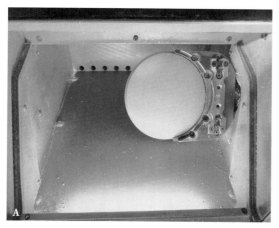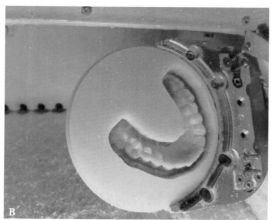

图 3-29 安装盘料与加工成型
A. 安装完成树脂圆盘　B. 加工完成的树脂模型

(3) 模型后处理：用技工打磨机将加工完成的树脂模型从圆盘上切割下来，并参照义齿基托的打磨抛光方法对树脂模型进行打磨抛光，最后得到符合要求的树脂模型(图 3-30)。

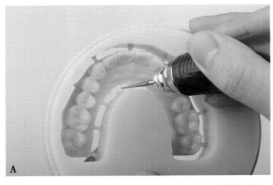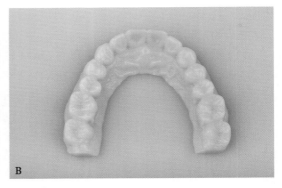

图 3-30 模型后处理

A. 去除模型连接杆　B. 制作完成的树脂模型

3. 注意事项

（1）模型太大、太厚、结构复杂或几何曲面较高的模型不宜选用"减材制造"方法。

（2）排版时尽量将倒凹区域放在机器旋转轴方向，以尽可能再现模型上的倒凹结构。条件允许时，宜选择 5 轴及 5 轴以上联动车床进行模型加工。

（3）新建材料文件后需要再次核对加工材料类型和高度是否合适，以避免模型加工不全、表面粗糙甚至损坏刀具的情况发生。

（4）排版时模型上的支撑结构应合理均匀放置，避免加工中模型掉落。

（5）切削前应检查夹具上的模型盘料是否夹紧，刀具是否过度损耗，避免加工中树脂盘料松动移位或模型表面光洁度不够的情况。

第三节　耐火模型材料

铸造可摘义齿支架的方法不同于冠、嵌体等简单修复体的铸造方法。在采用失蜡铸造方式制作可摘义齿金属支架结构时，因为支架蜡型较大、结构比较复杂、不能自由直立，需要合适的耐高温模型作为蜡型制作的支撑体，以确保铸造过程中蜡型不发生变形移位。此外，采用烧结技术制作烤瓷类修复体时也需要使用耐火代型。用于灌注这种特殊需要（耐高温）模型的材料，即耐火模型（代型）材料。

按照材料的适用对象，主要有磷酸盐结合剂（phosphate-binder）和铸钛（titanium cast）2 种耐火模型材料。本节主要介绍磷酸盐结合剂和铸钛耐火材料用于制作耐火模型的过程。有关它们的组成成分、凝固原理、性能以及包埋应用等知识内容将在第八章铸造包埋材料中进行介绍。

一、磷酸盐结合剂模型材料

（一）适用范围

适用于高熔合金（1 100℃以上）带模整体铸造、高精度种植义齿上部结构以及烤瓷修复体的烧结代型。

（二）操作方法

耐火模型可以选择直接在口内取出的印模中灌制，但多数情况下采用先灌注石膏工作模型，经设计后填倒凹等处理，用琼脂或硅橡胶印模复制工作模型印模，再在印模中灌注耐火材料得到耐火工作模型。

1. 带模铸造耐火模型

（1）浸泡和固定模型（图 3-31）：先检查填倒凹后的工作模型，确保倒凹填料无脱落、设计无遗漏等情况。然后将模型浸入水中达到饱和状态，以避免琼脂复模材料与石膏模型间发生水分交换。最后选择橡皮泥等材料将模型进行固定。对于太薄的模型可加厚底座，同时消除不利于模型去除的倒凹部分。

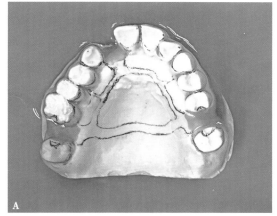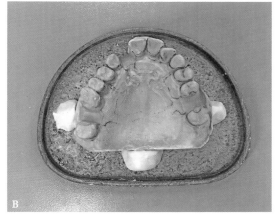

图 3-31 浸泡和固定模型

A. 水中浸泡模型 B. 固定工作模型

（2）灌注琼脂印模：吹干模型表面的水珠，将模型放置在型盒中央位置。然后将熔化后的琼脂材料灌入型盒中。灌注时沿着型盒边缘向一个方向缓慢注入直到琼脂盛满型盒稍微高出，以补偿琼脂凝固时的收缩。灌注完成后的型盒冷却一段时间后放置在冷水中逐渐冷却到室温，最后撬动模型底座边缘将石膏模型从印模中取出来，从而得到符合要求的琼脂印模（图 3-32）。

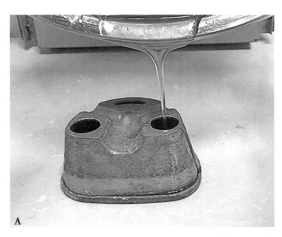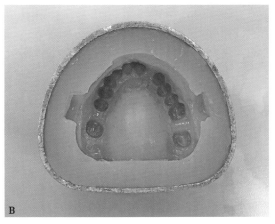

图 3-32 灌注琼脂印模

A. 向型盒内灌注琼脂材料 B. 灌制完成的琼脂印模

（3）灌制耐火模型：检查琼脂印模的完整性和准确性无误后，根据厂家说明准确称量耐火粉和调和液以控制模型的膨胀量。将粉加入液中人工调拌 15 秒后使用真空调拌机调和 60 秒，以有效避免气泡发生。然后参照石膏模型的灌注方法在振荡器上灌注耐火模型，待材料完全凝固后，将耐火模型从印模中脱出。脱模时应先把琼脂印模连同模型从型盒中取出来，如果在复模型盒中直接脱模，则容易造成模型损伤或撕裂琼脂印模（图 3-33）。

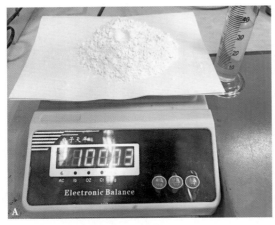
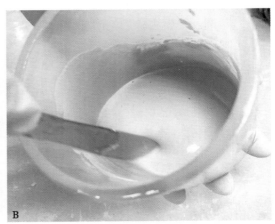
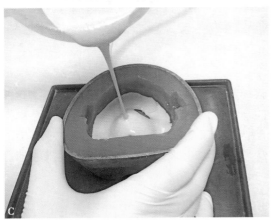
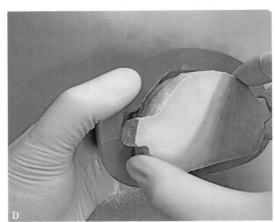

图 3-33　灌制耐火模型
A．称量耐火材料和调和液　B．手动调和粉液　C．振荡器上灌注模型　D．琼脂印模中脱出耐火模型

（4）模型修整与蜡型制作：在模型修整机上修整耐火模型，使其不妨碍后续制作支架蜡型）。然后将耐火模型放入干燥箱中烘干，以提高模型表面质量。随后将其浸入表面硬化剂中，以提高模型表面的耐磨损性能。最后在耐火模型上完成蜡型制作（图 3-34）。

2. **烤瓷耐火代型**

（1）灌制前的准备：先削去硅橡胶印模内颊、舌侧过大的倒凹或多余部分（图 3-35），以利于后期灌注模型及代型后脱位。修整时注意不能损伤基牙颈缘。

（2）灌注耐火代型：按耐火模型材料产品说明书提供的水粉比例，量取代型调拌液，称取调拌粉。手动充分调拌 15 秒后，用真空调拌机调拌 30 秒，然后在振荡器上灌制基牙耐火代型（图 3-36）。注意确保灌注后的耐火模型在基牙龈缘下的部分厚度大于 10mm。

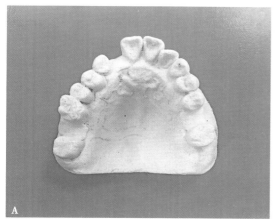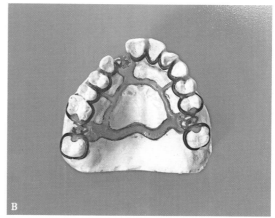

图 3-34 模型修整与蜡型制作

A. 修整完成的耐火模型　B. 耐火模型制作支架蜡型

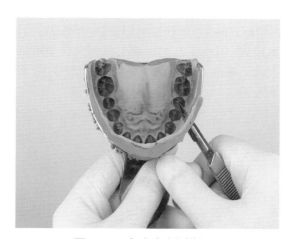

图 3-35 去除硅胶印模倒凹

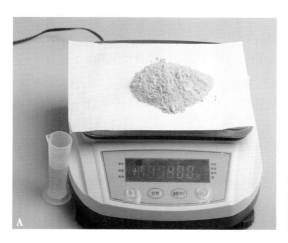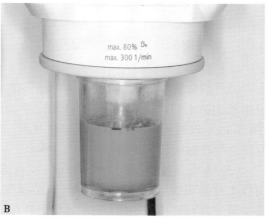

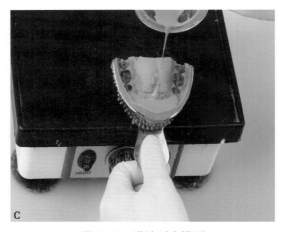

图 3-36 灌注耐火模型
A. 准确称量粉和液 B. 真空调拌耐火材料 C. 振荡器上灌制耐火代型

(3) 分割耐火代型：①分割代型：采用技工打磨机切片从基牙与邻牙之间垂直切下（图 3-37）。最后实现基牙代型从耐火模型上逐个分开。注意分割时不能伤到基牙颈部肩台。②细修代型边缘：将基牙颈缘线下多余的代型材料磨除（图 3-38），注意修整完成的代型边缘顺畅无双边。③修整代型根部：用技工打磨机磨头将耐火代型根部修整为圆锥形。修整完成的耐火代型自预备体颈缘至根部方向应逐渐变细且无倒凹（图 3-39），最后在代型颈缘线以下根部柱状区域涂布分离剂。

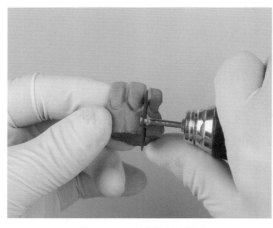

图 3-37 分割耐火模型

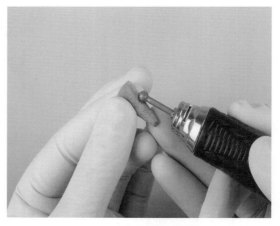

图 3-38 细修代型颈缘

(4) 灌注石膏模型

①将耐火代型插入硅橡胶印模中，保证完全就位且与硅橡胶印模紧密贴合。② 按产品说明书上的水粉比例称量水和石膏粉，手动或真空调拌石膏；③ 借助振荡器灌制石膏模型（图 3-40），以避免耐火代型周围形成气泡。灌注后的石膏模型底部要高于龈缘线上 10mm 并完全覆盖耐火代型根部。

(5) 脱模及修整：模型彻底固化后，取出模型，在耐火代型对应底座区域进行标记。使用技工打磨机磨除底座区域石膏，直至暴露耐火代型底端。然后将耐火代型取下，在模型修整机上将石膏模型底部修平，最后借助橡皮型盒完成石膏模型底座灌制（图 3-41）。

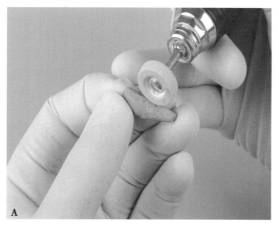
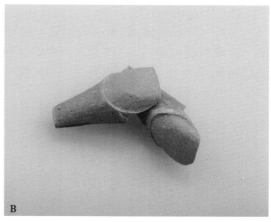

图 3-39 修整耐火代型

A.修整代型根部 B.修整完成耐火代型

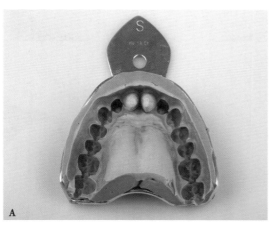
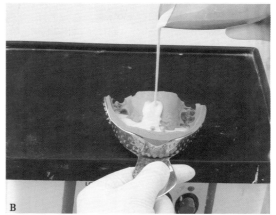

图 3-40 灌注石膏模型

A.耐火代型就位于印模中 B.振荡器上灌制石膏模型

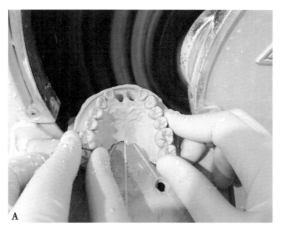
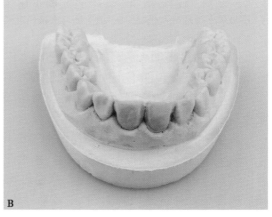

图 3-41 脱模及灌制底座

A.修整石膏模型 B.灌制模型底座

（6）焙烧耐火代型

①第一阶段焙烧：将耐火代型置于茂福炉中 700℃ 下焙烧 30 分钟。②第二阶段焙烧：第一阶段焙烧完成后，立即置入烤瓷炉进行二次焙烧程序。初始温度为 700℃，升温速度 50℃/min，升至 1 050℃后保持 10 分钟，随后自然冷却至室温。③标记边缘线：用铅笔标记焙烧后的耐火代型边缘线（图 3-42）。

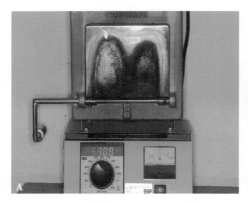
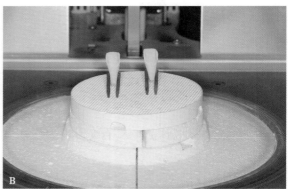
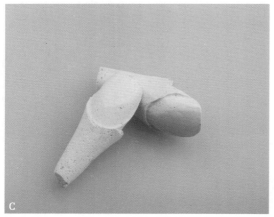
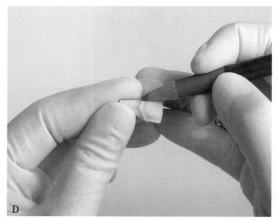

图 3-42　焙烧耐火代型

A. 茂福炉中焙烧耐火代型　B. 烤瓷炉二次焙烧耐火代型　C. 焙烧完成耐火代型　D. 标记耐火代型边缘线

（三）注意事项

1. 按照产品说明书上的水粉比例对粉和液进行准确计量，不要凭经验估计取量。

2. 只能在清洁容器中调拌耐火材料，调拌时应注意保持调拌工具及调拌容器的清洁，避免与石膏类耐火材料合用。

3. 在耐火材料注入前，应用压缩空气吹干琼脂印模，以防止过多水分影响耐火材料的凝固。

4. 灌注时要注意控制振荡频率，不要把振荡器调到过高振荡频率，以免注入气泡或妨碍不同尺寸石英颗粒的密切贴合，从而影响耐火模型表面的光洁度。耐火材料进入固化过程后应避免任何振荡或颤动，否则容易导致裂纹产生。

5. 耐火材料灌注方法同普通石膏，从一侧灌注到琼脂印模中，排除气泡。当鞍基及腭部耐火材料灌注后应关闭振荡器，凝固约 1 小时后方可脱模。

6. 磷酸盐系耐火材料制作烤瓷代型时，会产生氨气污染烤瓷炉，因而应使用烧结炉进行热处理，并在作业的房间内设置局部排气设施、换气扇等。

7. 磷酸盐系耐火材料通常含有游离二氧化硅，长期吸入游离二氧化硅可能损伤肺部。为了避免粉尘对人体的影响，操作时应使用防尘眼罩、口罩等保护措施。

8. 耐火材料的液体及调拌物呈碱性，使用时应戴橡胶手套，避免让皮肤直接接触到材料。

9. 磷酸盐类耐火材料含有磷酸二氢氨，其吸湿性较高，更容易受潮，需避免高温、高湿的场所，应在常温（15℃～25℃）下保存，开封后密封保存。

二、铸钛耐火模型材料

钛的熔点高（1 668℃），在高温下化学性质活泼，容易与熔点低或接近的耐火模型材料发生化学反应，因而普通磷酸盐结合剂耐火材料不能用于复制钛及钛合金铸件的耐火模型，需要选择熔点更高的铸钛耐火模型材料。相应地，复制铸钛耐火模型的印模材料也不能选用琼脂，而需要齿科硅橡胶印模材料。

（一）适用范围
钛及钛合金等超高温金属支架和瓷熔附钛金属基底的制作。

（二）操作方法
1. 固定和浸泡模型（图3-43）　其方法和步骤同带模铸造耐火模型制作过程。

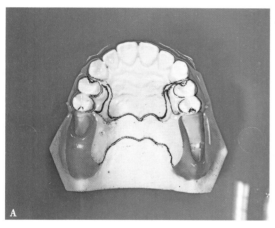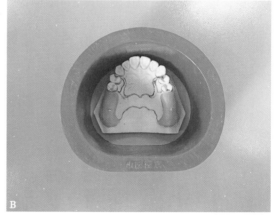

图3-43　固定和浸泡模型
A. 浸泡工作模型　B. 固定工作模型

2. 灌制硅橡胶印模　选择流体硅橡胶材料灌制印模，待硅橡胶完全凝固后将石膏模型从印模中取出来，从而得到符合要求的硅橡胶印模（图3-44）。

3. 灌制铸钛耐火模型（图3-45）

（1）称量水粉比：在23～30℃下，称量水粉比为15～16mL 纯水：粉料100g。

（2）调和和灌制：手动混合15～30秒，以粉料润湿不起灰为准，然后真空混合30～45秒灌制耐火模型。若没有真空搅拌设备，需手动混合60～90秒，然后静置30秒再复模，以便排出气泡。

（3）脱模：复模后静置2小时以上从硅橡胶印模中小心取出模型，必要时可适当修整耐火模型。

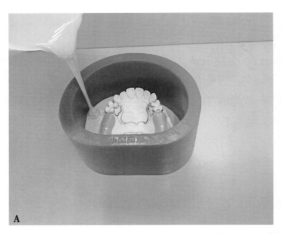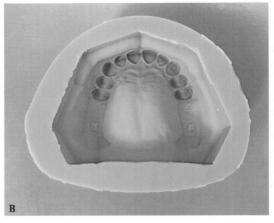

图 3-44　灌制硅橡胶印模
A. 灌注流体硅橡胶材料　B. 复制完成的硅胶印模

4. 模型浸蜡（图 3-46）和烘干模型　同磷酸盐结合剂模型材料。

5. 制作铸钛熔模　在烘干的耐火模型上制作支架蜡型（图 3-47）。

（三）注意事项

1. 操作环境温度一般要求 23～30℃，低温会影响脱模强度，延长耐火模型的硬化时间。为补偿冬季较低的环境温度，可适当提升粉和水的温度。

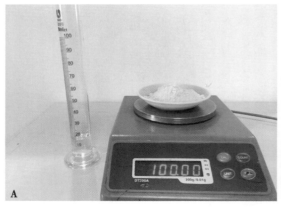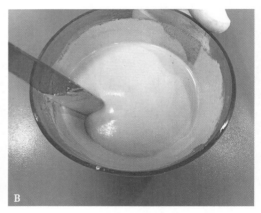

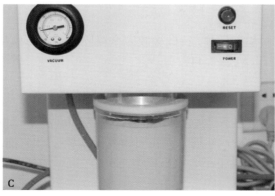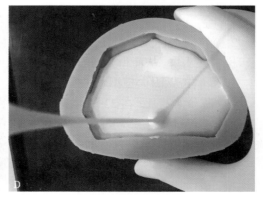

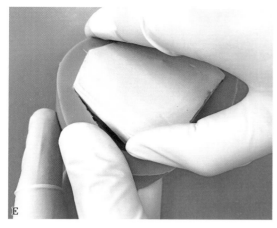
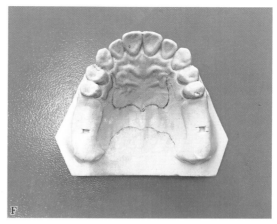

图 3-45 灌制耐火模型

A. 称量粉和液 B. 手工调和耐火粉液 C. 真空混合耐火材料 D. 灌注耐火模型 E. 耐火模型脱模 F. 复制完成的耐火模型

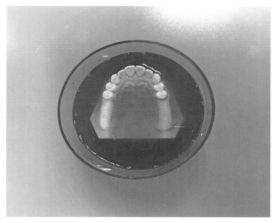

图 3-46 耐火模型浸蜡

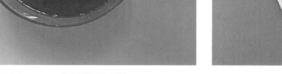

图 3-47 耐火模型上制作蜡型

2. 复制印模时需用齿科硅橡胶印模材料，用琼脂复模可能会引起模型硬化不良、表面粗糙、适合性差等情况。

3. 调和杯需要专用，不能与其他材料混用或被石膏等材料污染。

（谭发兵）

思考题

1. 简述口腔科石膏材料的分类、组成及凝固原理。

2. 理想的石膏模型材料应具备哪些性能？临床或技工室操作时应注意什么？

3. 增材制造用液态光固化树脂材料需要具备什么条件？简述增材制造树脂模型的成型原理。

4. 简述烤瓷耐火代型的制作过程及其注意事项。

第四章　蜡型材料

学习目标

1. 掌握：蜡型材料的分类及性能；常用口腔蜡型材料组成，性能及应用。
2. 熟悉：石蜡，棕榈蜡等基础蜡型的性能及在口腔蜡型材料的应用。
3. 了解：其他蜡型材料。

　　蜡（wax）是一种混合有机高分子材料，为常用精密铸造熔模材料，具有很好的流动性，塑形性及挥发性。主要应用于固定义齿，可摘局部义齿支架和全口义齿等的熔模制作；咬合关系的记录；美学蜡型的制作；附件粘固及辅助造型等。主要有雕刻蜡、支架蜡、基托蜡、美学蜡、切削蜡、3D打印蜡、合成树脂蜡等。

第一节　概　　述

　　国内外实际生产中应用的蜡型材料种类繁多，正在研制中的蜡型材料的种类也很多，各种蜡型材料的原材料和配制方法也不尽相同。针对不同的使用范围及目的，不同的蜡型材料具有特定的性能要求。

一、分类

　　蜡型材料的分类比较复杂，主要可根据其热稳定性、来源及实际应用来分类。

（一）根据蜡的热稳定性可分为三类

　　1. 低温蜡型材料　低温蜡型材料熔点低于60℃，目前我国广泛采用的石蜡-硬脂酸材料就属于这一类。通常来说，蜡型材料的熔点随着其热稳定性的增高而增高。相反，熔点降低，其热稳定性也降低。

　　2. 高温蜡型材料　高温蜡型材料熔点高于120℃，是比较典型的一种由松香（50%）、地蜡（20%）及聚苯乙烯（30%）组成的蜡，其铸造工艺要求较高。

　　3. 中温蜡型材料　中温蜡型材料是熔点介于上述两类模料之间，兼有低温和高温蜡型材料的优点，基本上适用于制造尺寸精度要求较高的熔模，目前口腔常用的蜡型多为中温类型，且属于蜡基填料类。

（二）根据蜡的来源可分为四类

1. 矿物蜡　主要包括石蜡及其衍生蜡，地蜡等。

（1）石蜡：石油蜡的一种，是口腔常用蜡的基本原料。

作为石油高沸点的产物，石蜡属矿物蜡的范围，是无色或白色、近乎半透明的、无臭无味的物质。石蜡的熔点范围为 52～70℃，沸点范围为 300～550℃，相对密度为 0.86～0.94g/cm³，不溶于水和酸，但可溶于醚、苯醇、氯仿等有机溶剂。

主要质量指标为熔点和含油量，熔点表示耐温能力，含油量表示纯度。每类蜡又按熔点，一般每隔 20℃，分成不同的品种，如 52，54，56，58，60，64，66，68，70 等牌号，口腔常用铸蜡材料中基础石蜡成分通常选择 58 号以上的石蜡。根据加工精制程度不同，可分为全精炼石蜡、半精炼石蜡和粗石蜡三种。

分子量较大的石蜡熔点较高。石蜡受热后的流动性较好，冷却凝固后具有一定的收缩性，但收缩率较小。石蜡硬度较低、质地松脆、容易折断，修整时会成碎片，表面粗糙，雕刻性能相对较差，因而必须要加入其他蜡和树脂作为改性剂，以提高其性能。

（2）地蜡：地蜡是从生产高黏度润滑油的脱沥青油，经溶剂脱蜡得到的产品，它是微晶蜡，熔点较高，一般在 60～95℃之间。可以通过改变脱沥青油的收率或脱蜡温度，得到韧性蜡（熔点一般为 65～75℃）和硬性蜡（熔点一般为 85～95℃）。地蜡的性质因所采用原料的不同而有明显的差别，其主要原因是化学组成和结构的差别。地蜡主要由高分子异构烷烃组成，微晶型蜡，软化温度较高，所以制得的熔模不易变形，缺点是强度、硬度不高，收缩率太大。地蜡等微晶蜡可以细化石蜡晶体结构，提高强度并增加其表面光洁度。

2. 植物蜡　主要包括棕榈蜡，椰子蜡，小烛树蜡等。

（1）棕榈蜡：又称巴西棕榈蜡，是从棕榈树叶上提取的蜡，是一种天然植物蜡，主要是由酸和羟基酸的酯组成的复杂混合物，内含脂肪酸酯（80%～85%）、脂肪醇（10%～16%）、酸（3%～6%）和碳氢化合物（1%～3%），此外还含有酸、氧化多元醇、烃类、树脂样物质和水等成分。巴西棕榈蜡的熔点很高 65～90℃，属于硬性蜡。呈黄绿色，有较强光泽，硬度更高，甚至超过混凝土但脆性较大。几乎不溶于水和乙醇。在石蜡中加入 2%～3% 的棕榈蜡，可使石蜡的熔点从 40℃左右提高到 63℃，而且提高了强度和硬度，增加了光滑度。

（2）小烛树蜡：为美洲特产的小烛树灌木表皮中提取的植物蜡，组成复杂，含烃量高，质量比约为 50%，且树脂质量高达 40%，因此粘接性高。坚硬、质脆，容易分化，精制后光亮度高，且收缩率非常低，适用于精密铸造中。不溶于水，易溶于丙酮，氯仿，苯和其他有机溶剂。

3. 动物蜡　主要包括蜂蜡，虫蜡，鲸蜡等。

（1）蜂蜡：为高分子脂类化合物。蜂蜡是由蜜蜂（工蜂）腹部四对蜡腺分泌出来的蜡。主要由棕榈酸、正三十烷醇（蜂花醇）加上饱和与不饱和的碳氢化合物以及高分子有机酸组成。呈白色、黄色或黄褐色。一般在室温下呈固态，具有韧性，在口腔温度时（36～37℃）具有可塑性并带有黏性，加热到一定温度即可变为液体，这时再冷却到一定温度又可变成半固体，具有特殊香味。熔点为 62～67℃，蜂蜡还具有良好的可塑性、黏稠性和延展性。蜂蜡能溶于苯、甲苯、氯仿等有机溶剂，微溶于乙醇，不溶于水，但在特定条件下，蜂蜡可以和水形成乳浊液。在常温下为固体，加入铸造蜡中，可使其质地柔软，容易弯曲，提高铸造蜡的柔韧性及可塑性。同地蜡一样，可改善铸造蜡的雕刻性能，具有较高的光泽。

（2）虫蜡：又称川蜡、白蜡，在国际上称中国虫蜡，为中国特产。为介壳虫科昆虫白蜡虫的雄虫群栖于木犀科植物白蜡树上分泌的蜡，经精制而成。色白或微黄，故称"白蜡"或"虫白蜡"。虫蜡体轻，质硬而稍脆，轻捻成粉，断面呈针状或颗粒状，具亮星，气微。虫白蜡质轻，比重 0.97，熔点为 82.9℃，较蜂蜡略高，是动物蜡中熔点最高者。

其主要成分是脂肪酸一元酸和一元醇的酯类混合物，占总量的 93%～95%，另有游离脂肪醇 10%～15%，烃 2%～3%，树脂 10%～1.5%，其中又以二十六酸二十六酯居多。商品白蜡，颜色洁白，无毒，无臭，细嚼微有涩味，断面不平整，呈针状结晶型，凝结力强，不溶于水，可溶于苯、氯仿、石油、醚等有机溶剂中，理化性质比较稳定。

4. 合成蜡　组成成分不同，其性能也有所差异。比如其中烷烃的链越长，或合成酯的羧酸分子中碳原子数越多，蜡的熔点和软化点越高，而醇的链越长，则韧性越大。通过改变分子构型，或者改变其中游离酸及醇的种类及比重，也可使蜡的性能发生改变。主要为聚乙烯蜡，又称 PE 蜡。

聚乙烯是乙烯经聚合制得的一种热塑性树脂。聚乙烯无臭，无毒，分子量在 19 000～600 000，熔点范围为 112～145℃，密度 0.918～0.960g/cm^3，产品平均分子微溶于烃类、甲苯等。石蜡中添加聚乙烯后有助于形成微晶结构，从而改善了石蜡的使用性能，如将分子量 2万左右的聚乙烯，加入 60 号精白蜡中，加入量为 2%～5% 时，石蜡的晶粒只有原来晶粒太小的 5% 左右。所以，石蜡中添加聚乙烯可提高石蜡的硬度和韧性，改进石蜡的强度，是比较理想的石蜡添加剂。

聚乙烯蜡也称为低相对分子质量聚乙烯，相对分子质量 1 000～4 000，熔点 95℃左右，一般来说聚乙烯蜡熔点越高，其平均分子量越大。由于聚乙烯蜡本身是非极性的，因而它与石蜡、微晶蜡的相容性很好，可以用作石蜡的改性剂，可以提高石蜡的熔点、耐水性。

（三）牙科学铸造蜡和基托蜡标准中根据流变性差别将蜡可分为两大类

1. 1 型（铸造蜡）　适用于固定冠桥熔模、可摘局部义齿支架熔模等的制作，后经铸造形成最终修复体。可分为两类：1 类为软蜡质地较软，韧性较高，主要用于可摘局部义齿熔模制作；2 类为硬蜡硬度和强度较高，雕刻性能好，主要用于固定冠桥熔模制作。

2. 2 型（基托蜡）　适用于可摘局部义齿、全口义齿基托的制作，经装盒、充胶形成最终修复体。可分为三类：1 类为软蜡质地较软，可塑性好，加热后可捏塑成条状、块状等形态，用于义齿殆堤制作，经雕刻后形成基托形状；2 类为硬蜡，质地较 1 类基托蜡硬，雕刻性能更好；3 类为超硬蜡，主要用于机械加工形成义齿基托。

（四）按照蜡的实际应用分类，蜡又可分为以下几类：

1. 雕刻蜡　属于Ⅰ型硬质铸造蜡。主要用于制作各种金属或陶瓷铸造修复体的模型蜡，一般用于制作嵌体、贴面、全冠等修复体和固定桥的蜡铸型（图 4-1，图 4-2）。

2. 支架蜡　属于Ⅱ型软质铸造蜡。主要用于制作各种金属铸造修复体的模型蜡，一般用于制作可摘局部义齿的金属支架和金属基托的蜡铸型（图 4-3）。

3. 基托蜡　又称基板蜡、红蜡片，是一种临床常用蜡。主要用于口内或模型上制作可摘局部义齿、全口义齿等修复体的蜡基托、蜡堤及人工牙的蜡型（图 4-4）。

4. 切削蜡　是口腔数字化材料的一种，采用减材制造原理，通过数控车床上切削完成，外形为不同直径、厚度的圆饼或马蹄状。主要用于制作金属、陶瓷或树脂修复体的熔模，可用于嵌体、部分冠、全冠等修复体和固定桥以及全口义齿基托等的蜡铸型的制作（图 4-5）。

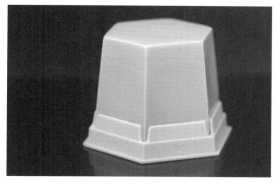

图 4-1　雕刻蜡

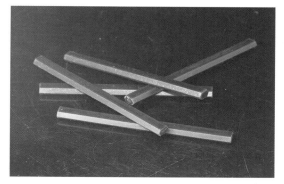

图 4-2　嵌体蜡

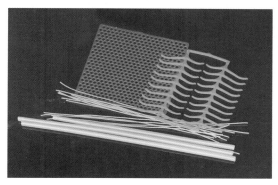

图 4-3　支架蜡

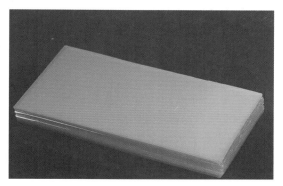

图 4-4　基托蜡

5. 3D 打印蜡　是口腔数字化材料的一种，采用增材制造原理，通过 3D 打印机等设备逐层堆积完成各类 CAD 数据的自由实体制造。主要用于制作金属、陶瓷或树脂修复体的熔模，可用于嵌体、部分冠、全冠等修复体和固定桥，可摘局部义齿的金属支架、金属基托以及全口义齿基托等的蜡铸型的制作。

6. 美学蜡　模拟天然牙颜色、透明度及层次的一种蜡型材料，通常由牙本质蜡、牙釉质蜡、透明蜡及效果色蜡等组成。主要用于制作前牙美学诊断蜡型，将预期治疗效果更加直观地表现出来，便于医 - 患 - 技之间的沟通交流（图 4-6）。

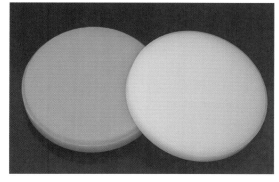

图 4-5　切削蜡

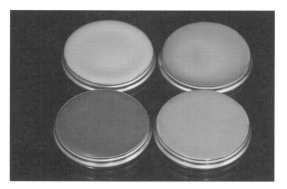

图 4-6　美学蜡

7. 其他蜡　主要指的是乙烯 - 醋酸乙烯共聚物（EVA）树脂蜡、围模蜡、黏蜡、咬合蜡及抛光蜡等具有特定功能属性的蜡型材料（图 4-7，图 4-8）。

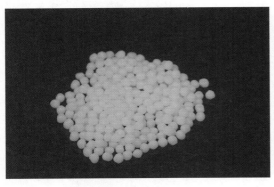

图 4-7　EVA 树脂蜡

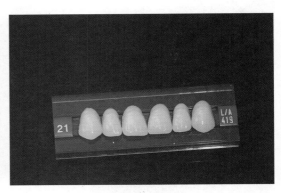

图 4-8　黏蜡

二、性能要求

蜡是一种来源于动植物和矿物，又可人工合成的一类高分子有机化合物。其化学成分，大部分是由碳氢化合物或高级脂肪酸与高级一元醇组成。各种类型蜡的分子结构中，羧酸的碳原子数越多，其熔点和软化点温度越高，反之则降低。醇的链越长，软韧性就越大，反之则越小。另外，蜡中还有各种不同的游离酸及醇等，使蜡的物理性能有所差异，呈现出不同的熔点，其硬度、强度、韧性、脆性、流动性、可塑性、收缩性、膨胀性及压缩变形等也有变化。

1. 软化温度　应有合适的软化温度与熔点温度范围，软化温度有两种含义：一是蜡本身有一个特定的软化温度，另一种是指广义的可供操作和塑形的温度。在实际使用中，软化温度比熔点范围更为重要，它与流动性、可塑性关系密切，因此一些商品规格中只标明软化温度。

2. 熔化温度范围　不同用途的蜡必须具备相应熔点范围。蜡是多种烃的混合物，因此没有传统纯物质那样的固定熔点，其开始熔化到完全熔化是一个温度范围，通常后者要比前者高出 5～10℃，因此蜡的熔点是一个温度范围。比如石蜡的熔点范围为 42～62℃，棕榈蜡的熔点范围为 84～90℃。

3. 热膨胀率　具有较小的热膨胀率，尤其是铸造用蜡的热膨胀率要小。通常情况下蜡的热传导性能低，而热膨胀率却较大。热膨胀率大，其蜡的收缩率也大。为提高蜡模的准确性，临床应选择热胀率低、收缩率低的蜡型材料使用。

4. 力学性能　要求蜡型材料具有合适的强度、硬度、塑性、韧性及流变性等，避免操作过程中熔模碎裂、折断、变形、表面粗糙。

5. 在室温下应具有足够的强度、塑性及韧性，在稍微高于室温情况下也要有较高的热稳定性。以免在实际生产生活中出现各种断裂、破损或者表面划痕等现象。

6. 应有合适的流变性　流变性是指蜡在特定温度下受力后发生变形的能力。蜡的流变性取决于蜡的温度、引起变形的外力及外力的作用时间。临床上希望蜡在熔点温度以上具有良好的流动性，易流到预备过的牙体的点、线角内，从而获得准确、清晰、完整的蜡型；在熔点温度以下又具有良好的形态稳定性。通常在一定的温度下对圆柱状蜡试样施加一定的压力，以试样受压后高度变化率来反映蜡的流变性。受压缩短率是流变性的重要观察指标。国际上对此有严格规定，特别对蜡型材料作了严格技术参数规定，固定压力为 0.196MPa 时，蜡型材料的技术参数日本工业标准、美国牙科协会、国际标准化组织规定见表 4-1。

表 4-1　蜡型材料受压缩短率

蜡的种类	不同温度下受压缩短率			
	30℃	37℃	40℃	45℃
直接法用（Ⅰ型）	1.0% 以下	1.0% 以下	20% 以上	70%～90%
间接法用（Ⅱ型）	1.0% 以下	1.0% 以下	50% 以上	70%～90%

7. 变形与应力释放　蜡型材料在制成蜡后，形状会逐渐发生变化，导致修复体的精确度降低。如将嵌体蜡弯制成闭口的马蹄形，随后冷却定型，然后，将其放入 37～39℃温水中 10 分钟，马蹄形会缓慢开口变形，开口最大时呈半圆形。这种蜡型遇热回原倾向，在室温 37℃放置时间长些也会出现。此现象是蜡在加工时产生应力，并在冷却时，因收缩性在蜡的内部也形成内应力。当蜡再次遇热时，形成的内应力缓慢释放而随之变形。在临床修复体制作过程中，卡环蜡型的卡环臂末端变形张开，全口义齿蜡基托的后堤离开石膏模型 0.5～1.0mm 间隙，简单可摘局部义齿鞍基的蜡基托向颊舌侧张开翘起等现象，都是因蜡的遇热回复现象造成的。这种应力释放现象，在临床操作中必须加以注意（图 4-9）。

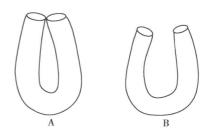

图 4-9　蜡材的变形与回复
A. 变形　B. 回复

8. 蜡型材料的硬度可以理解为蜡材在载荷下保持原来形状的能力。适当的硬度可使制品具有良好可操作性，使用过程中不易破损，变形。并具有较好的抗黏合阻力和抗形变阻力，可提高其切削性能。蜡硬度用针入度表示。针入度（needle penetration）是以标准针在一定的荷重、时间及温度条件下垂直穿入沥青、石蜡等试样的深度来表示。

9. 挥发性　铸造蜡在高温铸造时应能气化，挥发后不留残渣，即内部中空的型壳经过充分的煅烧后内壁几乎不残留其他物质，以防影响铸件表面的质量和使其他的性能受到影响。基托蜡在装盒去蜡时能去除干净，无残留。

10. 蜡型材料应具有细小的晶粒结构，从而具有表面光洁度及良好的覆模型。

11. 蜡型材料还应具备较高的化学稳定性，在制作过程中不应产生可挥发的有害气体，对环境的危害尽可能小。具有良好的表面润湿性，即保证熔模表面包埋料覆盖的均匀性和完整性，铸型腔成型后内腔形状的清晰性及表面光洁性均与蜡材的表面润湿性有关。所以，要求蜡材表面和包埋耐火材料之间能很好地润湿，而且不能发生化学反应。

12. 颜色　蜡型材料的颜色应与口腔有关组织有明显的区别，还应与模型材料的颜色区别开来，便于准确操作。颜色添加剂与蜡材均匀混合，无分离、渗出，且不应浸入石膏模型中。

三、蜡的制备

口腔用蜡根据不同的临床使用目的及性能要求，将石蜡、地蜡、蜂蜡、合成蜡、改性剂、染料等基础成分进行仔细配比并称量，专用加热器将主要原料溶化后，搅拌均匀，再加入所需添加剂、着色剂后将其冷却到所需温度，按照需要外形进行最终成品的包装。以雕刻蜡为例，口腔用蜡常用组分（表4-2）。

表4-2 口腔用蜡常用组分表

原材料	软蜡/%	中温蜡/%	硬蜡/%
石蜡	63	65	69
微晶蜡	31	35	25
天然蜡	5		5
改性剂	1		1
颜料			

第二节 口腔常用蜡

根据使用目的、范围的不同，口腔常用蜡可分为雕刻蜡、支架蜡、基托蜡、切削蜡、3D打印蜡、美学蜡及其他特殊用途蜡，主要用于口腔各类型修复体熔模制作或辅助实现特殊功能。

一、雕刻蜡

雕刻蜡属于铸造蜡的一种，主要用于嵌体，贴面，固定冠桥等修复体的熔模制作，根据使用部位可分为嵌体蜡，颈缘蜡，浸蜡、倒凹蜡等。

（一）组成

主要由以下石蜡为主要原材料，其他组分包括：棕榈蜡、矿物蜡或者矿物衍生蜡、增韧剂、蜂蜡、紫外线吸收剂、抗氧化剂、着色剂等（表4-3）。

表4-3 两种不同配方的雕刻蜡组分表

原材料	配方一/%	配方二/%
石蜡	40~80	50~70
棕榈蜡	20~30	0~15
蜂蜡	0~15	10~15
微晶蜡	0~15	10~15
增韧剂	1~5	0~10
抗氧化剂	0.1~1	0~10
紫外线吸收剂	0.1~1	0~5
颜料	少许	少许

雕刻蜡以石油蜡为原料大大降低了打印蜡粉材料的成本，同时通过添加动物蜡、矿物蜡、植物蜡、石油树脂、增韧剂等增加韧性、强度、硬度，使得蜡材黏度、熔点低、流动性好，颗粒材料使得运输和加工方便。无松香配方保证铸造蜡可多次重复使用，环境亲和性好，同时工艺简单，提高工作效率，降低成本，具有广阔的市场前景以及市场竞争力。

嵌体蜡，颈缘蜡，浸蜡等因其热膨胀性、强度及塑性等性能要求不一致，具体内部组分也存在一定差别。

（二）性能

除具备一般蜡型材料性能外，根据其用途不同而有特殊的要求，雕刻蜡应具备的性能要求如下。

1. 热膨胀率适宜，蜡模滴塑完后冷却过程中尺寸收缩小，避免碎裂，无法摘戴；

2. 具有一定的强度和表面硬度，操作过程中不宜破损，不易产生表面划痕；

3. 具有较好的韧性，蜡模在摘戴过程中不折裂，边缘密合性好；

4. 雕刻时无破碎或鳞片状现象，表面光洁度高；

5. 加热软化后为均匀无鳞片状的物体；

6. 具有适宜的表面润湿性，包埋材料能均匀涂挂在其表面，保障铸件表面完整性；

7. 熔化后，流动性好，融化挥发后无残渣；

（三）应用

一般用于制作嵌体、贴面、全冠等修复体和固定桥的蜡铸型，操作方法包括：

1. 模型准备　按照固定义齿模型修整原则进行相应修整。全冠或回切冠需制作可卸代型，并确认分割模型能精准就位。贴面类修复体通常无需制备单独的代型，可直接在基牙预备边缘线下方制备出相应的凹槽，暴露颈缘线，以确保修复体边缘密合性及邻接的准确性。按照固定义齿蜡型制作步骤进行填倒凹、涂布分离剂、硬化剂等操作（图4-10）。桥类修复体需将桥体部分根据需要预备龈端形态，可预备成盖嵴式、改良盖嵴式、悬空式等。

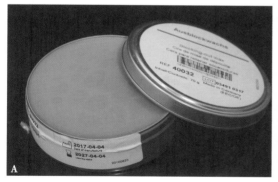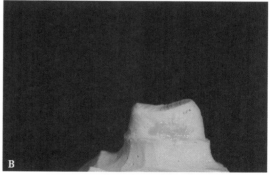

图 4-10　模型准备

A. 倒凹蜡　B. 倒凹蜡填充基牙倒凹区域

2. 滴塑成型

（1）底层浸蜡：为确保蜡型能顺利从模型上取下而无破损，需在底层均匀浸润一层热膨胀性小、韧性较好的地蜡。将其取出后放入恒温蜡槽内，熔化至液态。然后将代型浸入液态蜡材中，直至颈缘的根方后倾斜取出（图4-11）。

（2）日常工作中用于雕刻蜡塑形的器械工具有电蜡刀、感应器及酒精灯。本书以电蜡刀为例阐述雕刻蜡的应用方法。根据塑性区域的范围及结构的精细程度选择不同工作直径及外形的工作头，将电蜡刀温度调节至雕刻蜡工作温度，用蜡刀插入蜡体中去蜡，滴塑轴面、牙尖、边缘嵴、三角嵴等，恢复其原有解剖形态、咬合关系、邻接关系，尽量使之光滑、清晰、完整。用颈缘蜡对牙冠边缘进行密封，以保障最终蜡型边缘的密合性（图 4-12）。对于桥体类修复体桥体部分可直接使用成品的桥体蜡进行初期的成型。

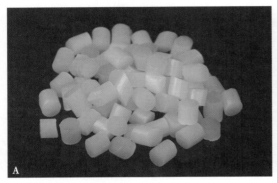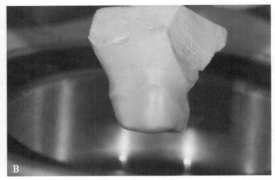

图 4-11　底层浸蜡

A. 浸蜡　B. 薄层浸蜡均匀覆盖基牙

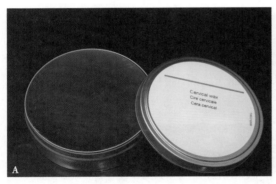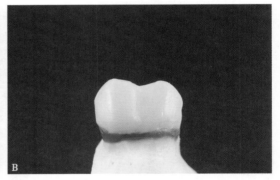

图 4-12　颈缘蜡对牙冠边缘进行密封

A. 颈缘蜡　B. 颈缘蜡密封边缘

　　注意，在雕刻蜡的使用过程中，不同配方的雕刻蜡在不同的环境温度下，表现出不同的性能，牙体上不同的凸状结构，形态不同，大小各异。如何在蜡材的融化温度范围内使用不同工作尖直径及形状滴塑出理想牙冠解剖形，是需要在掌握牙体解剖形态的前提下，进行大量练习。

　　对于桩核的蜡型制作通常采用流动性较好的嵌体蜡。将蜡熔化后，用蜡刀将其压入窝洞（或根管）内，再用烧热的探针插入嵌体蜡，使蜡充满窝洞（根管）的各个点，然后用热雕刻刀调整形态，做出初形，待其自然冷却。切忌用冷水快速急冷，防止蜡型因收缩不均而变形。

　　3. 雕刻　完成滴塑之后，根据需要使用特定形态的蜡刀对牙冠外表面进行雕刻并使表面光滑。制作回切冠时需为后期瓷层预留足够的上瓷空间，保证内冠无锐边锐角，冠厚度均匀，金瓷交界线尽量避开咬合等。完成蜡型制作后，如无法马上铸造，需将蜡模放置在阴凉潮湿的环境下，防止变形。

　　4. 包埋铸造　嵌体、冠桥、杆、板等面积较小的蜡型雕刻完成后，应小心从牙体上或模型上取下来置于纱布上，切勿多次用手再去触及蜡型，检查满意后立即包埋。作为精密铸造的一种方法，失蜡铸造需要制作相应的熔模铸道，为达到理想的铸造效果，需要对其进行相应的调整，例如铸道角度、位置、储金球等。

二、支架蜡

支架蜡属于铸造蜡的一种，主要用于可摘局部义齿支架、杆、网等的熔模制作，根据使用部位可分为卡环蜡，网蜡，橘皮蜡等。

（一）组成

主要由石蜡，蜂蜡，棕榈蜡组成。商品供应的支架蜡的颜色、形态，因其用途不同而各异，有条状、块状、片状、线状和各种预成型蜡。根据使用部位可分为卡环蜡，网蜡，橘皮蜡等。其性能要求与嵌体蜡相似，为便于不同温度条件下操作，分为冬用、夏用两种商品。夏用蜡的熔点和硬度比冬用蜡要高一些。

（二）性能

支架蜡成型主要依靠对成品卡环蜡，网蜡及橘皮蜡等的挤压粘贴完成，因此除了具有一定的雕刻性能以外，对其韧性，黏性也具有一定的要求。

1. 热膨胀率适宜，蜡模滴塑完后冷却过程中尺寸收缩小；
2. 应具有较好的韧性及黏性，在对支架蜡挤压粘贴的过程中，蜡模不出现破损及变形。
3. 雕刻时无破碎或鳞片状现象，表面光洁度高；
4. 熔化后，流动性好，挥发后无残渣；
5. 具有适宜的表面润湿性，包埋材料能均匀涂挂在其表面，保障铸件表面完整性；

（三）应用

支架蜡铺设在耐火模型上，通过失蜡铸造法形成整铸支架，其制作方法包括：

1. 模型准备　按照活动义齿模型修整原则进行相应修整，确保基托伸展范围清晰，无损伤，表面无气孔、瘤子，并根据模型情况绘制观测线、填充倒凹、缓冲模型、复制耐火模型等操作。

2. 成型　注意铸造金属支架蜡烘软后，应马上将其贴铺、按压到石膏模型上，或环绕添加到石膏牙上，用力要轻巧，不能将其按压变形。制作殆支托、邻面板、连接体等，掌握好其位置、形态、厚度及与牙龈之间的距离，将金属与树脂之间的终止线安放在合适的位置，角度合适。

注意卡环尖进入倒凹的深度不超过 0.3mm，可用指腹或外形圆滑的硅胶类材料按压，力量大小合适，以免卡环蜡变形。缺牙区域咬合距离过大时，可添加固位杆，增强人工牙与支架之间的机械结合。游离端组织面可放置一定直径的金属球，有效防止其下沉。

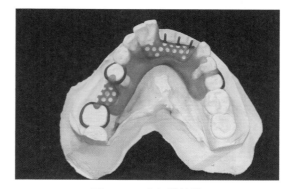

3. 雕刻　用蜡刀将支架各部分联成一个整体，趁没完全冷却硬固，用雕刀刻去多余的部分，并用蜡刀雕刻成形（图 4-13）。

4. 包埋铸造　带模铸造的面积较大的金属支架蜡型，雕刻完成后不能让蜡型与模型分离，应立即带模包埋，以备铸造。

图 4-13　支架蜡熔模

三、基托蜡

基托蜡又称基板蜡、红蜡片，是一种临床常用蜡。主要用于口内或模型上制作可摘局部义齿、全口义齿等修复体的蜡基托、蜡堤及人工牙的蜡型。分常用蜡（红色：软化温度38～40℃）和夏用蜡（淡红色：软化温度46～49℃）。

（一）组成

主要由石蜡70%～80%、蜂蜡20%和适量的地蜡、棕榈蜡、川蜡组成。

（二）性能

基托蜡应具有适宜的热稳定性、韧性及雕刻性等性能。

1. 热稳定性适宜，加热软化后具有适当的可塑性和黏着性，冷却后有韧性，在口腔温度中不变形。

2. 硬度适中，易于加工。夏用蜡在盛夏的温度下形状较稳定，也适宜口腔温度下的颌位关系转移。

3. 沸水去蜡时可全部冲洗干净而不留残渣。

（三）应用

以全口义齿制作为例，阐述基托蜡的操作方法。

1. 模型准备　按照活动义齿模型修整原则进行相应修整，确保基托伸展范围清晰，无损伤，表面无气孔、瘤子，并根据需要填充倒凹、缓冲模型，如需铸造固位网，可复制耐火模型。

2. 基托制作　将基托蜡放在无烟的火焰上烘软后，贴在模型上经修整边缘后即成蜡基托。如有需要可通过在基托中加入一些增强其强度的钢丝等物，以防止基托变形。

3. 蜡堤制作　根据牙弓形状、咬合高度及上前牙暴露量等确定所需蜡堤形状及高度，将蜡片烘软后，通过层层卷叠成柱状，铺于基托之上，烫热蜡刀将其与基托相连。

4. 排列人工牙　按照患者性别、年龄、偏好颜色及牙弓大小等条件选择合适人工牙，根据人工牙排列原则进行排列。将蜡刀烫热，在需要排列人工牙的蜡堤位置上的蜡软化，放置选择好的人工牙。

5. 基托雕刻　蜡型可直接用雕刻刀随意雕刻，但在深雕或切削时，应将雕刻刀略微加热进行，以免将蜡切碎，完成牙根、牙龈外形的雕刻。注意基托的边缘密合性尤其是上颌后堤区和下颌磨牙后垫区域。完成之后即可装盒冲胶，如需等候，应贮藏在阴凉之处（图4-14）。

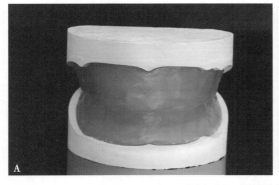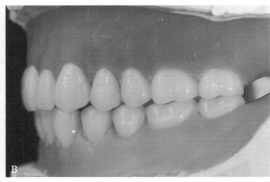

图4-14　红蜡片制作全口义齿基托

A. 制作蜡堤　B. 排牙后基托蜡型修整

6. 装盒去蜡　将义齿蜡型包埋于型盒内，石膏凝固之后，用温度适宜的热水将蜡型材料去除干净，不能有残留。

7. 充胶　义齿的最终成型可通过常规装盒热凝、注塑热凝及自凝聚合等方式。

四、切削蜡

切削蜡是应用于数字化切削成型技术（减材制造）的一种材料，可广泛用于嵌体、贴面、固定冠桥等修复体蜡模的生产制造。

（一）组成

切削蜡主要由石蜡、聚乙烯蜡（PE 蜡）、硬脂酸、蜂蜡等成分组成。

1. 石蜡　为切削蜡的主要成分，作为较经济、易于获得的化学材料，能有效控制经济成本。其特定的硬度、韧性、热稳定性使得石蜡在数控加工材料中得到广泛应用。但要根据石蜡的结构特征，用调配组分的方法制成石蜡制品，以提高石蜡的硬度、冲击韧性和抗拉强度，改善它的切削加工性能。

2. 聚乙烯蜡　又称 PE 蜡，在石蜡中加入聚乙烯蜡能迅速改善材料的硬度、抗压强度及表面质量。聚乙烯添加剂对硬度和抗压强度的影响最大，随着聚乙烯的不断增加，在添加 1%～3% 质量分数的情况下，石蜡的硬度和抗压强度急速增加。

3. 硬脂酸　在石蜡中加入硬脂酸能有效改善材料的硬度和强度。但在石蜡中加入 5%～10% 的硬脂酸将使得表面的粗糙度加大，随着硬脂酸质量分数的加大，表面粗糙度迅速加大，切削形貌也随之变差。如硬脂酸加入过量，也将影响最终铸造的精度。

4. 蜂蜡　作为动物蜡的一种，在石蜡中加入蜂蜡能有效改善石蜡的韧性和机械强度。

（二）性能

运用于数控机床加工的精密铸造用熔模材料通常应具备适宜的硬度、冲击韧性和抗拉强度以达到必备的切削加工性能，同时应具备良好的铸造性能。

1. 切削性能

（1）具有适宜的表面硬度及机械强度，满足材料装夹的稳定性，不宜破碎、折裂。切削时，车针进入表面无碎屑。

（2）良好的热稳定性，切削过程中，刀具高速旋转，材料不软化、不熔化、不黏刀。

（3）材料韧性合适，装载、切削及卸载过程中不断裂、折损。

（4）蜡制材料由于强度和硬度都较低，材质疏松，需要的切削力小，切削刀具多选用高速钨钢车针，只需仔细刃磨，即可满足切削要求。

（5）切削速度设置合适，因其对成型件的表面光洁度影响较大，当速度较高时，工件的表面光洁度高；速度较低时，表面有刀尖痕迹并形成积瘤屑。

（6）进给量参数设置合理，因其对工件的表面粗糙度影响较大，由于蜡制复合材料属于软质材料，可适当增加切削量。但切削量过大，会使工件的表面粗糙度下降，甚至引起工件变形，崩落。切削深度主要影响切削屑的形成，当切削深度较小时，切削屑呈带状，否则，呈块状。

2. 铸造性能

（1）成型件表面光滑且具有适宜的表面润湿性，包埋材料能均匀涂挂在其表面，保障铸件表面完整性。

（2）材料熔化后，流动性好，熔化挥发后无残渣，环保无污染。

（三）应用

切削蜡主要用于嵌体、贴面、固定冠桥等修复体蜡模的生产制造，以固定冠为例，阐述其实际应用（图4-15）。

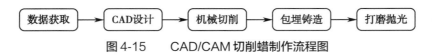

数据获取 → CAD设计 → 机械切削 → 包埋铸造 → 打磨抛光

图4-15　CAD/CAM切削蜡制作流程图

1．模型准备　按照固定义齿模型修整原则进行相应修整，确保模型无损伤，表面无气孔、瘤子，并根据需要制作可卸代型。

2．数据获取　在口腔修复设计系统中建立订单后，通过口内扫描仪或模型扫描仪等光学印模设备，获取患者口内软硬组织数据，主要包括工作侧、对殆、咬合、诊断模型及牙龈等。

3．CAD设计　按照嵌体，贴面，固定修复冠桥等具体修复体类型的结构及生产步骤的不同，在既定软件中完成相应修复体的设计，设计原则与常规修复设计类似。通常CAD软件可根据就位道方向自行填充倒凹，若是倒凹过大，应在模型准备阶段将其填平。因数控机床切削自身特征，修复体内部各点线角转折过大处，车针受限于尖端直径和形态约束，无法完全实现自由制造，需根据车床实际使用车针情况设置一定的车针补偿值。设计完成的虚拟数据发送至数控车床。

4．车床切削　主要包括CAM软件、机床操作和成型件处理三方面。

（1）CAM软件操作：接受数据后检查数据是否完整，有无破洞、堵塞、褶皱等情况，如有需要，可进行修整或重新设计并生成数据。数据确认无误之后，进项CAM处理。

1）材料注册：在CAM软件中新建蜡型材料数据，填入材料名称、直径、厚度、缩放比例等信息，完成材料注册。通常牙科常用切削蜡块为直径98mm的圆形或者马蹄形饼块，具备25-40颗单冠的容量。

2）摆放牙冠：将牙冠数据导入/拖入材料饼块中，调整摆放位置及方向，牙冠轮廓切勿穿出材料，外围四周距离材料边缘及上下表面0.5mm以上，避免车针撞针及成型不全，复杂义齿可调节其在材料饼块倾斜角度。

3）放置连接杆：为牙冠提供足够支撑，并为车针提供充足的工作空间，避免牙冠在切削的过程中出现脱落、缺损等情况。连接杆应避开邻接、咬合、终止线等重要区域，避免破坏原始设计。

4）选择CAM策略：牙科CAM软件为不同的修复体类型预设了专用的切削策略，其内容通常包括车针转速、给进速度、进针深度等，对切削时间和表面粗糙度具有较大影响。

5）数据计算：根据前期选择的材料、牙冠外形、连接杆分布及CAM策略等内容计算车针行径路线，并预报切削时间，完成后将数据发送至数控机床。

（2）机床操作：根据实际需要，选择材料块及车针进行安装，开启吸尘或冷却系统进行切削。

1）安装材料块：将选择好的切削蜡饼块装载到材料夹具上，注意装载力度，夹具力量大小，料块容易在切削时脱落，造成切削失败；夹具力量太大，可能损伤蜡块接口，无法进行切削。

2）车针装载：将不同直径的车针分别放入相对应的工具槽内，对其进行车针磨损度检测。

3）清洁工作仓，确保废料输出管道畅通，开启吸尘器或冷却系统进行切削（图4-16）。

（3）成型件处理：待切削完成后，设备位于初始位置上时，将蜡块取下。用牙科技工手机配备较细的金刚砂磨头将蜡冠的连接杆切断，切勿损伤牙冠。打磨连接杆端口处以备后期铸造，如有需要可对成型蜡型进行修补。

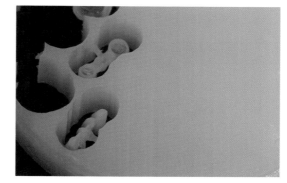

图4-16　牙冠切削完成

5. 包埋铸造　操作步骤与常规雕刻蜡的包埋铸造流程类似，也需要制作相应的熔模铸道，需要对其进行相应的调整，例如铸道角度，位置，储金球等。作为精密铸造的一种方法，为达到理想的铸造效果，在配置相应包埋料时应注意收缩比例。同时注意烘烤焙烧温度，将蜡材充分挥发，型腔内无残留。

五、3D打印蜡

3D打印是一种广泛用于嵌体、贴面、固定冠桥、可摘局部义齿支架、全口义齿及其他复杂形态的修复体蜡模的生产制造。

（一）组成

这类材料虽然叫蜡，但其成分却与传统意义上的蜡有很大差别。这类材料中的主要成分是由单种或多种聚合物（由单体合成分子量较高的化合物）的反应生成的相对分子量较低的高分子聚合物，比如聚乙烯蜡、氧化聚乙烯蜡、聚丙烯蜡等，具有良好的化学稳定性，以及耐热性和耐磨性（表4-4）。

1. 熔融沉积（FDM）类打印蜡　主要由工业铸造蜡，FFINITY聚烯烃塑性体树脂，聚乙烯蜡，硬脂酸混合组成。通过混合密炼，即在密炼机中加入原料，进行热熔混合密炼；再挤出成型，即使用螺杆挤塑机挤出成型，之后将挤出的线材收卷即可。该铸造蜡3D打印线材具有低熔点、低固化收缩率、环境友好以及弹性良好的优点。

2. 选择性激光烧结（SLS）类打印蜡　由蜡粉基料、硬脂酸或硬脂酸盐、白炭黑、炭黑和短切碳纤维混合组成，其中的蜡粉基料为环球软化点60～105℃、平均相对分子质量1 500～4 000的聚乙烯蜡，由粒径30～100μm的粗级蜡粉基料与粒径1～30μm的细级蜡粉基料混合组成，且细级蜡粉基料占蜡粉基料总质量的20%～40%。该激光烧结3D打印用复合改性蜡粉可以显著改善蜡粉在激光烧结3D打印过程中的静电吸附、静电团聚现象，制作的蜡模尺寸精度和强度均可以达到熔模铸造蜡型的要求。

3. 多喷嘴喷射（MJP）类打印蜡　主要由增黏剂，铸造光敏单体，铸造光敏低聚物，光引发剂，抗氧化剂，阻聚剂及色粉等原料混合而成。蜡粉具体制备步骤为：将蜡、增黏剂和抗氧化剂熔融并混合均匀，然后将铸造光敏单体、铸造光敏低聚物、光引发剂、阻聚剂、色粉加入机械混合均匀，接着用安装有纳微米过滤器的油泵抽滤过滤得到成型蜡，再经MJP3D

打印得到蜡模，最终通过熔模铸造得到金属制件。该材料具有机械性能好、强度高、可光热成型、燃烧膨胀系数低、灰分残留率低、适合熔模铸造、打印精细度高、可作为受力零件使用的特点。

表4-4 不同3D打印原理所用蜡型材料的基本成分

3D打印原理	蜡型材料的基本成分
FDM	工业铸造蜡 45%～55%，FFINITY 聚烯烃塑性体树脂 30%～40%，聚乙烯蜡 5%～10%，硬脂酸 5%～10%
SLS	石油蜡 50%～70%，动物蜡 0～15%，矿物蜡或矿物衍生蜡 10%～20%，植物蜡 20%～30%，增韧剂 0～5%，PE 蜡 0～10%，色膏 0～10‰，表面活性剂 0～10‰
MJP	蜡 50%～70%，增黏剂 5%～30%，铸造光敏单体 5%～30%，铸造光敏低聚物 5%～50%，光引发剂 0.05%～6%，抗氧化剂 0.01%～0.5%，阻聚剂 0.01%～0.5%，色粉 0～3%

（二）性能

3D打印蜡工艺流程与传统蜡型成型方式不同，成型方式对其性能的要求也存在显著差异（表4-5）。

1. 尺寸稳定性 在3D打印过程中，成型材料具有很好的尺寸稳定性，在特定温度，光源，力等条件下，不变形。

2. 对于喷射技术类蜡材，应具有合适的黏度，在一定温度和压力条件下，能形成理想的蜡滴尺寸及形态。

3. 精确度 能够精准复制CAD文件的形态，且具有良好的可重复性。

4. 表面光洁度 为满足最终铸造熔模的表面形态要求，3D打印的模型应具有较好的表面光洁度，以保障铸造后修复体表面光滑。

5. 挥发性 铸造熔融状态时具有良好的流动性，烘焙铸型时能顺利流出并挥发不留残渣。复合材料为增加机械强度所添加的无机物含量，数字化蜡型材料的含灰量一般为0.01%。

表4-5 部分3D打印蜡型材料基本成分表

性能	数值
密度（20°，固态）	1.04～1.16g/cm^3
抗拉强度	30～32MPa
拉伸模量	1 700～1 724MPa
断裂伸长	10～12.3%
挠曲强度	40～45MPa
烧灼残余灰分	0.01%

（三）应用

1. 适用范围 3D打印蜡广泛应用于固定修复和活动修复。

（1）固定修复：利用 3D 打印技术制作出基底冠蜡型，通过失蜡铸造法将蜡型基底冠铸造成金属基底冠（图 4-17）。随着全瓷修复体的广泛应用，3D 打印蜡型也可用于铸瓷基底冠的制作（图 4-18），数字化技术与传统的失蜡铸造法的结合，提高了修复体精度。

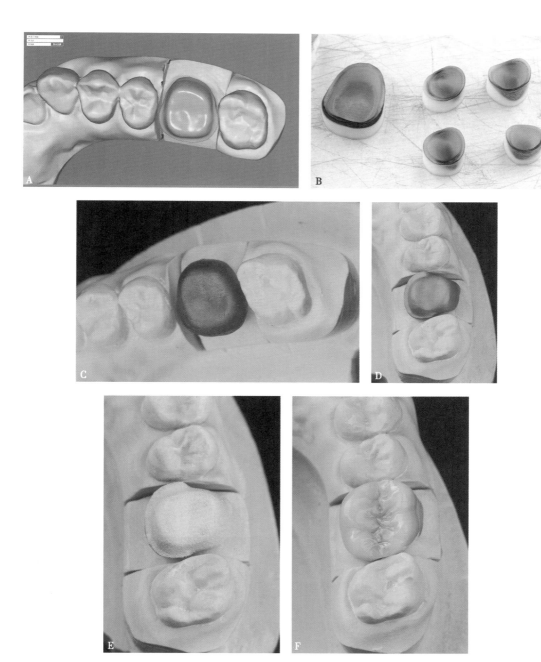

图 4-17 3D 打印蜡在固定修复应用

A. 数字化设计基底冠　B. 3D 打印蜡型基底冠　C. 3D 蜡型基底冠在模型上就位　D. 包埋铸造后完成的金属基底冠　E. 基底冠 OP 完成冠　F. 金属烤瓷冠完成

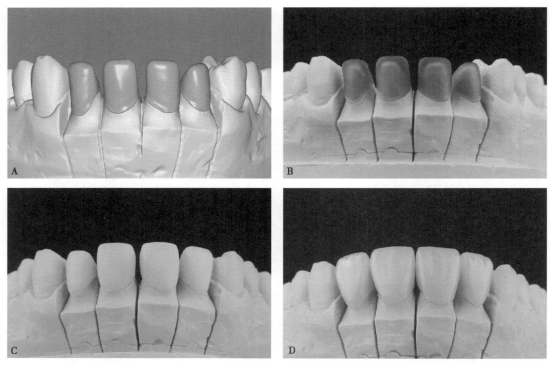

图 4-18 3D 打印蜡型用于铸瓷基底冠的制作

A. 数字化设计内冠　B. 3D 打印蜡型　C. 包埋铸造完成的铸瓷冠　D. 完成的铸瓷冠在模型上就位

（2）活动修复：利用 3D 打印技术制作出活动支架蜡型，通失蜡铸造法将支架蜡型铸造成金属支架图（图 4-19）。此方法相较于传统的失蜡铸造法，省略了耐高温模型的复制，减少了繁杂的工艺流程的同时增加了修复体的精度，被广泛应用于义齿加工业。

2. 操作方法　经过口内软硬组织光学模型的获取，然后传输至口腔专用设计软件进行 CAD 设计，再将设计好的虚拟数据用 3D 打印的方式完成实体制作，最终包埋铸造获得修复体（图 4-20）。

（1）数据获取：在专用系统中建立订单后，通过口内扫描仪或模型扫描仪等光学印模设备，获取患者口内软硬组织数据。

（2）CAD：按照嵌体，贴面，固定修复冠桥，可摘局部义齿支架，全口义齿基托，外科手术导板等具体修复体类型的结构及生产步骤，在既定软件中完成相应修复体的设计。

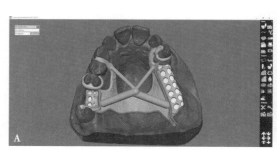
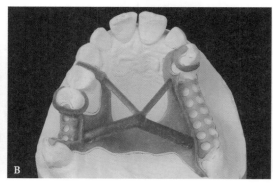

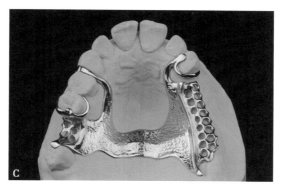

图4-19 利用3D打印技术制作出活动支架蜡型

A.数字化设计支架 B.3D打印完成支架蜡型 C.金属支架完成

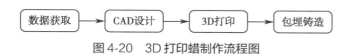

图4-20 3D打印蜡制作流程图

（3）3D打印：主要包括软件处理、设备操作及成型件处理三部分。

1）软件处理：接受数据后检查数据是否完整，有无破洞、堵塞、褶皱等情况，如有需要，可进行修整或重新设计并生成数据。后根据使用要求进行虚拟牙冠、支架等修复体的排版、支撑杆放置、路径计算等操作。注意蜡型不要超出工作台、且有一定的安全距离，避免蜡型打印不全。

2）设备操作：由于设备工作原理的不同，操作时会有一定的差异性，基本可以用数据包接收、成型板安装及原材料放置三部分，通常此类设备需要定期维护保养以确保其工作的稳定性，避免出现异常情况，影响设备的正常运行。注意确保打印材料充足、成型板清洁无碎屑，确保蜡型打印过程顺利。

3）成型件处理：修复体3D打印完成后，将材料仓门打开，取出成型板，按照操作指南对支撑材料进行清除，注意操作过程中尽量不要损伤修复体。

（4）包埋铸造：操作步骤与常规雕刻蜡的包埋铸造流程类似，也需要制作相应的熔模铸道，需要对其进行相应的调整，例如铸道角度，位置，储金球等。与切削蜡类似，作为精密铸造的一种方法，为达到理想的铸造效果，在配置相应包埋料时也应注意收缩比例。同时注意烘烤焙烧温度，将蜡材充分挥发，型腔内无残留。

六、美学蜡

美学蜡，通过模拟天然牙牙体组织颜色、透明度及形态特征，为前牙美学修复提供了非常直观的效果展示。在人们越来越注重修复效果的今天，高端瓷修复技术对修复后效果的要求更高，这就增加了美学蜡的运用。修复治疗前，在研究模型上按照修复设计的要求进行牙体制备，并用美学蜡制作修复体的蜡型。这种诊断蜡型的制作能够直观的表现修复的预期效果，适用于复杂的固定修复病例，非常直观地向患者展示预期效果，且有助于增强医生的治疗思路。美学蜡具有使用方法简便、价格便宜等优势，在临床和教科研方面有广泛的应用前景，很多医院、诊所及大型义齿加工中心已经广泛应用。

（一）组成

美学蜡的基础成分与雕刻蜡近似，因其主要用于诊断蜡型的制作，往往颜料的添加会与常用雕刻蜡有所区别。

（二）性能

除与常规雕刻蜡的基本性能一致外，美学蜡应具有不同的牙体颜色及透明度，以模拟不同年龄段、性别的患者天然牙的颜色、层次及特殊光学效果。

（三）应用

根据是否需要最终铸造可分为常规美学蜡制作和铸造类美学蜡制作，两者主要在于模型准备，分离剂，间隙剂等的差异。本书以常规美学蜡型制作为例阐述其实际应用。

1. 分析需要模拟的牙体颜色及层次，如有需要将染色蜡与牙体蜡混合。

2. 根据前期的分析对牙冠进行滴塑，可使用回切法或者滴塑法完成。

（1）回切法制作时需先形成牙冠的全解剖形态，使用雕刻刀进行回切，回切方式可参考瓷粉的操作，注意预留空间及发育叶的形成。牙体隐裂、白垩色等特殊效果可通过染色蜡在牙本质层进行渲染。

（2）在牙冠切三分之一区域覆盖薄层半透明的釉质蜡，使得牙体与外层透明蜡之间的过渡更加自然。表层覆盖一层透明蜡，近远中可添加少许蓝色模拟天然牙近远中牙釉质浅蓝/灰色的透明感。牙冠唇侧近远中边缘嵴处可添加一些白色，以增加牙冠的立体感。舌侧窝沟处添加一些茶色、棕色可模拟天然牙的茶渍着色效果（图4-21）。

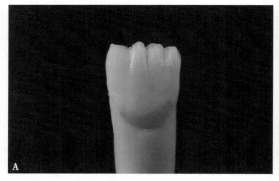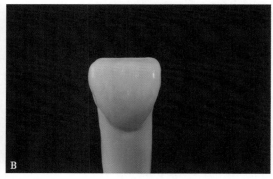

图4-21 美学蜡的使用

A. 牙本质蜡滴塑 B. 牙釉质蜡及透明蜡滴塑

七、其他蜡

临床上还有一些具有特定使用范围及目的的蜡质品，例如 EVA 塑料蜡、围模蜡、黏蜡、咬合蜡、抛光蜡等。

1. EVA 塑料蜡 是一种含有 3%～5%EVA 塑料的合成蜡。EVA 塑料是乙烯与醋酸乙烯的共聚物，具有弹性好、弯曲强度大、工艺雕刻性好、收缩与膨胀小等优点。此外，还具有不易折断、韧性好、表面光滑等优点。

EVA 塑料蜡是将低分子量的聚乙烯树脂与石蜡、蜂蜡混溶制得，可改善其机械性能和热性能。EVA 塑料蜡的使用方法与普通基托蜡或铸造蜡的用法相同，但使用起来更方便。

EVA蜡属于热塑性材料,对温度非常敏感,通常利用该性能进行一些附件的快速制作,例如种植基台转移附件等。其制作过程非常简单方便,仅需将EVA颗粒取出浸入80℃左右的热水中,待其颜色由白色转为透明后捞出,可直接用手指对其进行揉搓塑性,待其重新转为白色后,即可从模型上取下。注意塑形时切勿进入倒凹过多,以免影响转移附件的摘戴,并且为螺丝预留通道(图4-22)。

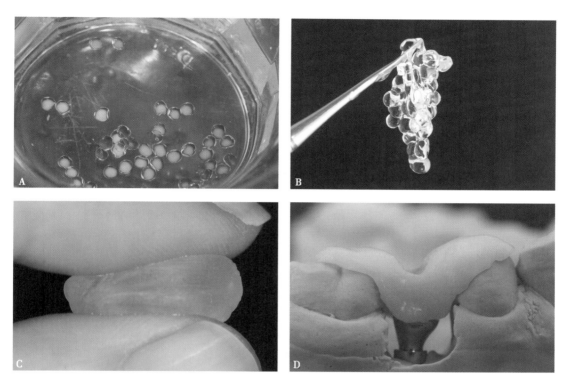

图4-22　EVA蜡制作种植体基台转移附件
A. 热水加热EVA蜡　B. 颗粒蜡软化　C. 揉搓成型　D. 种植基台转移附件

2. 围模蜡　围模蜡主要由石蜡和棕榈蜡等组成,通常制成片状、长方形,形似红蜡片,主要用于无牙颌石膏灌制时形成合适的底座形态,保障其厚度,尤其是全口无牙颌种植取模后,印模内放置的种植体替代体长度超出基托伸展边缘,灌注石膏时容易流动,造成底座厚度不足,影响后期制作。

3. 黏蜡　黏蜡主要由蜂蜡和松香等组成,其黏性比铸造蜡和基托蜡显著增大,是用于人工牙、石膏、焊接修复体、待修补的折断义齿等暂时固定的多用途蜡。成品牙固定在包装盒内的塑料板上,就是用黏蜡来固定的。黏蜡的黏性明显大于其他种类的蜡型材料,对温度异常敏感,稍微加热即可黏附在其他材料表面,夏天的黏性大于冬天。

4. 咬合蜡　临床又称铝蜡,咬合蜡主要由石蜡、合成蜡、稳定剂等组成,70~90℃水浴软化后具有很强的可塑性,患者轻轻咬合,便可穿透,无碎屑、异味、黏膜刺激,凝固后硬度高,不易变形,操作方便,主要用于记录患者的颌位关系。通常咬合蜡与其他类型的基托蜡一起使用,将基托蜡切割成上颌牙弓形态,放入患者口内,上手向上托举基托蜡,使其与上颌前后牙接触,保证稳定性,且不易咬入过深。后将咬合蜡软化后,在基托蜡的咬合面的前牙及左右两侧后牙区域滴塑一定量的蜡材,放入患者口内,嘱其吞咽咬合,轻微用力,无需咬穿,待蜡材凝固后将其取出,对其边缘进行修整,以便下颌就位。完成之后用膨胀率较低的𬌗架石膏将模型按照获取的关系位置固定在𬌗架上。

5. 抛光蜡 口腔科金属、陶瓷或是树脂类修复体抛光时,所用抛光材料中通常选择一些动、植物蜡作为抛光蜡膏体的辅助成分,可以增强抛光蜡的油润细腻感、增强金属表面的光亮度。由于蜡的熔点在 40~90℃ 之间,可以满足抛光蜡在制备条件下液态混合均匀,在常温下为固态这一要求。

石蜡是熔点为 40~70℃ 的各种正构烷烃和少量异构烷烃的混合物,是良好的润滑剂、成膏剂和上光剂。微晶蜡的熔点高于 70℃,是比石蜡具有更多高度分支的异构烷烃、环状烃和含部分直链烃组成的混合物,能与各种矿物蜡、植物蜡及热脂肪油互溶。微晶蜡含有较多的异构烷烃,在制备过程中能使蜡由液态向固态转变时收缩率变小。微晶蜡的颗粒较大,且具有延展性,当与液体油混合时,具有防止油分分离及析出的特性,在一定程度上可以防止抛光蜡的磨料部分和有机膏体的分离。其中熔点在 77~80℃ 的微晶蜡具有较好的延展性,对被抛表面的晶格有细化作用,能显著增强金属表面的光洁度。

巴西棕榈蜡含有 80%~85% 的蜡酸、蜡醇和酯,是良好的润滑剂,并具有良好的光泽和韧性。巴西棕榈蜡易与其他的蜡相熔,相熔以后蜡的韧性提高黏着性降低,塑性得到改善。虫蜡是脂肪族一价酸的酯类混合物,酯含量为 93%~95%,具有良好的润滑性和光泽。

上述几种蜡对抛光蜡的成膏及被抛表面的光洁度均有良好的效果,同时又可以防止抛光蜡开裂。因此,选择石蜡、微晶蜡、巴西棕榈蜡、虫白蜡进行复配,作为抛光蜡膏体的辅助成分。

(张　静)

思考题

1. 蜡型材料的主要来源分类及临床应用分类有哪些?
2. 运用过程中蜡型材料的性能要求有哪些?
3. 雕刻蜡的组成及性能要求有哪些?
4. 3D 打印蜡的组成,性能要求及应用有哪些?

第五章　口腔金属材料

金属（metal）材料在口腔修复中有着悠久的使用历史。技师制作冠、桥、嵌体、可摘局部义齿、种植义齿时几乎都会涉及金属材料。可以说，金属材料在口腔修复工艺学中占据着重要的地位。但近年来，随着陶瓷材料和树脂材料的快速发展以及新型加工技术的出现，金属材料的应用比例有减少的趋势。

第一节　概　　述

金属材料包括了纯金属和合金（alloy）。纯金属是由单一金属元素组成，而合金是由两种或两种以上的金属元素或金属元素与非金属元素熔合在一起所组成的具有金属特性的材料。纯金属的获得困难、品种少、力学性能低，合金可以改善金属的各种性能，因而口腔修复工艺领域使用的金属材料大多数为合金。纯金属和合金的晶体结构不同。

一、金属材料的晶体结构

（一）纯金属的晶体结构

物质是由原子构成的。根据原子在物质内部的排列方式不同，可将物质分为晶体和非晶体两大类。内部原子呈现规则排列的物质称为晶体，内部原子呈现不规则排列的物质称为非晶体，所有固态金属都是晶体。晶体内部原子的排列方式称为晶体结构。常见的晶体结构有：

1. 体心立方晶格　如金属 α-铁、δ—铁、β—Ti、Cr、V 等。
2. 面心立方晶格　如金属 α-铁、Al、Cu、Ni 等。

3．密排六方晶格　如金属 Mg、Zn、γ—Ti 等。

实际使用的金属是由许多晶粒组成的，称为多晶体。每一晶粒相当于一个单晶体，晶粒内的原子排列是相同的，但不同晶粒的原子排列的位向是不同的，晶粒之间的界面称为晶界。晶界容易产生缺陷。高温的液态金属冷却转变为固态金属的过程是一个结晶过程态，即原子由不规则状态（液态）过渡到规则状态（固态）的过程。

（二）合金的晶体结构

合金是由两种或两种以上的金属元素与非金属元素组成的具有金属特性的物质。例如碳钢是铁和碳组成的合金。组成合金的最基本的、独立的物质称为组元，简称为元。一般来说，组元就是组成合金的元素，例如铜和锌就是黄铜的组元；有时稳定的化合物也可以看作组元，例如铁碳合金中的 Fe_3C 就可以看作组元。通常，由两个组元组成的合金称为二元合金，由三个组元组成的合金称为三元合金。

相是指合金中成分、结构均相同的组成部分，相与相之间具有明显的界面。通常把合金中相的晶体结构称为相结构，而把在金相显微镜下观察到的具有某种形态或形貌特征的组成部分总称为组织。所以合金中的各种相是组成合金的基本单元，而合金组织则是合金中各种相的综合体。一种合金的力学性能不仅取决于它的化学成分，更取决于它的显微结构。通过对金属的热处理可以在不改变其化学成分的前提下改变其显微结构，从而达到调整金属材料力学性能的目的。根据构成合金的各组元之间相互作用的不同，固态合金的相结构可分为固溶体和金属化合物两大类。

1．固溶体　合金在固态下，组元间仍能互相溶解而形成的均匀相，称为固溶体。形成固溶体后，晶格保持不变的组元称溶剂，晶格消失的组元称溶质。固溶体的晶格类型与溶剂组元相同。由于溶质原子的溶入，固溶体发生晶格畸变，变形抗力增大，使金属的强度、硬度升高的现象称为固溶强化，它是强化金属材料的重要途径之一。根据溶质原子在溶剂晶格中所占据位置的不同，可将固溶体分为置换固溶体和间隙固溶体两种。

2．金属化合物　金属化合物是合金组元间发生相互作用而生成的一种新相，其晶格类型和性能不同于其中任一组元，又因它具有一定的金属性质，故称金属化合物。如碳钢中的 Fe_3C，黄铜中的 Cu、Zn 等。金属化合物大致可分为正常化合物、电子化合物及间隙化合物。金属化合物具有复杂的晶体结构，熔点较高，硬度高，而脆性大。当它呈细小颗粒均匀分布在固溶体基体上时，将使合金的强度、硬度及耐磨性明显提高，这一现象称为弥散强化。因此金属化合物在合金中常作为强化相存在，它是许多合金钢、非铁金属和硬质合金的重要组成相。

二、常用的金属元素

金属元素可分为贵金属元素（noble metal）和非贵金属元素（base metal）。不同的金属元素结合在一起，可以制成具有良好性能的合金。

（一）贵金属元素

贵金属元素在加热、铸造、焊接及口腔使用过程中具有良好的抗氧化性、抗失泽及耐腐蚀性。口腔修复工艺中使用的贵金属元素包括金和铂族，铂族又包括铂、钯、钌、铑、锇、铱六种元素。

1．金（Au）　金在自然界中通常以单质的形式存在。金具有华丽的黄色金属光泽，柔软，熔点 1 063℃。其延性和展性在金属中最高，1 克金可以打成 1 平方米薄片，厚度只有

0.000 1mm，也可以拉成直径仅为 0.003mm 的金丝，金粉很容易镀到金属、陶瓷及玻璃的表面上。在一定压力下金容易被熔焊和锻焊，在室温下，通过一定压力把两片金箔压在一起就可达到焊接的效果，这种性能被称为"可黏合性"。虽然金是金属中延展性最好的，但其强度较低，必须与铜、银、铂及其他金属形成合金来提高硬度和弹性。作为一种贵金属，金具有很强的抗腐蚀能力，能够耐受复杂的口腔环境。它易于加工，且相对其他金属而言颜色也容易被接受，因此金是义齿金合金的主要成分。

2. 铂（Pt） 铂在自然界中往往与其他具有类似性质的铂族贵金属形成混生矿，如钌、铑、钯、锇、铱。铂是一种白色金属，质地比金硬，熔点 1 769℃，延展性低于金，化学稳定性很高，是义齿用金合金的重要组成部分。铂可使晶粒细化，改善合金的性能，并提高其在口腔中的防腐蚀能力。在钯基合金、银 - 钯合金和钴 - 铬合金中都含有铂，铂铱合金可以制作高强度的桩核。

3. 钯（Pd） 钯是世界上最稀有的贵金属之一，地壳中的含量约为一亿分之一，比黄金要稀少很多，总产量不到黄金的 5‰。自然界中的钯存在于铂金属自然合金中，外观与铂相似，呈银白色，色泽鲜明。钯具有极佳的物理与化学性能，耐高温、耐腐蚀、耐磨损和具有极强的延展性。加热时，钯可吸收大量的氢气，因此，纯钯不适用于制作义齿。但钯能与金、银、铜、钴、锡等元素组成合金而广泛用于口腔领域。在义齿工艺技术中，钯是金合金、银 - 钯合金和钯基合金的组成部分。它可改善合金的抗腐蚀性，提高其力学性能和升高合金的熔点。在金 - 钯合金中，钯的含量≥10%，合金就会呈白色。

4. 钌（Ru）、铑（Rh）、锇（Os）、铱（Ir） 铂族贵金属除了铂和钯以外，还有钌、铑、锇、铱这 4 种元素熔点特别高。钌的熔点是 2 310℃，铑的熔点为 1 966℃，铱的熔点是 2 410℃，锇的熔点为 3 000℃。

由于熔点极高，在合金中加入钌和铱，可充当晶粒细化剂，且用量较少。在合金中加入 0.005% 的铱就可有效地降低晶粒尺寸，改进合金的力学性能及合金内部性能的均匀性。

铑可添加于金合金和钯基合金中。铂和铑的合金还可用于制作热电偶和加热线，这种热电偶可用于测量 1 800℃的高温，如测定烤瓷炉内的温度。

口腔常见贵金属元素性能见表 5-1

表 5-1　口腔常见贵金属元素性能

元素名称	金	铂	钯
元素符号	Au	Pt	Pd
原子序数	79	78	46
颜色	黄色	白色	银白色
密度（单位：g/cm³）	19.32	21.45	12.02
熔点（单位：℃）	1 063	1 769	1 552
抗拉强度（单位：MPa）	131	140	184
弹性模量（单位：GPa）	82	173	123.6
延伸率（单位：%）	60	41	30
维氏硬度（单位：MPa）	216	549	461
热传导率（单位：W/mK）	320	72	72
线胀系数（单位：10^{-6}/K）	14.2	8.8	11.8

（二）非贵金属元素

口腔修复工艺用合金中常用的非贵金属元素包括银、镍、钴、铬、铜、钛、钼。另外还有些添加微量即可改善合金性能、提高合金与瓷结合力的非贵金属元素，如锡、锌、铟、镓等。

1. 银（Ag）　银是古代就已知并加以利用的金属之一，银在自然界中含量不多，少量以单质形式存在，天然银多半是和金、汞、锑、铜或铂成合金。

银的熔点为 960.8℃，在金属中导热性最佳，融化时会吸收气体，凝固时又会把气体释放出来，发生"喷溅"现象，逸出的气体会把液态银带出已经开始凝固的表面，因此，含银的合金必须在真空状态或者有氩气保护下进行熔化。银常作为金合金、银 - 钯合金和钯基合金的组成成分，可改善合金在铸造和焊接时的流动性，并可提高其线膨胀系数。

知识拓展

银合金的熔化方法

银熔化时会吸收气体，特别是氧气（可达到其体积的 22 倍），在凝固时银又会把气体释放出来，此时会发生"喷溅"现象，逸出的气体会把液态银带出已经开始凝固的表面。加入铜和锌之后可减弱喷溅强度。加入已凝固的银表面对逸出的气体形成过大的阻力，则这些气体会残留于银中而形成圆形空腔（气孔）。另有一部分氧会被银吸收，以溶解的形式存在于固态银中。为了防止上述现象，含银的合金必须在真空状态或者有氩气保护下进行熔化。同时要注意合金不能过度加热，否则会使铸件产生气泡，形成小凹及粗糙表面。

2. 镍（Ni）　镍是银白色金属，易于进行冷加工。镍能提高合金的耐腐蚀性，增加合金的强度、韧性和延展性。当温度不高于 320℃ 时，镍是磁性材料，因此做 CT 或磁共振（MRI）检查时会产生伪影，影响检查结果。必要时应摘除（或拆除）口腔中的含镍的修复体。温度超过 500℃ 时，镍发生氧化反应，氧化镍的颜色为黄色或黄绿色。稀硝酸和浓硫酸可使镍的表面钝化，形成薄的氧化保护层。

镍与皮肤接触有可能引起过敏反应。吸入含镍的粉尘，可引起病理性组织变化。镍是镍 - 铬合金、钴 - 铬合金、18-8 不锈钢的组成成分。镍 - 铬合金由于价格低廉，以前被大量用于制作烤瓷基底冠，目前担心镍的过敏反应及引发的组织病理变化，在口腔中的应用越来越少。

3. 钴（Co）　钴是具有光泽的银白色磁性金属，与镍相比，钴较硬，且延展性差。钴是钴 - 铬合金的主要成分，某些钯基合金中也含有钴。一般钴 - 铬合金中，钴的成分占 60% 以上。钴比镍更能提高合金的弹性模量、强度及硬度，因此钴 - 铬合金比镍 - 铬合金有更好的力学性能。钴也参与合金表面氧化物的形成。

钴也是一种磁性材料，因此，与镍一样，做 CT 或 MRI 检查时会产生伪影，影响检查结果。

4. 铬（Cr）　自然界中主要以铬铁矿 $FeCr_2O_4$ 形式存在。按照在地壳中的含量，铬属于分布较广的元素之一。铬是银白色有光泽的金属，有很高的耐腐蚀性，在空气中，即便是在赤热的状态下，氧化也很慢，因为在铬的表面会形成起保护作用的氧化膜。

铬是钴 - 铬合金和镍 - 铬合金的重要组成部分，可提高合金的耐腐蚀性，增加合金的硬度和强度。钴 - 铬合金的化学稳定性主要由铬的含量来决定。铸造非贵金属合金铬含量一般在 25%～30%。吸入含铬的粉尘或蒸汽会对呼吸道造成刺激，因此相关工作人员应采取适当的安全防护措施。

5. 铜（Cu） 铜是人类最早使用的金属之一，铜也是唯一的红色金属，铜熔化时会吸收空气中的氧，凝固时一部分氧释放出来，引起轻微的喷溅现象。残留的氧在铜铸件中形成许多气孔。在铜中添加少量磷、硅、镍、铝，可改善铜的可塑性。铜可与金、钯形成一系列固溶体，是贵金属合金的重要成分。在银基合金中，银和铜的比率必须小心平衡，因为银和铜是不混溶的。铜也是焊接合金的常用成分。

6. 钼（Mo） 钼的硬度很高，但也能进行冷加工。钼是镍-铬合金和钴-铬合金的重要成分。钼的熔点很高，为 2 622℃，它在合金中起晶粒细化剂的作用。

7. 钛（Ti） 地球表面十公里厚的地层中，含钛达千分之六，随便从地下抓起一把泥土，其中都含有千分之几的钛。钛是银白色的高熔点轻金属，钛为电的良导体，但其导热性很差。钛有两种同素异构体，温度低于 882℃ 为 α-Ti，具有密排六方晶格；温度高于 882℃ 为 β-Ti，具有体心立方晶格。

钛具有强大的气体吸收能力，当温度高于 149℃ 时钛即开始吸收一些氢，当温度高于 705℃ 时钛开始吸收氧，温度高于 805℃ 时钛开始吸收氮。因此，钛及钛合金只可以在真空中或惰性气体保护状态下进行熔化。

钛具有很好的化学稳定性。在空气中，钛的表面上会迅速形成保护作用的氧化膜。钛在氢氟酸和热盐酸中会被迅速溶解掉。因此含氟牙膏也会对钛造成侵蚀。钛对 X 线具有半阻射性，因此加工厂常用拍 X 线片的方法来检测铸件内部是否有气孔。

纯钛（图 5-1）与人体组织相容性好，因此可用来做种植体、表面涂层，还被大量用于义齿加工，如冠、桥、可摘局部义齿和全口义齿。各种钛合金的加工、组成、结构和性能都不同，锻造和铸造形式也存在差异。钛还可以改善合金在口腔中的耐腐蚀性。

8. 锡（Sn） 锡是白色有光泽的低熔点金属元素，锡在贵金属合金中可使晶格扭曲，改善其力学性能。含锡合金被加热时，在其表面会形成氧化锡，这有助于提高金-瓷结合力。

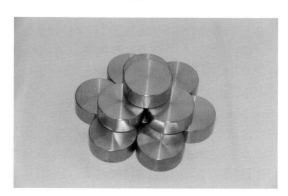

图 5-1 齿科纯钛-铸造用

9. 锌（Zn） 锌是一种蓝白色金属，在合金中加入 1wt%～2wt% 的锌，当合金熔化时，锌首先被氧化，起到除氧的作用，因此锌被称为去氧剂。

10. 铟（In） 铟为银白色金属，在高温下，铟氧化形成浅黄色的氧化铟（In_2O_3），它可提高金-瓷结合力。铟可降低合金的熔点，而且可提高合金熔液的流动性，因此被用于焊接合金中。

11. 镓（Ga） 镓固态时为蓝白色软质金属。镓可作为金基或钯基合金的成分，特别是烤瓷熔附合金，镓的氧化物对于金-瓷结合非常重要。

12. 铍（Be） 铍可作为非贵金属烤瓷熔附合金的成分，它可提高合金的硬度和化学稳定性，降低合金的熔点，改善合金熔液的流动性，同时铍的氧化物也有利于金-瓷结合。但是，铍的毒性很大，铍尘可引起咳嗽、肺炎、呼吸困难等，另外，铍具有致癌性，国际标准规定齿科合金中含铍量应小于 0.02%。

口腔常见非贵金属元素性能见表 5-2。

表 5-2 口腔常见非贵金属元素性能

元素名称	银	镍	钴	铬	铜	钼	钛
元素符号	Ag	Ni	Co	Cr	Cu	Mo	Ti
原子序数	47	28	27	24	29	42	22
颜色	银白色	银白色	银白色	银白色	红色	银白色	银白色
密度 /(g·cm^{-3})	10.5	8.91	8.83	7.19	8.93	10.28	4.51
熔点 /℃	961	1 453	1 492	1 890	1 083	2 622	1 668
抗拉强度 /MPa	137	420	263	520	220	1 100	442
弹性模量 /GPa	82	197	212.8	190	125	336.6	105.2
延伸率 /%	50	18	8	6	42	20	20
维氏硬度 /MPa	251	638	1 043	1 060	369	1 530	970
热传导率 /(W·mK^{-1})	430	91	100	94	400	139	22
线胀系数 /(10^{-6}·K^{-1})	18.9	13.3	12.2	6.2	16.4	5.1	11.9

三、金属材料的分类

金属材料的分类有多种方式,常用的是分类是把金属材料分成黑色金属和有色金属两大类。黑色金属通常指铁,锰、铬及它们的合金。有色金属又称非铁金属,指除黑色金属外的金属和合金,如铜、锡、铅、锌、铝、镍锰以及黄铜、青铜、铝合金和轴承合金等。

在口腔领域,金属通常分为贵金属(nobel metal)和非贵金属(base-metal)。贵金属是指在口腔潮湿环境下耐腐蚀、耐氧化的金属,包括金、铂、铱、钯、铑、锇等,不包括银,因为在口腔环境中银不耐腐蚀。类似的口腔医学中的合金也分为贵金属合金(nobel metal alloy)和非贵金属合金(base-metal alloy)。国际国内相关标准规定,凡是合金中一种或几种贵金属总含量不小于 20wt%的合金属于贵金属合金。在我国,根据《义齿制作用合金产品注册技术审查指导原则》,义齿制作用合金的命名应至少包含产品的主要成分和功能,对于制作工艺、产品形态等不进行强行规定。例如可分为:镍 - 铬烤瓷合金、钴 - 铬支架合金、铸造金 - 钯烤瓷合金、铸造镍 - 铬冠桥合金、钴 - 铬烤瓷合金、钴 - 铬烤瓷合金粉(烧结用)等。根据其成型方式和用途,口腔修复工艺用合金材料可以分为铸造合金(casting alloy)、烤瓷合金(porcelain bonding alloy)、锻制合金(wrought alloys)、CAD/CAM 合金与 3D 打印合金(详见第九章)、焊接(welding)与其他合金。

四、金属材料的成型方法

口腔修复工艺中金属材料大致有 5 种成型方法:铸造、切削、选择性激光烧结、煅制和电铸。

(一)铸造(失蜡法)

铸造(casting)成型法是口腔金属修复体成型的一种重要加工方法。铸造就是将熔化的金属或合金浇注到预先制成的铸腔中形成铸件的过程。通常由口腔医师采集患者口腔的印模,灌成石膏模型后,再由技师在模型上完成义齿蜡型,经过包埋、除蜡,获得材料转换腔

（即铸模腔），最后通过铸造机将熔化的金属浇注到材料转换腔中形成铸件，可获得高精度的修复体（图 5-2）。整个操作过程比较复杂和烦琐，并且它依赖于技师的手工操作，对技师的操作技术有较高的要求。另外，取印模、灌模型的过程中存在尺寸误差，制作蜡型和包埋铸造也存在收缩与膨胀的问题，这些都会对修复体最终的精度产生影响。

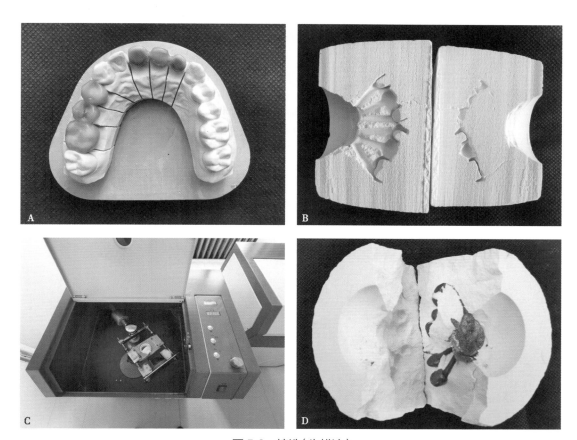

图 5-2　铸造（失蜡法）
A. 铸造蜡型　B. 铸模腔　C. 金属铸造机　D. 铸件

（二）切削（减材制造）

即计算机辅助设计（computer aided design）和辅助制造（computer aided manufacturing）。指利用数控机床对金属材料进行外形加工，通过切除块状原料坯上多余的材料，以获得形状、尺寸精度和表面质量都符合要求的金属制品（图 5-3）。目前切削成型技术在口腔修复工艺领域得到广泛应用，主要用于嵌体、冠、桥、精密附着体及个性化种植体基台的加工，常用的材料有钴-铬合金、纯钛、二氧化锆及树脂。

（三）选择性激光烧结（增材制造）

选择性激光烧结（selective laser sintering）成型技术，是指采用激光束在计算机控制下，根据分层截面信息进行有选择地分层烧结粉末状的金属材料，一层一层烧结，层层叠加最终形成所设计的物体形态。目前可供使用的粉末有钴-铬合金粉和纯钛粉。这种加工方法与切削加工相比提高了材料的利用率，大幅降低加工成本，可加工金属冠桥、义齿支架和基托等（图 5-4）。

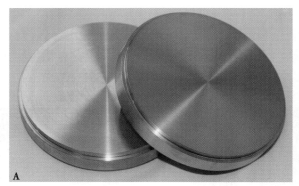
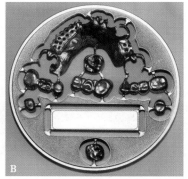

图 5-3　切削（减材制造）

A. 机床切割用纯钛　B. 切割完成的金属修复体部件

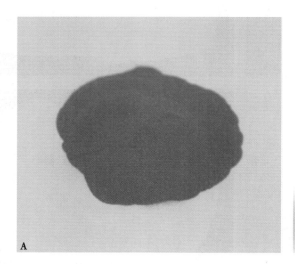
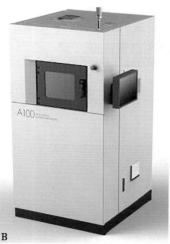
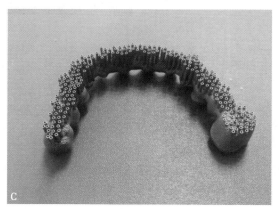

图 5-4　选择性激光烧结（增材制造）激光烧结成型钴 - 铬合金修复部件

A. 选择性激光烧结用钴 - 铬合金粉　B. 激光烧结成型机　C. 激光烧结成型钴 - 铬合金修复部件

（四）锻制（冷加工法）

锻制（wrought）是利用加工外力（拉、压、锤等）使金属坯料产生塑性形变，以获得具有一定力学性能、一定形状和尺寸工件的加工方法。如口腔临床常用的不锈钢丝是锻制而成。

（五）电铸（沉积法）

电铸（electroforming）是指利用电解过程，在导电性物质上镀上所需金属的方法。制作金属烤瓷基底冠所用的镀金及金沉积法都是采用电铸法。

目前 CAD/CAM 技术在口腔临床的应用呈快速上升趋势，已有逐步取代传统的铸造、锻制、电铸等加工方法，未来的义齿加工将步入 0 数字化的时代。

第二节　铸　造　合　金

口腔铸造合金应具备如下要求：较低的熔化温度和较窄的固相线 - 液相线温度范围，良好的力学性能、理化性能、耐腐蚀性能、生物学性能和优良的铸造性能，其中优良的铸造性能是指液体合金的流动性好、铸件的体积收缩率小和铸件容易打磨抛光。

铸造合金按其组成中贵金属元素的含量可分为贵金属铸造合金和非贵金属铸造合金。根据熔化温度可将铸造合金分为高熔铸造合金（1 100℃以上）、中熔铸造合金（501～1 100℃）和低熔铸造合金（500℃以下），熔化温度影响铸造包埋材料的选择和熔化方式的选择。

按照 ISO 及我国有关标准，铸造合金视其力学性能可以分为 1～5 型，每种类型合金的性能要求见表 5-3，这里的力学性能主要指屈服强度和延伸率，均为铸造后状态下的性能。

表 5-3　对铸造合金力学性能的要求

类型	屈服强度	断裂延伸率	弹性模量
	不低于 /MPa	不低于 /%	不低于 /GPa
1	80	18	—
2	180	10	—
3	270	5	—
4	360	2	—
5	500	2	150

上述各型合金的适用范围如下：

1 型合金用于承受低应力的单个牙齿的固定修复体，如单面嵌体和带有瓷饰面的单个冠。

2 型合金用于所有单个牙齿的固定修复体，如涉及多个牙面的嵌体和无饰面的冠。

3 型合金用于多个单位的固定修复体，例如固定桥。

4 型合金用于承受极高应力的、断面较薄的修复体，例如可摘局部义齿、卡环、较薄的饰面冠、跨度大的或横截面小的桥体、杆、附着体以及种植体的上部结构。

5 型合金用于需要高刚性和高强度的修复体，例如薄的可摘局部义齿、薄的卡环等。

一、铸造用贵金属合金

GB/T 17168-2013 中规定，口腔铸造贵金属合金中金与铂族金属含量 25wt%～75wt%，金含量不小于 60wt%，且金加铂族金属总量不小于 75wt%。

（一）分类与组成

根据合金中贵金属含量的多少可分为高贵金属合金和贵金属合金（表5-4）。

1. 高贵金属铸造合金 指贵金属元素含量不低于60wt%，其中金含量不低于40%的铸造合金（图5-5）。高贵金属铸造合金主要有3种：

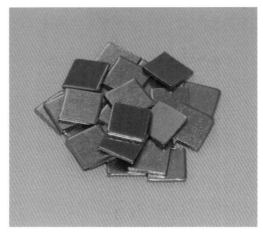

图5-5 铸造用高贵金属合金

（1）金-银-铂合金（Au-Ag-Pt）：合金中金含量为78wt%，银和铂的含量大致相等，熔化温度范围：1 045～1 140℃。

表5-4 口腔用贵金属合金的典型组成 单位：wt%

合金种类	金	银	铜	钯	铂	锌	其他
高贵金属合金							
金-银-铂合金	78.1	11.5	—	—	9.9	—	铱微量
金-铜-银-钯Ⅰ型合金	76.0	10.0	10.0	2.4	0.1	1.0	钌微量
金-铜-银-钯Ⅱ型合金	56.0	25.0	11.8	5.0	0.4	1.7	铱微量
贵金属合金							
金-铜-银-钯Ⅲ型合金	40.0	47.0	7.5	4.0		1.5	铱微量
金-银-钯-铟合金	20.0	38.7	—	21.0		3.8	铟（16.5）
钯-铜-镓合金	2.0	—	14.0	77.0	—	—	镓（7.0）
银-钯合金	—	70.0		25.0		2.0	铟（3）

此种高贵金属合金中不含铜，所以它可以避免铜释放而产生的颜色变化。和一般的铸造合金相比，此类合金含有较多的金，银和铂的含量大致相等。在进行热处理时，其他非贵金属成分只形成颜色很浅的氧化物，所以此类合金几乎不变色。不含铜的高贵金属铸造合金都可进行淬火硬化。银可增强合金的强度，提高合金的流动性。铂加入金中可以提高合金的硬度和弹性，加强合金的稳定性，并使金的黄色变浅。铱的熔点很高（2 410℃），在合金铸造过程中是不熔化的，因此，当合金冷却时它可作为晶核使晶粒细化，从而改善合金的力学性能。

（2）金-铜-银-钯Ⅰ型合金（Au-Cu-Ag-Pd）：合金中金含量为76wt%，银和铜各占10wt%左右，钯为2wt%～3wt%。熔化温度范围：910～965℃。

这种高贵金属合金中金含量高，并添加了铜，因此其颜色为深黄色，另外该合金中还含有银、钯、锌、钌。银可以中和铜所产生的红色；钯可作为金的替代品，钯合金的力学性能甚至优于传统的金合金；铜可增加合金的强度，降低合金的熔点；锌作为一种还原剂，起到抗氧化的作用，还能改善合金的流动性；钌的熔点很高（2 310℃），作用类似于铱，起晶粒细化的作用。

（3）金 - 铜 - 银 - 钯 II 型合金（Au-Cu-Ag-Pd）：合金中金含量为 56wt%，银的含量有所增加，来补充金含量的下降。熔化温度范围：870～920℃。

2. 贵金属铸造合金　指贵金属元素含量不小于 25% 的合金，主要有 4 种：

（1）金 - 铜 - 银 - 钯 III 型合金（Au-Cu-Ag-Pd）：合金中金元素含量为 40wt%，相应增加银的含量，铜的含量为 7.5wt%，钯为 4.0wt%。熔化温度范围 865～925℃。

（2）金 - 银 - 钯 - 铟合金（Au-Ag-Pd-In）：合金中金元素含量仅有 20wt%，钯为 20wt%，银为 38wt%，铟为 16.5wt%，所以也可以称其为银 - 金合金。熔化温度范围：875～1 035℃。

此合金是金合金和银合金之间的过渡品种。该合金的含金量等于或稍高于含钯量，呈黄色。铟可作为锌的替代元素，提高合金的硬度，降低铸造温度。

（3）钯 - 铜 - 镓合金（Pd-Cu-Ga）：合金中几乎不含金元素，钯含量为 77wt%，铜为 14wt%，镓为 7wt%。熔化温度范围：1 100～1 190℃。

由于含钯，合金颜色为白色。镓可降低合金的熔点，而且氧化镓对金瓷结合有重要意义。

（4）银 - 钯合金（Ag-Pd）：合金中不含金元素，仅含钯为 25wt%，银为 75wt%。熔化温度范围：1 020～1 100℃。

该合金的基本成分为银。在合金中添加钯会使合金的颜色保持稳定，并明显改善合金的力学性能，由于该合金颜色偏白，因此也被称为白色贵金属合金，其加工要求较高，必须在具备真空和氩气保护的条件下进行铸造加工。

（二）性能（表 5-5）

表 5-5　常用贵金属合金的物理和力学性能

合金种类	固相线温度 /℃	液相线温度 /℃	颜色	密度 / （g·cm⁻³）	0.2% 屈服强度（软化 / 硬化）/ MPa	延伸率（软化 / 硬化）/ wt%	维氏硬度（软化 / 硬化）/ GPa
高贵金属合金							
金 - 银 - 铂合金	1 045	1 140	黄	18.4	420/470	15/9	1.7/1.9
金 - 铜 - 银 - 钯 I 型合金	910	965	黄	15.6	270/400	30/12	1.3/1.9
金 - 铜 - 银 - 钯 II 型合金	870	920	黄	13.8	350/600	30/10	1.7/2.6
贵金属合金							
金 - 铜 - 银 - 钯 III 型合金	865	925	黄	12.4	325/520	27.5/10	1.2/2.1
金 - 银 - 钯 - 铟合金	875	1 035	淡黄	11.4	300/370	12/8	1.3/1.9
钯 - 铜 - 镓合金	1 100	1 190	白	10.6	1 145	8	4.2
银 - 钯合金	1 020	1 100	白	10.6	260/320	10/8	1.4/1.5

软化：经过软化热处理后的状态，为无序固溶体。

硬化：经过硬化处理后的状态，为有序固溶体。

1. 熔化温度范围　固相线 - 液相线间的熔化范围应当较窄，以避免合金在铸造过程中过长时间处于熔化状态，减少合金氧化及污染的机会。大多数贵金属合金的熔化温度在70℃以下。金 - 银 - 铂，钯 - 铜 - 镓和银 - 钯合金的熔化范围较大，导致铸造成功率更低。

合金的液相线温度决定了铸型的加热温度、包埋材料的类型及铸造过程中必须使用的热源。铸型加热温度一般必须低于液相线温度约500℃。对于金 - 铜 - 银 - 钯Ⅰ型合金，铸型加热温度应当为450～475℃，因而可以使用石膏结合剂包埋材料。如果铸型加热温度需要接近700℃，就不能使用石膏结合剂包埋材料，因为硫酸钙高温下将发生分解并使合金变脆。铸型加热温度接近或大于700℃时，需要使用高温包埋材料。因此，石膏结合剂包埋材料可用于金 - 铜 - 银 - 钯Ⅰ型、Ⅱ型、Ⅲ型及金 - 银 - 钯 - 铟合金，其他合金应使用高温包埋材料。

汽油喷枪足以用于液相温度低于1 100℃的合金的加热，例如金 - 铜 - 银 - 钯Ⅰ型、Ⅱ型、Ⅲ型及金 - 银 - 钯 - 铟合金。高于这一温度，必须使用汽油 - 氧气喷枪或电流感应加热方法。

钯和铂的熔点高，含有这两种元素较多的合金的液相线温度亦较高，这类合金包括钯 - 铜 - 镓、银 - 钯合金及金 - 银 - 铂合金。

2. 铸造温度　合金的铸造温度通常高于其液相线温度100～150℃，目的是使合金完全熔化，降低黏滞性，提高流动性，确保铸造质量。如果铸造温度过高，会造成低熔点元素被烧损，合金吸收气体量增加，铸件收缩率增加，并容易造成铸造缺陷。

3. 密度　合金的密度对其熔化后充分流入铸模腔有显著影响。通常密度大的合金更容易铸造成型。贵金属合金通常具有较大的密度，容易形成完好的铸件，适合于铸造成型。

4. 强度　贵金属合金种类多，屈服强度变化范围大，一般在260～1 100MPa，伸长率在8%～30%，基本上满足铸造合金力学性能要求，因此贵金属合金可以用来制作所有的修复体。金 - 铜 - 银 - 钯Ⅰ型、Ⅱ型、Ⅲ型及金 - 银 - 钯 - 铟合金通过热处理可形成有序固溶体，显著提高屈服强度。钯 - 铜 - 镓合金不支持有序固溶体的形成，但其具有非常高的屈服强度和硬度。

5. 硬度　硬度与屈服强度密切相关，它关系到合金抛光的难易程度，通常硬度越高越难打磨、抛光。大多数贵金属合金的硬度低于牙釉质，也低于非贵金属合金。如果合金的硬度超过牙釉质的硬度，会造成对𬌗牙牙釉质的磨损。

6. 延伸率　延伸率反映了合金的延展性，影响合金的可抛光性。需要抛光的合金应当有一定的延伸率，延伸率高的合金不会在抛光过程中折断。但在冠桥修复中，通常要求合金的延伸率不能太大，以确保桥体的刚性。

7. 生物相容性　一般认为贵金属合金对人体具有良好的生物相容性，无明显的毒性和刺激性，可以长期在口腔环境中使用。

合金在口腔环境中释放元素主要发生在腐蚀过程。合金对生物体产生的毒性、过敏性和其他的不良生物学反应与释放到口腔中金属元素的性质、浓度以及作用时间密切相关，不同的元素对人体会产生不同的生物学效应。

可以从以下五个方面来考虑贵金属合金的生物相容性：①从贵金属合金中释放的元素与合金的组成不成正比，而与合金微结构中相的数量、类型和组成有关。多相合金通常比单相合金能释放更多的物质。②一些元素，如铜、锌、银、铬及镍，本质上比金、钯、铂及铟等元素更容易从合金中释放出来。③含贵金属元素多的合金一般比含贵金属元素少的或不含贵金属元素的合金释放的物质少。④在某些情况下，单一金属元素的毒性可能大于合金化后的该元素毒性，如银是一种细胞毒性较强的元素，但合金化后其毒性明显减小。⑤在口腔中合金元素的不同组合可能会改变合金的腐蚀性和生物相容性。

8．化学性能　在口腔环境中贵金属合金，特别是高贵金属合金的化学性能比较稳定，具有优良的耐腐蚀性。含铜、银较多的合金的耐腐蚀性相对较差。

9．铸造性能　合金从熔化的液体经冷却、凝固、再冷却至室温的过程中伴有体积的收缩。合金的收缩可分为三个阶段，第一阶段是液相线以上的液体合金的冷却收缩；第二阶段是液相线与固相线之间合金的结晶收缩；第三阶段是固相线开始至室温的固体合金的冷却收缩。第一阶段的收缩对铸件的尺寸准确性关系不大，因为合金尚未凝固。后两个阶段的收缩通常会导致最终铸件外形尺寸的缩小，影响铸件的就位。通常金基合金铸造后的线收缩率为 1.24%，是所有铸造合金中最小的。合金的铸造收缩可通过铸型（包埋材料）的加热膨胀来补偿。合金的固相线温度越高，收缩就越大。

10．热处理　铸造贵金属合金的良好力学性能与热处理有很大关系。热处理方法有软化热处理和硬化热处理两种。软化热处理使合金的结构均匀，延展性提高，强度和硬度降低。以金铜基合金为例，当合金加热温度超过 400℃，但低于固相线温度时，如加热到 700℃，保持 10 分钟，原子的热运动使合金成为无序的固溶体。此时快速的降温，能阻止金和铜原子有序排列而保持无序固溶体结构至室温，得到的合金强度和硬度会降低，但延展性会增加。如果合金加热到 450℃左右，并保持 15～30 分钟，让原子充分有序排列之后放入水中冷却，使有序固溶体保持到室温，得到的合金强度和硬度都会增加，但延展性会降低，称为硬化热处理。硬化热处理之前通常需要进行软化热处理，以消除合金内部的加工硬化。软化热处理适用于即将要打磨、成型或冷变形的合金。硬化冷处理适用于义齿支架、连接杆、卡环、桥体等需要较大刚性结构的合金。

（三）应用

贵金属铸造合金种类多，力学性能变化范围广，可以用来制作所有的修复体。

二、铸造用非贵金属合金

常用的铸造非贵金属合金有三种：钴 - 铬合金、镍 - 铬合金、纯钛及钛合金。

（一）钴 - 铬合金（图 5-6）和镍 - 铬合金（图 5-7）

钴 - 铬合金和镍 - 铬合金是口腔修复工艺中常用的两种非贵金属。自 20 世纪 30 年代钴 - 铬合金被引入口腔领域后，在可摘局部义齿支架部分逐渐取代了 Ⅳ 型铸造金合金。

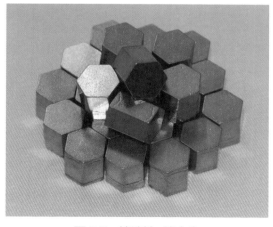

图 5-6　铸造钴 - 铬合金

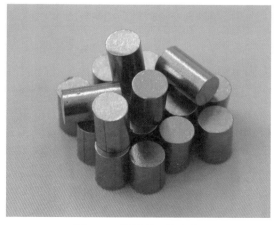

图 5-7　铸造镍 - 铬合金

1. 组成　ISO 标准要求铸造钴 - 铬合金和镍 - 铬合金中铬的含量不低于 20wt%，钴、镍和铬的总含量不低于 85%。这两种合金中，在铬达到一定含量后，钴和镍可以互换，如果钴的含量多称为钴 - 铬合金；如果镍的含量多称为镍 - 铬合金。钴 - 铬合金和镍 - 铬合金的典型组成见表 5-6。

表 5-6　钴 - 铬合金和镍 - 铬合金的典型组成　　　　　　　　　　　　　单位：wt%

合金种类	钴	镍	铬	钼	铝	铁	碳	其他
钴 - 铬合金	63.4	—	28.0	6.2		1.0	0.5	余量
镍 - 铬合金	—	68.5	16.0	5.0	2.9	—	0.1	余量

铬可以降低合金的熔化温度，使合金的表面钝化，形成防腐蚀保护层，提高合金的耐腐蚀性。为了使合金具有足够的抗腐蚀能力，合金的含钴量不得低于 25%，但是当合金中铬含量高于 30%，合金脆性会增加，而且会很难铸造，因此一般铬的含量为 25%～30%。

钴比镍更能提高合金的弹性模量、强度及硬度。因此，钴 - 铬合金比镍 - 铬合金有更好的强度、硬度和弹性模量。

钼的熔点很高（2 622℃），合金中加入钼元素可以形成明显的固溶强化作用，并使合金延展性降低程度减少。碳的含量虽然不高，但对合金的性能影响极大，碳含量的增加可有效提高钴基合金的硬度，但碳含量如果比规定值高或低 0.2% 左右，就会影响合金的性能，甚至使之不能用于口腔临床。例如，碳含量较规定值高出 0.2%，合金将变得太硬和太脆；相反，碳含量较规定值低 0.2%，合金的屈服强度和极限拉伸强度就变小，这两种情况都不能应用于口腔修复体。

目前的钴 - 铬合金基本上不含铍，因为铍是一种对人体有害的元素。

铁可改善合金的力学性能，铁含量一般不超过 2%。

2. 性能　钴 - 铬合金和镍 - 铬合金物理及力学性能见表 5-7。

表 5-7　钴 - 铬合金和镍 - 铬合金物理及力学性能

合金种类	密度 / （g·cm⁻³）	弹性模量 / GPa	维氏硬度 / MPa	延伸率 / %	固相线 温度 /℃	液相线 温度 /℃	颜色
钴 - 铬合金	7.8～8.4	200～270	300～428	7.8～12	1 200～1 350	1 350～1 450	灰白色
镍 - 铬合金	8.1～8.5	165～212	185～220	6.0～17	1 220～1 325	1 260～1 400	灰白色

（1）熔化温度范围：钴 - 铬合金和镍 - 铬合金熔化温度范围一般在 1 300～1 500℃，属于高温铸造合金。通常需要用电流感应或氧 - 乙炔火焰熔化，采用高熔铸造包埋材料包埋。

（2）密度：钴 - 铬合金密度为 7.8～8.4g/cm³，镍 - 铬合金密度为 8.1～8.5g/cm³。密度只有贵金属合金的一半，所以其铸造性能较贵金属合金差。但其制作的修复体较贵金属合金轻，尤其是上颌可摘局部义齿，因而对固位的影响较小。

（3）强度：钴 - 铬合金和镍 - 铬合金屈服强度均超过 600MPa，拉伸强度也大于Ⅳ型贵金属合金，完全满足义齿制作的强度要求。

（4）弹性模量：合金的弹性模量越高，修复体刚性越大，可将金属支架部分做得薄些。钴 - 铬合金和镍 - 铬合金的弹性模量约为Ⅳ型贵金属合金的 2 倍。

（5）硬度：钴 - 铬合金和镍 - 铬合金的硬度明显大于Ⅳ型贵金属合金。但高硬度不利于金属的抛光。

（6）生物相容性：镍是一种公认的致敏元素，尤其是女性对镍过敏的发生率比男性高5～10倍。

3. 应用　钴-铬合金和镍-铬合金主要用于制作可摘局部义齿的支架、基板、卡环、连接杆、桥体等。鉴于镍-铬合金的致敏性较大，目前大多数可摘局部义齿都使用不含镍的钴-铬合金。

非贵金属合金高温下容易氧化，熔化时产生的黏稠氧化膜导致熔体黏滞，不利于铸造，硅、铁、铝可作为脱氧剂加入以减少氧化膜。此外，合金中加入硅、镁等元素可以改善合金熔化后的流动性和可铸造性。在铸造时应特别注意不可使合金过热，否则合金的晶粒会过分粗大，如果过热达到 200℃，则其机械强度就会下降约 10%。铸造后缓慢地冷却能提高合金的延展性。

钴-铬合金强度高，力学性能优良，因此可以用该合金制作可摘局部义齿的支架、卡环、连接杆和桥体（图 5-8）。

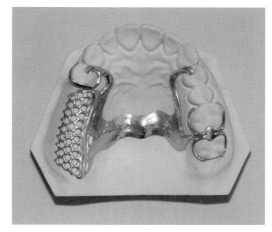

图 5-8　钴-铬合金支架

（二）钛及钛合金

用钛制作的义齿有许多优点。钛的比重小，耐腐蚀，具有良好的生物相容性。在口腔中无味，不容易因传导口腔冷热刺激而引起疼痛（因为钛的导热率低）。钛还具有 X 线半阻射性，利于对完成的义齿内部进行检查。在当今，几乎所有的义齿件都可以用钛制作。钛具有两种同素异构体，低于 882℃ 时为密排六方结构的 α 相，高于 882℃ 以上为体心立方的 β 相。利用钛的上述两种结构的不同特点，添加适当元素如铝、钒、铌、铁、锆、钼等，就可得到不同的钛合金。氧、氮、碳和氢是钛合金的主要杂质，这些杂质元素的微量变化可明显影响材料的物理和力学性能。氧和氮在 α 相中有较大的溶解度，对钛合金有显著强化效果，但却使可塑性下降。通常规定：钛中氧和氮的含量分别在 0.15～0.2% 和 0.04%～0.05% 以下。氢在 α 相中溶解度很小，钛合金中溶解过多的氢会产生氢化物，使合金变脆。钛合金中氢含量应控制在 0.015% 以下。氢在钛中的溶解是可逆的，可以用真空退火除去。

1. 钛合金的分类　钛合金分为三类：α 合金、β 合金和 α+β 合金。我国分别以 TA、TB、TC 表示。

（1）α 钛合金：这类合金在室温和使用温度下有 α 型单相态，主要依靠固溶强化。该合金高温热稳定性较好，耐磨性高于纯钛，可切削性能好，可焊接，抗氧化能力强。在 500～600℃ 的温度下，仍保持其强度和抗蠕变性能，但不能进行热处理强化，室温强度不高。口腔工艺技术常用的 α 钛合金有：钛-12 锆-3 钼合金（钛-锆合金）和钛-3 铝-2.5 钼-2 锆合金（钛-75）。

（2）β 钛合金：是 β 相固溶体组成的单相合金，未经热处理即具有较高的强度，具有延展性，室温强度可达 1 372～1 666MPa，但热稳定性较差不宜在高温下使用。可切削性能也较差。

（3）α+β 钛合金：它是双相合金，具有良好的综合性能，组织稳定性好，有良好的韧性、塑性和高温变形性能，能较好地进行热压力加工。其热稳定性次于 α 钛合金。但可切削性能一般，且难于焊接。口腔工艺技术常用的 α+β 钛合金有：钛 -6 铝 -4 钒合金（ZTC4）和钛 -6 铝 -7 铌合金。ZTC4 使用最为广泛。

2．钛合金的性能特点

（1）强度高：钛合金的密度约为钢的 60%，一些高强度钛合金超过了许多合金结构钢的强度。因此，钛合金的比强度（强度 / 密度）远大于其他金属结构材料，可制出单位强度高、刚性好、质地轻的义齿部件。

（2）抗腐蚀性好：钛合金在口腔环境中，其对点蚀、酸蚀、应力腐蚀的抵抗力特别强；在体外对碱、氯化物、氯的有机物、硝酸、硫酸等有优良的抗腐蚀能力。但钛对还原性氧及铬盐的抗腐蚀性差。

（3）化学活性大：钛合金的化学活性大，与大气中 O、N、H、CO、CO_2、水蒸气、氨气等产生强烈的化学反应。含碳量大于 0.2% 时，会在钛合金中形成硬质 TiC；温度较高时，与 N 作用也会形成 TiN 硬质表层；在 600℃ 以上时，钛吸收氧形成硬度很高的硬化层；氢含量上升，也会形成脆化层。吸收气体而产生的硬脆表层深度为 0.1～0.15mm。钛合金的化学亲和性也大，易与摩擦表面产生黏附现象，因此打磨抛光难度较大。

（4）热导率小，弹性模量小：各种钛合金的热导率比铁下降约 50%。钛合金的弹性模量约为钢的 1/2，故其刚性差，不宜制作细长杆和薄壁件。切削时加工表面的回弹量很大，为不锈钢的 2～3 倍。

（5）生物相容性好：钛合金具有优异的生物相容性。但是腐蚀会导致金属离子的释放，可能引起局部组织的不良反应，反应程度与释放金属离子的种类和量关系密切。钛、锆、铌离子对人体影响较小，钒离子有一定的细胞毒性，对呼吸系统和造血系统有损害；铝离子通过铝盐在体内的蓄积而导致器官损伤。有文献显示铝可以引起骨软化、贫血、神经系统紊乱等症状。

3．铸造纯钛的分级　含钛 99% 以上即被称为"纯钛"。市售铸造纯钛按其杂质含量分为三种级别。虽然这些成分看上去仅有轻微的浓度差异（表 5-8），但实际上对钛的物理和力学性能有显著的影响，这一点应特别注意。市售铸造纯钛的杂志含量见表 5-8。常用铸造钛及钛合金的力学性能表 5-9。

表 5-8　市售铸造纯钛的杂质含量　　　　　　　　　　　　　单位：wt%

牌号	杂质上限						
	O	N	C	H	Fe	Si	其他
ZTA1	0.25	0.03	0.10	0.015	0.25	0.10	0.40
ZTA2	0.35	0.05	0.10	0.015	0.30	0.15	0.40
ZTA3	0.40	0.05	0.10	0.015	0.40	0.15	0.40

表 5-9　常用铸造钛及钛合金的力学性能

材料	屈服强度 /MPa 不小于	拉伸强度 /MPa 不小于	弹性模量 /GPa 不小于	延伸率 /% 不小于
ZTA1	275	343	106	20
ZTA2	373	441	106	15
ZTA3	471	539	106	12
ZTA4	824	892	110	6

钛和钛合金可应用于义齿的各个领域,可用于制作嵌体、铸造冠、桥、金属烤瓷冠、桥的基底冠及铸造支架式义齿。纯钛的密度低,约为许多非贵金属的1/2。材料的密度决定义齿的重量,对于可摘义齿来说其上颌部分应尽可能轻,因此人们往往用钛来制作义齿腭板。

纯钛弹性模量也约为其他非贵金属的1/2。纯钛的力学性能低于钴-铬合金,因此钛制卡环应比钴-铬卡环粗一些。

4. 钛及钛合金的应用 纯钛由于熔点高(1 668℃)、密度低、化学性质活泼,因此铸造比较特殊且困难。为了避免和空气中的气体发生反应,必须保证纯钛在真空和氧气保护的环境下进行熔化;否则钛的表面就会被污染,其强度和延展性都会降低。

纯钛的熔解方式与其他合金大不相同。普通合金采用的是高频方式熔解,而纯钛采用的是电弧熔解法,也就是通过电弧棒放电产生的电弧将其熔解。

熔解纯铁使用的坩埚有两种:一种是石墨坩埚,另一种则是铜坩埚。使用石墨坩埚对纯钛进行熔解时会存在以下风险:由于纯钛的化学性质活泼,在高温下熔解会与石墨坩埚中的某些成分发生反应,从而降低其力学性能。而使用铜坩埚不会有这样的风险。

纯钛熔化的好坏决定了铸件的质量。口腔所用的非贵金属合金大部分是圆柱状,而纯钛是直径2.5cm、厚1.3cm的块状,俗称钛块(图5-9)。首次铸造只能用一个钛块,熔化后还会剩余未熔掉的一部分,俗称底座。底座的大小取决于熔化的好坏。在熔化极佳的情况下,底座通常会剩下5~6g;相反则会剩下约10g,甚至更多。对离心铸造机而言,熔化的合金越多,产生的离心力就越大。纯铁的密度低、重量轻等特点给铸造带来一定的困扰,只有保证其熔化能够达

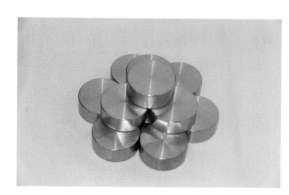

图5-9 纯钛块

到最佳状态,可利用的金属多,才能铸造出优质的铸件。

5. 钛及钛合金铸造过程中容易出现的问题

(1)铸件表面反应层过厚(图5-10):钛容易与包埋材料中的某些元素发生反应,在表面形成硬且易碎的反应层,它会直接影响铸件的力学性能和精度。可在包埋材料中掺入CaO、MgO和ZrO,这在一定程度上能降低钛与包埋材料的表面反应程度。为了进一步降低熔化合金与包埋材料的反应,铸造时铸圈的焙烧温度通常不超800℃,但是温度过低会影响包埋材料的热膨胀。

(2)铸件容易出现内部气孔(图5-11):产生气孔的原因有:①钛的密度低,在离心铸造中的流动容易形成气体;②包埋材料与熔融钛反应产生气体;③钛液与材料转换腔内壁接触形成凝固的外层阻碍内部气体的排出;④熔炼室内氩气压力过大;⑤铸道及排气道设计不合理;⑥包埋材料的透气性不好;⑦金属从液态到固态时产生的缩孔;⑧纯钛在熔化过程中没有达到最佳状态,导致可利用的金属少。

(3)铸造不全(见图5-11):离心法浇铸的铸钛机铸入率较高,铸道粗的比细的铸入率高。氩气压太大会使氩气不能从材料转换腔中排出而造成铸件铸造不全,因此必须控制适宜的氧气压力。铸造不全也可能是铸造机的离心力不足或者熔化没有达到最佳状态,导致可利用的金属不够。

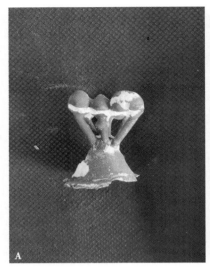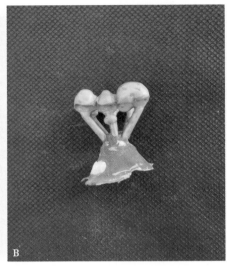

图 5-10　铸件表面反应层过厚

A. 纯钛铸件表面氧化层　B. 喷砂处理后纯钛铸件

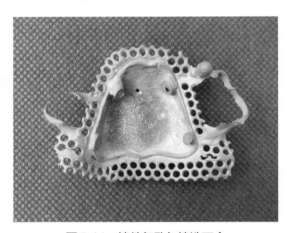

图 5-11　铸件气孔与铸造不全

 知识拓展

钛铸件的打磨、抛光

　　钛熔点高，且在高温下性质活泼，在铸造过程中钛表面易氧化并与包埋材料中的 Si、Al、Mg 等成分发生反应，形成脆而硬的反应层，而且钛的导热系数小、摩擦系教高、与氧亲和力极强，使其在磨削和抛光过程中易产生烧伤和氧化，故钛和钛合金被认为是最难研磨与抛光的金属之一。

　　由于钛的热传导率低于钴 - 铬合金，打磨时易发生过热反应。当研磨温度达 800～1 000℃时会引起金属表面结晶发生变形，影响其力学性能，造成研磨硬化现象。因而钛件磨平时应使用产热少、不含氧化物的小型磨头，高速、轻压力、点状研磨，以确保在研磨过程中不产生硬化现象。

钛件的抛光处理是在磨平处理后，去除表面的污染层。钛件的常用抛光方法有：机械法、电解法、化学法、超声法。

目前对机械抛光所需的器械、磨料、程序等的看法不一致。有学者认为依次使用氧化铝砂轮、绿橡皮轮、白橡皮轮、湿绒轮加浮石粉、毡轮加抛光粒混合物、毡轮加红铁粉以及皮轮加红铁粉进行抛光可获得最满意的效果。抛光时用钛件抛光专用抛光剂在高速、轻压力下进行。钛件在抛光后应放置 10 分钟，以使其表面形成致密的氧化保护层。然后再清除残余抛光剂，就可使抛光的表面长期保持光洁状态。化学抛光是采用钛件化学研磨的研磨液 HF 与 HNO_3 按一定比例混合的溶液，其中 HF 对钛起溶解作用，HNO_3 使钛表面钝化形成氧化膜，起保护作用。

电解抛光是目前对 Co-Cr 合金等口腔科硬质合金的常规抛光方法之一。但含水磷酸电解液可使纯钛表面瞬时产生较厚的氧化膜，使其钝化而呈稳定状态。故钛件的电解需使用特制的电解液。目前的钛电解抛光液性能不太稳定。

超声波抛光的优越性在于它可到达窝、沟和狭窄部位，对于精度要求高的研磨面可达到无磨削纹理。超声波研磨所用磨头是高频振动，振幅较小，对于大面积铸件抛光效率低，但对于细小部位的抛尤其有显著优势。

（三）其他铸造合金

1. 18-8 不锈钢　铸造 18-8 不锈钢的组成与锻造 18-8 不锈钢基本相同，只是碳（0.2%~0.3%）和硅（2.2%~2.8%）元素的含量略高些。

18-8 不锈钢的熔化温度为 1 385~1 415℃。热导率约为 188W/（m•K），密度为 7.75~8.0g/cm³，拉伸强度为 525MPa，屈服强度为 395MPa，延伸率为 29.75%，弹性模量为 196GPa，布氏硬度为 1.3~1.5GPa。铸造后的线收缩率为 1.95%。因此，18-8 不锈钢铸造时需要使用高温包埋材料。

18-8 不锈钢在口腔环境中通常具有良好的耐腐蚀性能，但长时间应用后因镍元素释放可致局部牙龈发黑。

2. 铸造铜合金　铸造铜合金主要由铜（38%~58%）和锌（30%~45%）组成，其熔化温度在 700~950℃，力学性能与金基合金类似，但因化学稳定性较差，在口腔环境中容易腐蚀、变色，从应用安全性角度考虑，该合金目前已很少应用。

第三节　烤　瓷　合　金

一、概述

为了制作出与牙齿颜色接近，且美观及功能良好的义齿，人们把陶瓷材料引入义齿制作中。但是如何使陶瓷和金属结合在一起呢？由于陶瓷和金属这两种材料的物理性质有很大差别，瓷体很容易崩裂或从金属脱落。直到 1950 年，人们成功地解决了金属与瓷的线胀系数的匹配问题，显著提高了金瓷结合强度，并提高了瓷熔附金属修复体的成功率。这种熔附金属修复体兼有金属材料的强度和韧性以及陶瓷材料的耐磨和美观性能。此种修复体一经推出就很受欢迎，到目前为止依然是口腔冠桥修复中常用技术。

（一）分类与组成

烤瓷用合金可分为两大类，即贵金属合金和非贵金属合金。目前用于瓷熔附的合金基底冠、桥体除了通过铸造成型外，还可以通过粉末冶金成型、电铸成型和数控机床切削成型。

（二）金－瓷的结合

合金与瓷之间的牢固结合是瓷熔附金属修复成功的关键，一般认为金瓷之间存在四种结合方式：化学性结合、机械嵌合、物理结合和界面压缩应力结合，其中化学性结合在合金与瓷的结合中起着最大的作用，该结合是通过金属表面氧化物和瓷中的氧化物间扩散形成的化学吸附所致。金属氧化物一方面与瓷的氧化物呈离子键、共价键或混合键的结合，另一方面又与金属直接相连，从而形成牢固的化学结合，其中合金表面合适的氧化膜是其必要条件。

（三）烤瓷合金应具备的性能

1. 烤瓷合金的熔化温度要高于瓷料的熔化温度 瓷料的烤制温度越接近合金的固相点，合金在烤瓷期间就容易出现金属基底的变形。为了防止合金变形，就要求合金的熔化温度至少比瓷料高100℃。

2. 合金表面应当具有较高的表面能，以利于瓷的熔附，形成均匀无缺陷的界面。

3. 瓷料应与金属基底产生良好结合 这两种材料的结合受到多种因素的影响，其中氧化物结合形成的化学性结合及机械嵌合作用最为重要。在烤瓷合金中，主要采用铟、锡、锌和铁来形成氧化物结合层。

4. 瓷与合金的线胀系数应相近 一般合金的线胀系数略高于瓷的线胀系数（约$0.5×10^{-6}$/K）。这样在冷却过程中，瓷受到的是压缩力，金瓷可以更紧密地结合在一起。

5. 合金必须具备高的机械强度和高的弹性模量 使合金在口腔中承受强大负荷时也能保持其形状，减小瓷层的应力。

6. 合金的氧化层不能太厚或不能明显改变合金的颜色 金属氧化物的线胀系数不同于合金和瓷，如果在被结合的两种物料间存在过厚的氧化层，则在金瓷结合界面会产生附加应力。这样当义齿承受负荷时，氧化层会破裂或脱开金属表面导致瓷层崩落。应力要求产生浅色的氧化层，不能明显改变合金的色调。在工作中，氧化加热根据具体的合金采用不同的温度和时间。有些合金第一次加热就会产生过多的氧化物，必须用喷砂法加以清除。

7. 合金的可铸性能应良好 易于制得精确铸件，且高温蠕变小。

8. 修复体的设计是关键 牙体的预备应当为合金和瓷提供足够空间，金属与瓷的结合部位应尽可能远离与对颌牙接触的区域。

二、贵金属烤瓷合金

（一）分类与组成

贵金属烤瓷铸造合金按组成可分为五种（表5-10）：

1. 金－铂－钯（Au-Pt-Pd）型 金－铂－钯合金贵金属总含量96%～98%，颜色为黄色。这类合金中贵金属含量很高，其中金为主要成分，含有少量铂和钯，可以提高合金熔点。此外有铟、锡，这些元素在高温时会析出合金表面，为金－瓷结合提供氧化物。合金中的铁元素能增加合金的强度。铼是一种晶粒细化剂。

表 5-10 贵金属烤瓷合金的组成（铸造） 单位: wt%

合金种类	金	铂	钯	银	铜	其他	贵金属总量	颜色
金-铂-钯	84～86	4～10	5～7	0～2	—	Fe, In, Re, Sn	96～98	黄
金-钯	45～52	—	38～45	0	—	Ru, Re, In, Ga	89～90	白
金-钯-银	51～52	—	26～31	14～16	—	Ru, Re, In, Sn	78～83	白
钯-银	—	—	52～88	30～37	—	Ru, In, Sn	49～62	白
钯-铜	0～2	—	74～79	—	10～15	In, Ga	76～81	白

2. 金-钯（Au-Pd）型 金-钯合金贵金属总含量89%～90%，颜色为白色。这种贵金属合金的金含量降低，钯的含量相应提高了，导致合金呈白色。这类合金不含铂、铁。铟可增进金瓷结合，镓可降低熔化温度，铼可细化晶粒，钌有助于提高可铸造性。

3. 金-钯-银（Au-Pd-Ag）型 合金中贵金属含量为78%～83%，颜色为白色。这种贵金属合金含钯量比金-钯型少，减少的部分由银来补充。铟和锡同样是为了金瓷结合，钌改善铸造性能，铼可细化晶粒。

4. 钯-银（Pd-Ag）型 合金中贵金属总含量49%～62%，颜色为白色。钯-银合金中的贵金属含量最低，它不含金，含有一定量的银。为了瓷金结合，它添加了铟和锡，加入的钌可改善铸造性。

5. 钯-铜（Pd-Cu）型 该合金贵金属总含量76%～81%，颜色为白色。合金中含钯量很高，并含10%～15%的铜。铟有利于金资结合，镓可降低铸造温度。

（二）性能

常用贵金属烤瓷合金的机械性能（表5-11）:

表 5-11 常用贵金属烤瓷合金的性能及铸造温度

合金种类	抗拉强度/MPa	0.2%屈服强度/MPa	弹性模量/GPa	延伸率/%	维氏硬度/GPa	密度/(g·cm⁻³)	铸造温度/℃
金-铂-钯	480～500	400～420	81～96	3～10	1.7～1.8	17.4～18.6	1 150
金-钯	700～730	550～575	100～117	8～16	2.1～2.3	13.5～13.7	1 320～1 330
金-钯-银	650～680	475～525	100～117	8～18	2.1～2.3	13.6～13.8	1 320～1 350
钯-银	550～730	400～525	95～117	10～14	1.8～2.3	10.7～11.1	1 310～1 350
钯-铜	690～1 300	550～1 100	94～97	8～15	3.5～4.0	10.6～10.7	1 170～1 190

1. 金-铂-钯（Au-Pt-Pd）型 这类合金熔化温度高，具有高的刚性、强度、硬度、适度的延伸率和优异的耐腐蚀性，但其抗挠曲性较低。由于金-铂-钯合金为黄色，上瓷后可形成令人满意的美观效果。但是其贵金属含量高，故而合金的价格较高。

2. 金-钯（Au-Pd）型 金-钯合金相对金-铂-钯合金强度更高、刚性更大、硬度也更大，并具有较高的延伸率和良好的耐腐蚀性，铸造温度也比金-铂-钯合金高，其密度较低。由于合金呈白色，使用中不利于表现瓷层的颜色。

3. 金 - 钯 - 银（Au-Pd-Ag）型　尽管金 - 钯 - 银合金含有银，但它同样具有良好的耐腐蚀性，其合金性能类似于金 - 钯型合金。

4. 钯 - 银（Pd-Ag）型　该合金密度较低，其他性能类似于金 - 钯 - 银型。在使用此类高银合金作为烤瓷合金时，容易因制作过程中污染或操作技术不当等原因导致瓷的颜色向黄色漂移而产生"泛绿"现象。

5. 钯 - 铜（Pd-Cu）型　这类合金具有高强度和硬度，中等的刚性和延伸率，密度较低。另外合金的抗挠曲性较低，并且易形成黑色氧化物。

（三）应用

贵金属合金表面氧化膜　由于贵金属表面不易氧化，因此贵金属烤瓷合金中必须含有其他更易被氧化的元素，如铁、铟和锡，以形成表面氧化物。加入这些容易被氧化的元素后，在上瓷前对金属基底进行常规"除气"及预氧化过程中，这些元素会析出金属表面，生成 Fe_2O_3、In_2O_3、SnO_2 等氧化膜，能显著提高金瓷结合。

三、非贵金属烤瓷合金

（一）分类与组成

常用铸造非贵金属烤瓷用合金有钴 - 铬合金、镍 - 铬合金和钛及钛合金，它们的组成见（表 5-12）。

表 5-12　烤瓷用铸造非贵金属合金的组成　　　　　　　　　　　　　单位：wt%

合金种类	镍	铬	钴	钛	钼	铝	铁	其他
镍 - 铬合金	59～76	13～26			3～12		0～0.5	镓、硅、铌、锰、钛、铈、硼、钒等
钴 - 铬合金		20～37	52～69		0～7			钨 0～13、锰、锡、铜、铌、铈、硅等
钛 - 合金				90～100	—	0～6	0～0.3	钒 0～4

1. 镍 - 铬合金　镍 - 铬合金主要由镍、铬、钼及少量的镓、硅、铌、锰、钒、钛、铈、硼等组成。此种烤瓷合金的成分比非烤瓷用镍 - 铬合金复杂，这样可使合金具有各项所需的性能，特别是其线胀系数和氧化粘接性良好。

2. 钴 - 铬合金　随着镍 - 铬烤瓷合金在口腔中的广泛应用，人群中发生镍过敏的例子也越来越多。为了防止镍引发的过敏及龈缘"黑线"，目前多采用不含镍的钴 - 铬烤瓷合金来制作义齿。此种合金是对制作支架的钴 - 铬合金进行改进而得到的。因为不含有碳，所以硬度较低，可加工性很好。

钴 - 铬合金主要由钴、铬及少量的钼、钨、铝、镓、钌等元素组成。铬能提高合金的耐腐蚀性；钼能降低热膨胀系数；钌能改善合金的铸造性能。

3. 钛和钛合金　钛合金主要是 Ti-6AI-4V。

（二）性能（表 5-13）

1. 镍 - 铬合金　镍 - 铬合金和贵金属烤瓷合金相比，具有较高的熔点、硬度、挠曲强度和热态强度。其弹性模量约为贵金属烤瓷合金的 2 倍，因此，可制作较长的义齿桥而不必担心瓷层的崩裂。同样，用镍 - 铬合金可以制出很薄的冠（厚度不大于 0.3mm），这一点对于下顿前牙特别有利。镍-铬合金的线胀系数为 $14.0×10^{-6}$/K，与普通瓷的线胀系数相近，能形成良好的结合。此外，镍-铬合金的导热率约为贵金属合金的 1/6，可防止口腔热量传人牙髓腔而引起刺激。

表 5-13 常用烤瓷铸造非贵金属合金的性能及铸造温度

合金种类	抗拉强度 /MPa	0.2% 屈服强度 /MPa	弹性模量 /GPa	延伸率 /%	维氏硬度 /GPa	密度 /（g·cm⁻³）	铸造温度 /℃
镍-铬合金	400~1 000	255~730	150~190	8~20	2.1~3.8	7.5~8.2	1 300~1 450
钴-铬合金	520~880	460~640	155~220	6~15	3.3~4.6	7.8~8.6	1 350~1 450
钛合金	240~890	170~830	103~114	10~20	1.2~3.5	4.4~4.5	1 760~1 860

铸造时的过热对镍-铬合金的影响包括：①合金相组织中的晶粒粗大，力学性能下降；②铸件中形成缩孔；③易氧化的合金成分会被烧损，造成其对瓷层的黏合能力下降；④硅会使气体在合金熔液中的溶解度下降，当对合金多次熔化时，合金中的硅就会烧损，在合金上烤瓷时有形成气泡的风险。

由于镍-铬合金的导热率较低，因此在烤瓷时需要比贵金属合金更长的预热和冷却时间。

应特别注意的是，在加工镍-铬合金时要防止吸入合金蒸气和粉尘，因合金中的某些成分如镍进入人体后可致病。另外，镍-铬合金烤瓷冠的边缘，因为镍离子的释放可形成龈缘"黑线"，影响美观。研究发现含铍的镍-铬合金对人体有一定的细胞毒性。

2. 钴-铬合金 钴-铬合金的强度和硬度比贵金属合金和镍-铬合金高，而密度和铸造性能与镍-铬合金接近，其线胀系数为 $(13.9~14.9)×10^{-6}$/K，与普通瓷的线胀系数接近。生物安全性优于镍-铬合金，制作的烤瓷义齿可以避免牙龈"黑线"的现象。

3. 钛和钛合金 钛和钛合金由于其独特的理化性能在口腔修复领域被越来越多地应用，但由于它们的铸造温度高达 1 760~1 860℃，而且钛易于氧化，目前在使用过程中还存在加工困难的问题。计算机切削成型技术可以避免钛和钛合金铸造温度高易氧化的问题。此外，由于钛的线胀系数较小（纯铁和 Ti-6Al-4V 合金的线胀系数分别为 $9.6×10^{-6}$/K 和 $10.3×10^{-6}$/K），所以烤瓷钛所用瓷料要求比贵金属瓷料具有更低的线胀系数。而且由于钛和钛合金在 800℃以上表面形成的氧化钛与钛基底结合力会显著减弱，所以钛的烤瓷温度要求低于 800℃，属于低温瓷。

（三）应用

非贵金属表面氧化膜 非贵金属烤瓷合金，如镍-铬合金，所含的镍、铬和铍元素在除气过程中易于形成氧化物，过厚氧化膜的热膨胀系数与金属或瓷有差异，温度变化时会在界面产生应力，破坏界面结合，因此铸造完成的铸件应进行适当的表面处理图。合金表面的氧化膜一般在 0.2~2μm 范围内可获得最大的金瓷结合。

不同合金形成的氧化膜的厚度不同。贵金属合金形成的氧化膜较薄，钛合金则极易形成过厚的氧化膜，镍-铬合金（图 5-12）和钴-铬合金（图 5-13）等非贵金属合金表面如果操作不当也容易形成过厚的氧化膜。

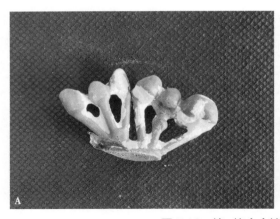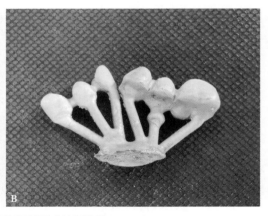

图 5-12 镍-铬合金铸件表面形成的氧化物
A. 喷砂前镍-铬合金铸件表面形成的氧化物　B. 喷砂处理后的镍-铬合金铸件

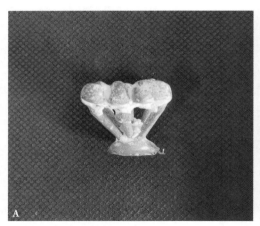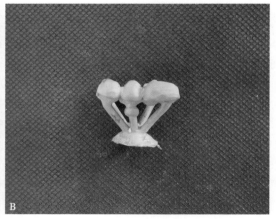

图 5-13 钴-铬合金铸件表面形成的氧化物
A. 喷砂前钴-铬合金铸件表面形成的氧化物　B. 喷砂处理后的钴-铬合金铸件

 知识拓展

提高钛-瓷结合力的方法

钛-瓷结合的薄弱环节是氧化钛层，因为钛表面非常敏感，在有氩气保护下高温处理时，还极易受氧或其他成分的影响，形成过厚的氧化膜。为了避免瓷烧结过程中钛过度氧化，可利用涂层保护。目前认为锆（Zr）是较有发展前景的涂层材料，可在钛表面形成致密的 ZrO_2 保护膜，主要方法有喷溅法和电镀法。为了提高钛及钛合金与瓷的结合力，还可以使用偶联剂。偶联剂与不透明瓷为相同材料，其高流动性可提高瓷在钛表面的润湿效果，以减少界面气泡产生，提高结合力，偶联剂还可提高金瓷线胀系数的一致性从而减小界面应力。偶联剂比钛更易氧化，一定程度上可抑制钛的过度氧化。

第四节　锻制合金

锻制合金是通过对固体合金进行塑形变形而获得所需形状的合金型材（如丝、片）。临床应用时需要在常温下对这些型材进行进一步塑形加工（弯曲、锤压等）及必要的热处理，以制成义齿修复体或修复体和矫治器的附件。目前应用的锻制合金型材主要有合金丝、合金杆、合金片及精密附着体等类型。

一、临床常用合金丝

锻制合金丝主要用于制作正畸弓丝和活动义齿的卡环，其应用特点是利用合金丝的弹性。目前临床上使用的锻制合金丝有 18-8 不锈钢丝、镍 - 钛合金丝、β- 钛合金丝、钴铬镍合金丝及贵金属合金丝。

（一）18-8 不锈钢丝

1. 组成　18-8 不锈钢丝是含有大约 18% 铬（Cr）、8%～10% 镍（Ni）的钢丝，我国牌号为 0Cr18Ni9。当钢中 Cr 的含量超过 13% 时，便具有优良的耐腐蚀性能，可称为不锈钢。

碳在钢中的含量虽不多，但它的含量对钢的力学强度及硬度有很大影响。一般来说，含碳量高，强度和硬度增加，韧性降低，脆性增加。当含碳量低于 1.7% 时称为钢，高于 1.7% 时则为铸铁。

铬能在合金表面形成一层致密而稳定的氧化保护膜以阻止内部金属与周围环境进一步发生反应而导致腐蚀，提高钢的耐腐蚀性能，增加合金的硬度和强度。镍能提高钢的耐腐蚀性能，增加合金的强度、韧性和延展性。

2. 性能　18-8 不锈钢丝在口腔内具有良好的生物相容性，对黏膜组织无刺激、无细胞毒性。它具有优良的耐腐蚀性能，在口腔内不易变色。不锈钢丝表面的清洁、光滑程度及应力状态与其耐腐蚀性能密切相关，表面清洁、光滑、无应力的钢丝耐腐蚀性能较高。

市售的 18-8 不锈钢丝通常为冷拉拔后的状态，具有良好的力学性能和较高的弹性。表 5-14 列出了 2 种规格 18-8 不锈钢正畸用钢丝的力学性能。

表 5-14　18-8 不锈钢丝的力学性能

性能	直径 0.36mm		直径 0.56mm	
	原品	热处理后[1]	原品	热处理后[1]
比例极限[2]/MPa	1 200	1 380	1 060	912
0.1% 屈服强度[2]/MPa	1 680	1 950	1 490	640
拉伸强度 /MPa	2 240	2 180	2 040	2 160
努氏硬度 /GPa	5.1	5.6	5.2	5.4
冷弯 90° 的次数	37	45	13	21

①在 482℃加热 3 分钟，②拉伸测试结果。

18-8 不锈钢丝弹性模量大，硬度高，作为正畸丝使用时，随着应变的释放，矫治力快速下降，需要经常加力和调换。但是该钢丝摩擦系数较低，在托槽上容易滑动，而且容易弯制成型（塑形变形），焊接性能好，价格便宜。18-8 不锈钢丝弯制后局部产生的应力会影响钢丝的弹性,可以通过热处理来消除应力。

3. 应用 直径较粗的 18-8 不锈钢丝(直径>0.9mm)主要用于可摘局部义齿的弯制卡环(图 5-14);直径较细的(直径<0.9mm)主要用于制作正畸矫治器的舌弓、唇弓、双曲舌簧、辅助弹簧及其附件(图 5-15)。直径为 0.25mm 钢丝用作结扎丝。

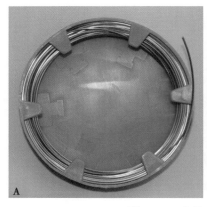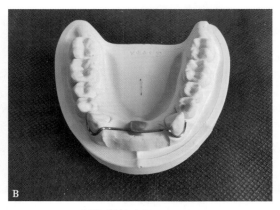

图 5-14 直径 0.9mm 18-8 不锈钢丝的应用
A. 直径 0.9mm 18-8 不锈钢丝 B. 直径 0.9mm 18-8 不锈钢丝制作的弯制卡环

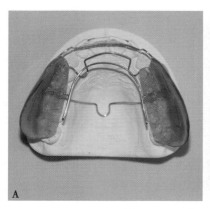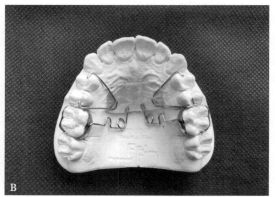

图 5-15 直径<0.9mm 18-8 不锈钢丝的应用
A. 用于制作正畸矫治器的舌弓、唇弓 B. 用于制作正畸矫治器的辅助弹簧及其附件

用不锈钢丝弯制卡环或矫治器的过程是冷变形加工过程,会产生加工硬化现象。因此,在弯制过程中,应掌握材料的特点,缓慢弯曲,使变形程度尽可能小些,同时应注意用力均匀,切忌用暴力和反复多次弯制,以减少加工硬化的程度。弯制时注意避免工具对钢丝表面的损伤。

弯制后应当对钢丝的弯制部位进行热处理,以消除内应力,减少应用时发生断裂的可能。临床上应根据不同的应用选择热处理工艺,一般热处理温度在 400～500℃,时间为 5～120 秒,而正畸弓丝的热处理温度时间平均为 450℃和 1 分钟。如果热处理温度高于 650℃,合金组织会发生再结晶现象,导致力学性能下降。

（二）镍 - 钛合金丝

1. 组成 镍 - 钛合金一般含有 55% 的镍和 45% 的钛。镍 - 钛合金冷却时的相变顺序为奥氏体相→马氏体相。奥氏体是温度较高或者去除载荷时的晶体相，为面心立方晶格结构；马氏体是温度较低或者加载荷时的晶体相，为体心立方晶格结构。奥氏体合金丝弹性模量大（84～98GPa），刚性强，形状比较稳定。马氏体合金丝弹性模量小（31～35GPa），刚性弱，具有延展性、反复性、容易变形等特点。

表 5-15　常用正畸弓丝力学性能比较

常用正畸弓丝	性能						
	拉伸性能			弯曲性能			扭曲性能
	0.1% 屈服强度 /MPa	弹性模量 /GPa	回弹性（YS/E[①]）/×10⁻²	屈服强度（2.9° 剩余变形）/MPa	弹性模量 /GPa	刚性系数[②]（mm-N/度）	刚性系数[②]（mm-N/度）
18-8 不锈钢	1 200	134	0.89	1 590	122.00	0.80	0.078
镍 - 钛合金	343	28.4	1.40	490	32.30	0.17	0.020
β- 钛合金	960	68.6	1.22	1 080	59.80	0.37	0.035

①屈服强度与弹性模量的比值，②刚性系数是弓丝偏转1°产生的力矩。

2. 性能　镍 - 钛合金具有质轻、强度高、弹性好、耐腐蚀及良好的生物学性能等优点。力学性能参见表 5-15，与不锈钢丝和 β- 钛合金丝的力学性能相比，镍 - 钛合金丝通常具有较低的弹性模量和屈服强度，但其回弹性及弹性恢复能较大，残余变形小，因此临床上加力和换弓的次数较少，有利于减少复诊时间及缩短疗程。

3. 应用　镍 - 钛合金丝是目前口腔正畸广泛使用的正畸丝材料，特别用于固定矫治器的弓丝。

 知识拓展

镍 - 钛合金的形状记忆和超弹性

一些镍 - 钛合金具有形状记忆特性。对奥氏体镍钛合金进行加压预成型和加热处理，然后使其降温。当温度降低至相变温度（晶型转变温度）时，镍 - 钛合金开始由奥氏体向马氏体转变。转变后对马氏体镍钛合金进行塑性变形，之后使变形后的马氏体镍钛合金升温，升温至相变温度时马氏体立即向奥氏体转变，于是镍钛合金恢复至当初预成型的形状，此现象称为形状记忆合金的温度记忆效应。在镍钛合金中加入微量的钴可降低相变温度。一些镍 - 钛合金还可通过外力（载荷）实现相变。如果直接对奥氏体镍钛合金施加一定的载荷，奥氏体可发生相变，直接形成变形的马氏体这一过程称为应力诱发马氏体相变。载荷去除后，变形马氏体又能够通过相变变回奥氏体，恢复奥氏体（母相）原来的形状。由于变形的马氏体的弹性模量明显低于奥氏体（母相），宏观表现为相变时应变大幅增加而应力不增加或增加很少。在去除载荷过程中，因为马氏体向奥氏体的转变，弓丝形变在释放过程中能持续地释放较为恒定的应力，这种现象称为超弹性或伪弹性。

（三）β- 钛合金丝

1. 组成　β- 钛合金丝的组成为：钛（70%～78%）、钼（11.5%～13%）、锆（6%～9%）及

锡（4.5%～9%）。β- 钛合金是钛合金的高温晶体结构合金，为体心立方晶格。在钛合金中再加入少量的钼，可将 β- 钛合金保持至室温下。

2．性能　β- 钛合金丝的强度、弹性模量、刚性及回弹性介于镍钛合金丝与 18-8 不锈钢丝之间，但它具有较好的可弯制性和可焊接性。β- 钛合金丝同样具有优良的耐腐蚀性能，其与金属托槽的摩擦系数大于 18-8 不锈钢丝及镍钛合金丝。

3．应用　β- 钛合金丝主要用作正畸弓丝，特别是那些需要力值大于镍钛弓丝，但小于 18-8 不锈钢丝的情况。

（四）钴 - 铬 - 镍合金丝

1．组成　以 Elgiloy 锻造钴 - 铬 - 镍合金丝为例，它由钴（40%）、铬（20%）、镍（15%）、钼（7%）、锰（2%）、铁（15.4%）、碳（0.15%）、铍（约 0.4%）以及其他成分（0.05%）等组成，其中加入少量的铍可降低合金的熔点，有助于制造。

2．性能　市售的钴 - 铬 - 镍合金丝以回火后的韧度为指标分为几种类型（表 5-16），韧度不同，合金丝的应用性能也不同。钴 - 铬 - 镍合金丝的性能与 18-8 不锈钢丝的性能相似，弹性模量为 196～206GPa，略大于 18-8 不锈钢丝。该合金丝焊接性能较好，可用银焊合金进行焊接。合金丝回火后的韧度和热处理会影响合金丝的弯曲性能。

3．应用　钴 - 铬 - 镍合金丝主要用于正畸弓丝和活动义齿的卡环。

表 5-16　直径 0.46mm 钴 - 铬 - 镍合金丝的冷弯曲性能

合金丝类型	断裂前可弯曲 90° 的次数	
	原品	热处理后*
软性的	15	12
可延展的	13	9
半弹簧韧度	12	9
弹簧韧度	5	<1

*在 482℃加热 7 分钟。

（五）贵金属合金丝

1．组成　（表 5-17）是一些具有代表性的锻制贵金属合金丝的组成。

表 5-17　一些锻制贵金属合金丝的组成　　　　　　　　　　单位：wt%

合金种类	银	金	铜	钯	铂	其他
铂 - 金 - 钯	—	27	—	27	45	—
金 - 铂 - 钯	—	60	—	15	24	铱，1.0
金 - 铂 - 铜 - 银	8.5	60	10	5.5	16	
金 - 铂 - 银 - 铜	14	63	9	—	14	
金 - 银 - 铜 - 钯	18.5	63	12	5	—	锌，1.5
钯 - 银 - 铜	39	—	16	43	1	

由表可见，除了金 - 银 - 铜 - 钯合金和钯 - 银 - 铜合金含银较多且不含铂元素以外，其他锻制合金与铸造合金的主要不同在于它们的铂含量较高，铂族元素的加入可以提高合金的熔化温度。

2．性能　锻制贵金属合金丝具有良好的力学性能，优异的生物学性能和耐腐蚀性能

（表 5-18）。一些合金可以形成有序固溶体结构（硬化热处理），可显著提高合金丝的强度和硬度，并降低延伸率。如果要对合金丝进行焊接，固相线温度必须足够高，以保证在焊接过程中合金丝不会熔化或失去纤维状结构。

表 5-18 一些锻制贵金属合金丝的性能

合金种类	固相线温度 /℃	颜色	0.2% 屈服强度（软化 / 硬化）/MPa	延伸率（软化 / 硬化）/%	维氏硬度（软化 / 硬化）/GPa
铂 - 金 - 钯	1 500	白	750	14	2.7
金 - 铂 - 钯	1 400	白	450	20	1.8
金 - 铂 - 铜 - 银	1 045	白	400	35	1.9
金 - 铂 - 银 - 铜	935	浅黄	450/700	30/10	1.9/2.8
金 - 银 - 铜 - 钯	875	黄	400/750	35/8	1.7/2.6
钯 - 银 - 铜	1 000	白	515/810	20/12	2.0/3.0

软化是经过软化热处理后的状态，为无序固溶体。
硬化是经过硬化热处理后的状态，为有序固溶体。

3. 应用 锻制贵金属合金丝主要用于制作需要高弹性的卡环及正畸弓丝，其热处理的方法同铸造金合金。

二、合金片

口腔锻制合金片主要有镍 - 铬合金片和不锈钢片

（一）镍 - 铬合金片

1. 组成 镍 - 铬合金片的主要成分为镍（80%～90%）和铬（5%～10%）。镍、铬元素都具有良好的耐腐蚀性，镍降低合金硬度及增加合金的韧性，铬增加合金的强度。

2. 应用 镍 - 铬合金片具有良好的冷加工性能、耐腐蚀性能、力学性能。因此常用于制作锤造冠和正畸锁槽（图 5-16），近年来由于新的材料和新的工艺技术的出现，锤造冠已基本不用。

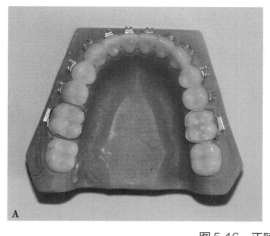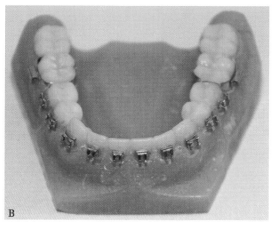

图 5-16 正畸用带环与锁槽
A. 正畸用带环与锁槽（𬌗面观） B. 正畸用带环与锁槽（唇面观）

（二）不锈钢片

1. 组成　与不锈钢丝相比，它的碳含量相对较低（小于 0.12%），目前主要用于基托和正畸用带环制品等。

2. 应用　用于基托的锻制不锈钢片厚度一般在 0.15mm～0.2mm，锻制后的基托不宜进行退火热处理，但要进行消除应力的处理，以保持较高的力学强度。

用于正畸带环制品的不锈钢片含碳很低，其成品需要经退火处理，片的厚度在 0.10mm～0.20mm。

第五节　焊接与其他合金

焊接是通过加热或加压，或两者并用，或用填充材料（钎料），使金属修复体结合在一起的方法。通常有熔焊、压焊和钎焊三种。熔焊是在焊接过程中将工件接口加热至熔化状态，不加压力完成焊接的方法。熔焊时，热源将接口处两种材料迅速加热熔化，形成熔池。熔池随热源向前移动，冷却后形成连续焊缝而将两种材料连接成为一体。目前临床使用的熔焊主要是激光焊。压焊是在加压条件下，使两被焊材料在固态下实现原子间结合。常用的压焊工艺是点焊，当电流通过两被焊材料的连接端时，该处因电阻很大而温度上升，当加热至塑性状态时，在轴向压力作用下连接成为一体。钎焊是指用比被焊接金属熔点低的钎料和焊件一同加热，使钎料熔化（被焊接金属不熔化）后润湿并填满被焊接金属连接的间隙，钎料与母材通过相互扩散形成牢固连接的方法。

一、焊接合金

焊接合金是指用于钎焊的钎料。理想的焊接合金必须具备以下性能：

1. 焊接合金的成分、强度、色泽等应尽量与被焊接的金属相接近。

2. 焊接合金的熔化温度（固相线）必须低于被焊接的合金，至少低 50℃，以低 100℃ 为宜。

3. 焊接合金熔化后流动性大、扩散性高，能均匀到达焊接界面，且与被焊接合金牢固结合。

4. 焊接合金在加热和应用过程中应有良好的抗腐蚀和抗沾污性。口腔临床上应用的焊接合金有金焊合金、银焊合金和锡焊合金等，现分别叙述如下。

（一）金焊合金

1. 组成　金焊合金的主要成分是金、银和铜。为降低熔点，金焊合金还加有少量的锌和锡。多数金焊合金的金、铜比例支持有序固溶体的形成。若降低合金中金的含量，也同时降低了合金的熔化温度。

2. 性能

（1）熔化温度：多数金焊合金的熔化温度在 750～860℃，低于贵金属合金的固相线温度。

（2）力学性能：大多数金焊合金可经过硬化热处理形成有序固溶体，提高强度和硬度。

（3）耐腐蚀性能和生物学性能：金焊合金在口腔内具有良好的耐腐蚀性能。应当注意的是，单纯测试金焊合金本身所得的生物学性能可能完全不同于将其与基底合金结合后的生物相容性。当焊接到合适的基底合金上后，大多数的金焊合金似乎释放更少的物质且在离体下具有更好的生物相容性。因此评价金焊合金的生物学性能应该是针对焊金被焊体的结合体。

（4）颜色：因为金含量的不同，金焊合金的色泽有深黄色、浅黄色和白色三种，临床上可根据被焊接合金的颜色进行配色，但是最终的修复体上还是能明显地看出焊接部位的颜色与被焊接合金的颜色有差异，在一定程度上影响修复体的美观。

3．应用　金焊合金主要用于各种贵金属合金的焊接，也可用于 18-8 型不锈钢、镍 - 铬合金及钴 - 铬合金的焊接。金焊合金以硼砂为焊媒。

（二）银焊合金

1．组成　银焊合金又称白合金焊，其主要成分为银（57%）、铜（15%～27%）和锌（3.5%～4%）。铜可以提高熔点和强度，锌可增加对铁系金属的润湿性。

2．性能　银焊合金的熔点为 620～700℃，稍低于金焊合金。高银的银焊合金对铁系金属的润湿性较差，因而铁系金属多用低银（45% 左右）的银焊合金。

3．应用　银焊合金除焊接银基合金外，还可用于不锈钢或其他非贵金属修复体以及矫治器等的焊接。含金和钯的银焊合金还可用于焊接金 - 银 - 钯合金。银焊合金以硼砂为焊媒。

（三）锡焊合金

锡焊合金的主要成分是锡（66%）和铅（33%），熔点为 183℃。也可用纯锡，熔点为 232℃。由于熔化温度低，一般可用简单工具如热焊铁来熔化焊接。锡焊合金主要用在制作和修理义齿及矫治器过程中，防止卡环、殆支托、支架及附件等的移位。锡焊合金以松香为焊媒。

二、口腔磁性合金

（一）概述

磁铁应用于义齿修复已有多年历史。从 1950 年左右开始在临床上被尝试着应用，主要在义齿磁性附着体、赝复体和正畸治疗中使用。最初使用的磁性材料为氧化铁和铝 - 镍 - 钴合金，因其磁场强度过小，而不能为修复体提供足够的固位力，当其可提供足够固位力时，又因体积过大而不能用于口腔修复体。所以在临床应用上也受到了限制。

近几年来，随着体积小、磁力强的钐 - 钴合金（$SmCo_5$）问世，磁铁的应用范围也进一步扩大了。目前，越来越多的人想利用其磁铁的吸引力，制作成覆盖义齿的根面装置应用于临床，但还存在以下几个问题：①与磁力线垂直的方向吸力弱；②加热后磁性消失；③不能铸造形成复杂形态；④钴和钐粉末烧结成 $SmCo_5$ 磁铁后，脆性较大。

（二）义齿磁性附着体

磁性附着体系统由永磁体和衔铁两部分组成。衔铁固定在口腔内余留牙根或种植体上，永磁体固定在义齿基托中，二者间的磁力将修复体吸附到基牙或种植体上，使其获得固位和稳定。

1．磁性附着体与卡环共同固位的部分覆盖义齿　即在一副可摘部分义齿上，既采用磁性附着体，也采用卡环作为固位体，利用基牙与黏膜共同支持，通常用于缺牙区大，而余留牙根较少的情况。

2. 磁性附着体固位的全口覆盖义齿　将磁性附着体的衔铁铸接在基牙上，在义齿基托组织面的相应部位设置磁体。义齿依靠磁力固位，并通过衔铁将部分殆力传递到基牙上，此种义齿唇颊面无金属卡环暴露，固位和稳定性良好，并由基牙、黏膜及牙槽骨共同支持，因而有较高的咀嚼效率和舒适度（图 5-17）。

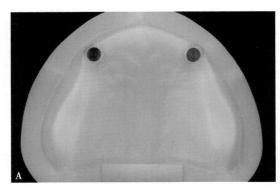 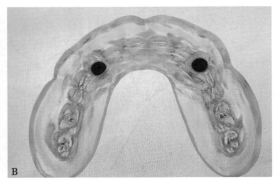

图 5-17　磁性附着体固位的全口覆盖义齿
A. 衔铁固定在基牙上　B. 磁体设置在全口义齿相应部位

3. 磁性附着体固位的种植义齿　种植磁性附着体是种植体的一种特殊类型，它是待种植体植入成功后，在种植体上方设置一套磁性上部结构，适用于以改善修复体固位为主要目的的种植修复。磁性附着体固位的种植义齿具有固位可靠、不传递侧向力、取戴方便、便于种植体和缺损区自洁、利于组织健康等优点。

（宝力道）

思考题

1. 目前口腔修复工艺用金属有哪几种成型方法？
2. 根据合金的组成可将合金分为哪几类？分类的依据是什么？
3. 试述钴 - 铬合金、钛合金的基本组成与性能特点。
4. 烤瓷合金应具备的性能要求是什么？
5. 合金表面的氧化膜在金 - 瓷结合中作用是什么？

第六章 口腔陶瓷材料

 学习目标

1. 掌握：口腔常用修复陶瓷材料的种类、性能特点、应用及注意事项；金 - 瓷结合原理及影响因素。
2. 熟悉：口腔常用修复陶瓷材料的组成、制作工艺。
3. 了解：口腔常用修复陶瓷材料的显微结构对性能的影响。

传统意义上的陶瓷（ceramics）是指以天然硅酸盐（黏土、石英、长石等）或者人工合成氧化物（氧化铝、氧化锆、氧化钛等）和非氧化物（氮化硅、碳化硼等）为主要原料，与其他天然矿物经过粉碎、混合、成型、煅烧等过程而制成的各种制品。普通陶瓷（传统陶瓷）以天然硅酸盐为原料烧制而成，特种陶瓷（精细陶瓷）以人工合成氧化物 / 非氧化物为原料烧制而成。现在泛指通过高温烧结而获得所需性能的无机非金属材料，熔点高、硬度大、化学稳定性高，而且耐高温、耐腐蚀、耐磨损。

第一节　概　　述

一、发展史

陶瓷这个词汇来源于希腊语，其含义是用陶土或瓷土烧制的产品，是陶器和瓷器的总称。其中较原始的低级产品称为陶，而较高级的产品称为瓷。陶瓷的发展经历了一个漫长的历史时期。陶器（pottery）以黏土为主要原料，烧制温度为 950～1 165℃，一般坯体结构较疏松、不透明、致密度差，且有一定的吸水率。瓷器（porcelain）以高岭土、长石、石英为主要原料，烧结温度为 1 200～1 300℃，质地致密，基本上不吸水，含有玻璃质成分，有一定的半透明性。陶瓷还可由玻璃晶化而来，被称为玻璃陶瓷。与金属相比，陶瓷在美观和生物相容性方面具有绝对的优势。尽管其强度和韧性还存在不足，但是随着陶瓷性能的不断改进及现代义齿加工工艺的发展，陶瓷在口腔临床的应用将会越加广泛。

1774 年，Alexis Duchateau 最早尝试使用陶瓷来制作瓷牙，而在大约一个世纪后，C. H. Land 在铂箔上烤制了第一个瓷冠和瓷嵌体。然而陶瓷的脆性和低强度在很长一段时期限制了它在口腔临床的应用。1962年，Weinstein等发明了含白榴石的瓷粉，白榴石线胀系数较高，通过调节其含量解决了瓷与金属线胀系数的匹配问题。兼具美观和高强度的金属烤瓷修复体目前已经成为临床应用最广泛的修复体，但是由于金属基底的不透光性，使修复体缺乏天然牙的自然美感。对美观、自然及生物安全的追求使人们不断创新全瓷修复材料。1965年，Mc Lean率先将氧化铝加入长石陶瓷中以提高其物理和力学性能，但由于其抗张强度低、脆性大、边缘准确性不足，仍限制其应用。20世纪80年代以来，人们采用多种方法增强增韧陶瓷材料，特别是氧化锆的出现，力学性能显著提高。随着CAD/CAM技术的应用，全瓷修复体的制作将更加美观、准确和方便快捷。

二、陶瓷制品的制备

（一）金属烤瓷材料的原材料和制备过程

长石是金属烤瓷材料的主要原料，在矿物状态下，它是晶体物且是具有位于灰色和粉红色之间不定色的不透明材料。化学上它是硅酸铝钾，组成为$K_2O \cdot Al_2O_3 \cdot 6SiO_2$，根据其纯度，长石的熔化温度在1 125℃～1 170℃变化。铁和云母是长石中常见的杂质。去除铁特别重要，因为金属氧化物在烤瓷中是强烈的着色剂。为了去除铁，用钢锤粉碎每片长石，只选择那些均匀浅色的长石片用于烤瓷。将这些长石片研磨成细粉，通过筛除粗颗粒来严格控制最终的颗粒大小，用浮选技术来去除过细颗粒。然后使干燥的粉缓慢通过一振动斜面，斜面上装有一系列突出的横档，横档由感应磁体制成。这样，残余的铁污染物被分离并去除，制造出的长石就可作为原材料使用。纯石英晶体可用于牙科陶瓷，并磨成尽可能细的粉。加入石英，在加热过程中石英可为其他成分形成玻璃样的支架，赋予瓷的稳定性。

在制造过程中，磨碎的各成分被充分混合在一起。加入助熔剂碱金属碳酸盐，将混合物放入大坩埚中加热至1 200℃以上。大部分长石融化后形成玻璃基质，少部分与金属氧化物一起生成白榴石（$KAlSi_2O_6$）结晶，占15%～25%（体积分数）。将白榴石和玻璃相的混合物以极快的速度在水中冷却（淬冷），使熔合物碎裂成小块，所得的小块料称为玻璃料。将其磨至具有合适粒度分布的颗粉，加入少量着色颜料，以获得模仿天然牙所必需的精细色泽。金属颜料包括产生黄棕色的氧化钛、产生淡紫色的氧化镁、产生棕色的氧化铁、产生蓝色的氧化钴、产生绿色的氧化铜或氧化铬及产生棕色的氧化镍。过去用氧化铀来产生荧光，然而，由于有少量的放射性，目前用镧系氧化物（如氧化铈）作为替代物。用锡、钛和锆的氧化物作为遮色剂。制造过程完成后，长石质烤瓷材料由两个相组成，一个是玻璃相，另一个是晶相。在制造过程中形成的玻璃相具有典型的玻璃性能，如脆性、不定向的断裂模式、半透明性及在流动状态下具有高表面张力。晶相是白榴石，它是具有高热膨胀系数（$>20 \times 10^{-6}$/℃）的硅酸铝钾盐，其加入量（10%～20%）控制着烤瓷的热膨胀系数。另外，通过白榴石晶体的形成和生长，还可以提高瓷粉的强度。高白榴石烤瓷的强度大约是低白榴石烤瓷的两倍。

（二）陶瓷制品的制备方法

1. 传统烧结法，一般经历以下三个阶段。

（1）坯料制备：采用天然原料时，一般要经过原料粉碎、精选（除去杂质）、磨细、配料等过程。采用人工合成原料时，如何获得成分、纯度及粒度均达到要求的粉状化合物是坯料制备的关键。原料经过坯料制备以后，根据成型工艺要求，可以是粉料、浆料或可塑泥团。

（2）成型：最常用的成型方法有堆塑法和压制法。堆塑法是通过手工或机械的方法将坯料堆塑成型。压制法是将含有一定水分和添加剂的粉料，在金属模具中用较高的压力压制成型，成为制品生坯。

（3）烧结：生坯是由许多固相粒子堆积起来的聚积体。颗粒之间除点接触外，尚存在许多孔隙，因此没有多大强度。生坯经初步干燥后可直接进行高温烧结。在高温下，陶瓷生坯固体颗粒表面熔化，相互熔结，气孔逐步排除或减少，陶瓷致密度增加，体积收缩，最后成为具有一定强度的致密的瓷体，这种现象称为烧结。

2．玻璃晶化法　由于玻璃在高温熔化后具有良好的流动性，可浇铸成任意形状的铸件，再将铸件置于特定温度下进行结晶化处理，使玻璃中析出大量的晶体而转变成陶瓷结构，这种制备陶瓷的方法称为玻璃晶相化法，所获得的陶瓷质地致密，几乎没有气孔，具有较高的强度，称为玻璃陶瓷（glass-ceramics）或微晶玻璃（microcrystalline glass）。

三、陶瓷的显微结构

陶瓷通常是金属与非金属元素组成的化合物。显微结构决定了其基本性能，并影响其制造工艺。陶瓷是多相多晶材料，通常由晶相、玻璃相和气相组成。各组成相的结构、所占比例及分布对陶瓷的性能影响显著。陶瓷制品的品种繁多，它们之间的化学成分、矿物组成、物理性质以及生产工艺，常常互相接近交错，无明显的界限，但在应用上却有很大的区别。

（一）晶相

晶相是由陶瓷中的原子、离子、分子在空间按一定规律排列成的固体相。晶相是陶瓷的主要组成相，构成陶瓷的骨架。陶瓷的物理、化学性能主要由晶相所决定。陶瓷以离子晶体或共价晶体为主，晶体结构比较复杂，结构不同，陶瓷的力学性能及光学性能也不同。

1．结合键　陶瓷的结合键主要有离子键、共价键和混合键。

（1）离子键：以正负离子间的静电作用力为结合力，键强度高。离子间通过离子键结合而成的晶体称为离子晶体（如 ZrO_2、Al_2O_3 等），它的特点是强度高、硬度高，但脆性也大。

（2）共价键：非金属元素原子间一般倾向于形成共价键。共价键的特点是电子共享。相邻原子间以共价键相结合而形成空间网状结构的晶体，称为原子晶体或共价晶体（如 SiC、Si_3N_4 等）。共价晶体熔点高、硬度高、脆性大、线胀系数小，且不导电。

（3）混合键：虽然陶瓷主要为离子键和共价键，但实际上陶瓷的结合键存在许多中间类型，电子排布可以从典型的离子型逐渐过渡到共价键所特有的排布形式。

2．晶相的晶体结构　普通陶瓷的晶相主要是硅酸盐晶体，特种陶瓷主要是氧化物、碳化物、氮化物等晶体。硅酸盐晶体结构比较复杂，其基本结构单元是硅氧四面体 $[SiO_4]^{4-}$（图 6-1）。各硅氧四面体可以互相孤立地存在，也可以通过共用四面体顶角上的一个、两个、三个或四个氧原子互相连接形成岛状、组群状、链状、层状和架状结构。这些阴离子与金属离子结合成为各种硅酸盐。晶相的晶体结构不同，则陶瓷性能不同。岛状结构，电学性能好；层状结构，硬度低，可塑性好；架装结构，膨胀系数小。氧化物的晶体结构比较简单，尺

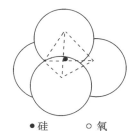

●硅　　○氧

图6-1　硅氧四面体

寸较大的氧离子组成晶格,尺寸较小的金属离子处于氧离子的间隙之中。晶相结构使得陶瓷具有良好的力学性能,用于全瓷修复的材料含有大量的晶相(35%~100%)。

(二)玻璃相

陶瓷显微结构中非晶态固体部分,存在于各晶粒间,使陶瓷内各晶粒粘接在一起。陶瓷烧结时,部分硅酸盐处于熔化状态,熔化后黏度增大,冷却时原子迁移困难,很难重新结晶,形成非晶态玻璃相。玻璃相熔点较低,可降低烧结温度,还可抑制晶粒长大。普通陶瓷玻璃相的成分大都为二氧化硅。硅氧四面体排列很不规则,具有近程有序,但不具有长程有序。玻璃相是陶瓷材料的重要组成相,不同的陶瓷,玻璃相的含量不同,对陶瓷的性能有重要影响。玻璃相最重要的性质是高温熔融状态下的黏度。高温黏度越高则瓷坯越不易高温变形。玻璃相含量增加,将提高瓷坯的透光度。但含量过多时会使陶瓷制品的骨架变弱,增加变形的趋向;含量少时,不能填满坯体中所有空腺,增加气孔率,降低陶瓷制品的机械强度和透光度。玻璃相的作用是:①起粘接剂和填充剂的作用,粘接分散的晶粒、填充气孔和晶粒间隙,提高材料致密度;②降低烧结温度,加快烧结过程;③降低陶瓷材料的力学强度和热稳定性,降低其抗裂纹扩展性;④提高透明性;⑤阻止晶型转变,抑制晶粒长大,使晶粒细化。

(三)气相

即陶瓷材料中的气孔,大部分气孔是在加工过程中形成并余留下来的。气孔率指标通常以两种方法表示,一种是总气孔率,指试样总的气孔体积与试样总体积的比值。可直接反映气孔与其他物相的比例关系,但测定较烦琐。另一种是显气孔率或称开口气孔率,即试样表面或断面与大气相通的开口气孔的体积与试样总体积的比值,可表征瓷坯表面气孔的比率,并间接反映瓷坯的致密化程度,因此,通过测定瓷坯的总气孔或显气孔率来衡量瓷坯的烧结程度和成瓷质量。一般烧结良好的瓷器,其显气孔接近零。陶瓷的许多性能随着气孔率、气孔尺寸及其分布的不同可在很大范围内变化。气相使陶瓷的强度、断裂韧性和半透明性降低。简单地说,气相的存在使陶瓷性能变差。口腔内瓷修复体应尽量减少气孔的存在。但是当陶瓷用于制作口腔种植体时,则往往需要多孔的表面以利于周围组织的长入,提高骨结合能力。

(四)陶瓷材料显微结构的形成过程

瓷器的形成过程,实际上是坯料中各种原料组分产生一系列物理化学变化的过程。这些变化表现在宏观上,外形尺寸收缩、密度增加和强度显著提高,瓷器获得所要求的性能;体现在微观上,则是形成了新的物相,显微结构发生了实质性的变化。现以目前使用最广泛的黏土-长石-石英三组分长石质瓷坯为例,说明显微结构的形成过程。

黏土-长石-石英三组分瓷坯中黏土含量40%~50%、长石20%~35%、石英20%~35%(指矿物组成),烧成温度一般为1 250℃~1 450℃。瓷胎相组成(按体积计)为玻璃相40%~70%,残留石英(含方石英)8%~25%,莫来石10%~30%以及少量气孔。

一般陶瓷生坯的组织结构是尺寸较大的石英与稍为比石英小些的长石两种颗粒均匀地分散在极细小的黏土连续基质中。理论上可认为石英或长石颗粒表面都被足够细的黏土所包围。当然,长石与石英、长石与长石、石英与石英的接触在生坯中也是存在的。因此,陶瓷生坯中存在三种相界(除气相)即黏土-石英、黏土-长石与长石-石英。在烧结过程中,不仅进行着2~3种物质相界反应,而且也发生单相物理化学反应。

在1 000℃以前，主要是黏土矿物的物化变化，高岭石在450℃～650℃迅速脱水分解成偏高岭石，温度提高，偏高岭石逐渐转变成铝硅尖晶石，其粒度约10nm。当温度接近1 050℃时，铝硅尖晶石转变成莫来石。石英在573℃有晶型转变。当天然原料中存在杂质矿物时，还有杂质矿物的分解与氧化等物化反应。通常瓷坯在950℃～1 000℃开始烧结。烧结时坯体开始强烈收缩，气孔开始消失，坯体趋于致密。

1 000℃以后的相界反应比较复杂。长石与黏土分解物（非晶态SiO_2）或者石英颗粒，在950℃（当原料中含其他熔剂成分时温度更低）左右在接触点处出现低共熔点状熔体。温度继续升高到长石开始熔融温度（约为1 140℃）时，烧坯中开始出现大量的熔体，相界接触点处的点状熔体发展成为熔体网络。在更高温度下，烧坯中熔体增多且黏度降低，熔体开始填充气孔，坯体进一步烧结收缩。

在1 200℃左右，长石熔体中碱离子扩散到黏土分解区，促使黏土形成一次鳞片状莫来石。在1 200℃～1 250℃，莫来石和方石英突然增多。同时，由于长石熔体中K_2O量降低，中心部位组成向莫来石析晶区变化，导致在长石熔质中析出二次针状莫来石，与黏土接触的长石熔体边缘因溶解黏土物质，富集了Al_2O_3而析出二次针状莫来石。1 250℃～1 400℃温度范围内，液相促使扩散过程加剧，莫来石针状晶体线性尺寸发育长大。同时也有部分莫来石与石英被溶解。坯料中的石英原料，在烧成过程中主要是与长石形成低共熔点熔体或溶入长石熔体中提高熔体高温黏度，在其熔蚀边处析出二次方石英以及在没有与熔质接触的边缘处经高温长时间保温转变成粒状方石英，此外，高岭石分解产物非晶质SiO_2，转变成极细小的方石英。

冷却时，由于冷却速度快，且玻璃熔体的黏度高，无长石与石英析出。瓷胎基本上保持了较高烧结温度下所具有的显微结构。

由上可见，一次莫来石、二次莫来石、残留石英、长石玻璃相、大小气孔等构成了普通陶瓷的显微结构。这种显微结构可以由原料的种类、配比、颗粒大小、坯料制备、成型手段、烧制程度等的不同而千变万化。

四、陶瓷的一般性能

陶瓷的性能取决于其组成成分、晶体结构和尺寸、玻璃相的特性、气孔、杂质及陶瓷粉的粒度等。其物理性能、力学性能、化学稳定性、生物相容性和光学性能是口腔材料中较理想的。

（一）物理性能

口腔陶瓷材料的主要物理性能见表6-1。

表6-1　口腔陶瓷材料的主要物理性能

线胀系数	$(6～8)×10^{-6}K^{-1}$	吸水率	0～2%
热导率	$1.05W/(m·K)$	透光率	50%（2mm板）
线收缩率	13%～70%	密度	$2.4（g/cm^3）$
体积收缩率	35%～50%		

陶瓷是热的绝缘体，线胀系数与人牙较接近，但其在烧结制作过程中，存在较大的体积收缩而影响修复体的精度，需采取必要措施，（如烧结前尽量除去水分，振荡、压缩成型，真空烧结等）以减小收缩。

（二）力学性能

口腔陶瓷材料的主要力学性能见表 6-2。

表 6-2　口腔陶瓷材料的主要力学性能　　　　　　　　　　　　　　　　单位：MPa

压缩强度	345～3 000	抗弯强度	55～1 300
抗拉强度	24.8～37.4	努氏硬度	4 600～5 910

陶瓷材料的力学性能是影响其应用的主要因素，陶瓷质地硬而脆，其压缩强度较大，但抗拉强度、抗弯强度和冲击强度较差。通常用陶瓷的抗弯强度来表示其强度。其硬度及耐磨性与牙釉质类似，耐磨性高。但是陶瓷承受温度急剧变化的能力差（即抗热震性差），当温度急剧变化时容易破裂，烧结和使用时要注意。

由于陶瓷材料是脆性材料，它通常包含两种缺陷，即制作过程缺陷和表面裂纹，往往成为材料破坏的起始位置。制作过程缺陷包括气孔和夹杂异物，例如采用手工方式压紧全瓷粉体可能会引入气体，晶体（如白榴石）和玻璃基质间的热膨胀差异会产生内部微裂纹或内应力。表面裂纹可以来源于机械磨削和手工打磨、喷砂等操作。因此提高陶瓷材料的强度是确保修复成功的关键。

陶瓷材料常用的增强机制：

1. 微结构增强　晶相结构强化：通过添加第二相颗粒或粒子增强增韧，在玻璃基质中引入高比例含量的晶相来提高材料的抗裂纹扩展能力，如白榴石增强长石质烤瓷和氧化铝增强烤瓷等。向氧化铝基质中添加氧化锆颗粒，如氧化锆弥散增韧的氧化铝瓷 In-Ceram-Zirconia 等。此类材料力学性能受第二相颗粒添加量、颗粒大小、分布等因素的影响。

2. 化学强化　化学强化主要依靠小的金属离子被更大的离子所取代，这种离子交换的结果是在陶瓷的表面引入压应力，外加应力首先要突破这一压应力层才能在材料表面继续产生张应力，从而提高了材料的断裂韧性。

3. 相变增韧　主要发生于氧化锆陶瓷。纯氧化锆在常压条件下存在 3 种同素异晶结构：单斜相（m）、四方相（t）和立方相（c），单斜相从室温到 1 170℃ 是稳定的，超过这一温度转变为四方相，在 2 370℃ 转变为立方相。氧化锆晶体由 t 相到 m 相的相变在从高温冷却到 1 170℃ 下约 100℃ 的温度范围内发生，会引起 3%～5% 的体积增加。加入稳定剂（最常用的是氧化钇，其次是氧化铈、氧化镁、氧化钙等）后可以使 t 相从高温保留到室温下，此时处于压稳态的四方晶型氧化锆在外加应力作用下可使 t 相向 m 相转变，颗粒的体积膨胀可以弥合裂纹，从而起到增韧陶瓷的作用，这一现象称为相变增韧（图 6-2）。

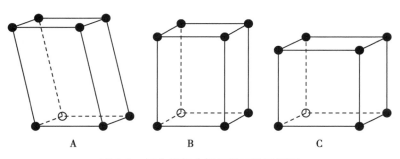

图 6-2　氧化锆相变增韧的三种晶型图

A. 单斜相型（m）　B. 四方相型（t）　C. 立方相型（c）

4．上釉　表面涂塑具有低膨胀的釉瓷也可以用来强化陶瓷。在高温下形成的低膨胀表面层，冷却后，低膨胀釉瓷在表面施加压应力，减少了裂纹的宽度和深度。同时釉料在体瓷表面形成光滑致密的无定形表面，对充填体瓷表面裂纹形成屏障作用。

5．喷砂　通常认为，对内冠界面进行喷砂，增加界面的粗糙度，可以提高基底瓷与饰面瓷的结合强度，从而增强增韧。也有研究表明，喷砂时的压力可诱导氧化锆产生相变，增加表面压应力，从而增加其强度。但是喷砂也可能会导致新的裂纹或表面缺陷，从而降低材料的强度。

（三）化学性能

口腔材料中，陶瓷的化学性能是最稳定的，耐酸、耐碱。长期在口腔环境内可耐受多种化学物质的作用，如各种食物、饮料、唾液、酶、微生物等，而不会发生变性、变质，影响功能，是理想的牙体缺损、缺失的修复材料，但氢氟酸可使陶瓷的溶解度增加。

（四）生物学性能

陶瓷与人体组织的生物相容性良好，绝大多数陶瓷材料无毒、无味、无刺激，具有良好的生物安全性，还可作为植入材料。

（五）光学性能

陶瓷色泽美观，光洁度高，具有一定的透明性和半透明性，与牙齿的天然色泽相匹配，是美学性能最好的口腔材料。陶瓷中白榴石、长石含量越多，透明性越好；石英含量越多，气孔越多，透明性越差。陶瓷粉颗粒越细，陶瓷越致密，所含气孔越少，但颗粒间的接触面也越大，在光线散射作用下透明度反而有所降低。临床采用陶瓷粉制作修复体时，应选择合适粒度的产品，以获得满意的透明性。

半透明性是口腔陶瓷材料的另一项关键性能。遮色瓷、牙本质瓷（体瓷）及牙釉质（切端）瓷的半透明性有很大的不同。遮色瓷的半透明度极低，这样可以遮挡金属基底表面。牙本质瓷的半透明度介于18%～38%。牙釉质瓷的半透明度最大，在45%～50%范围内。用于全瓷修复体的材料的半透明度随增强晶相的性质而变。氧化铝基瓷是不透明的，而白榴石增强瓷透明性好。尖晶石基瓷的半透明性可与二硅酸锂基瓷相比，且介于氧化铝基瓷与白榴石增强瓷之间。

因为牙釉质在紫外光下具有荧光性，因此向瓷中加入二氧化铀以产生荧光性。然而，尽管铀的放射性很低，但仍可探测到，因此新配方中添加有稀土氧化物（如氧化铈）来产生荧光性。

五、口腔陶瓷材料的分类

口腔陶瓷材料可按熔融温度、应用和成分来分类，常用口腔陶瓷材料的分类见表6-3。

（一）按熔融温度分类

1．高熔陶瓷：1 200～1 450℃；

2．中熔陶瓷：1 050～1 200℃；

3．低熔陶瓷：850～1 050℃；

4．超低熔陶瓷：<850℃。

高熔和中熔陶瓷粉多用于制作人工牙，低熔和超低熔陶瓷粉用于制作烤瓷冠、桥修复体。超低熔陶瓷粉还可用于钛合金烤瓷修复体的制作。通常用化学物质或低熔化温度的助熔剂（氧化硼或碱性碳酸盐）改良中熔及低熔烤瓷粉。将它们一起熔化（预熔化），然后凝固成粉状形式。加入助熔剂会使熔化范围更窄并增加陶瓷在修补过程中或添加、着色或上釉时塌陷的倾向。然而，预熔化并再研磨能提高粉的均匀性，这一点有利于随后的操作及熔化。低烧烤温度在瓷熔接到金属过程中具有明显的优点，因为在较低温度范围内瓷和金属的热膨胀系数的差异能更好地相容。

（二）按应用分类

1. 金属烤瓷材料　是指在金属或全瓷等基底冠表面，通过堆塑、烧结的方法熔附的陶瓷材料，一般呈粉末状，因此也称为烤瓷粉（图6-3）。

2. 全瓷修复材料　按成型工艺又可分为：①烧结全瓷材料，是采用瓷粉烧结的方法来制作全瓷修复体的材料；②热压铸全瓷材料，是指通过制作蜡型、包埋、失蜡、铸瓷炉压铸的方法进行全瓷修复体成型的陶瓷

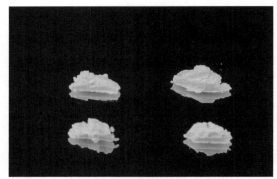

图6-3　不同用途的烤瓷粉

材料，一般为圆柱状瓷快（图6-4）；③切削成型全瓷材料，是指通过CAD/CAM技术设计、切削、烧结的方法进行全瓷修复体成型的陶瓷材料，一般为圆盘状或长方体状，根据机械切削设备的不同而不同（图6-5）；④粉浆堆涂玻璃渗透全瓷材料。

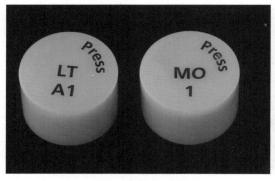

图6-4　热压铸全瓷材料

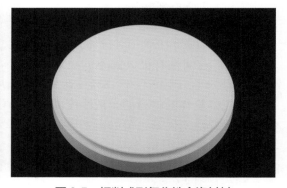

图6-5　切削成形氧化锆全瓷材料

3. 成品陶瓷牙　是由陶瓷材料制成的成品牙冠，用于制作可摘义齿的牙冠部分。一般是用高熔陶瓷粉真空烧结制成。

4. 种植陶瓷　是指植入到口腔颌面部硬组织内，替代天然牙、骨组织缺损缺失和畸形矫正，以恢复生理外形和功能的生物陶瓷材料。

（三）按成分分类

1. 长石质陶瓷　是以长石为主要原料，并与石英、白陶土、少量硼砂及着色剂等成分配合烧结而成的一种陶瓷材料，长石、石英和白陶土是长石质陶瓷的基本成分，而组成比例的变化，使长石质陶瓷的物理、力学性能出现差异。

2. 玻璃陶瓷　又称为微晶玻璃，它是玻璃经微晶化处理制得的多晶固体。玻璃陶瓷由一种或数种晶相和残存玻璃相组成，晶相均匀地分布在玻璃基质中。

3. 氧化铝陶瓷　Al_2O_3 的含量在 45% 以上的陶瓷材料均属氧化铝陶瓷，材料中还含有 SiO_2 等其他矿物质。随着 Al_2O_3 含量的增加，材料的力学性能逐渐提高。将 40%~50% 的 Al_2O_3 加入长石质陶瓷中，烧成后的陶瓷将比传统的长石质陶瓷抗弯强度高两倍，但透光性下降。高温下玻璃渗透至 Al_2O_3 形成的多孔支架，得到玻璃渗透陶瓷复合材料，其强度更佳，可用于制作全瓷冠。

4. 氧化锆陶瓷　氧化锆陶瓷以斜锆石或锆英石为主要原料，通过切削成型的方法制成修复体。氧化锆陶瓷具有优良的力学性能，其断裂韧性可达 1 000MPa 以上，高于氧化铝陶瓷，可用于制作全瓷冠、桥、桩核等修复体，还可以用作其他陶瓷的增强相。氧化锆会降低瓷的半透明性，通常作为修复体的基底冠，表面需添加色泽效果较好的饰面瓷。

表 6-3　口腔陶瓷材料的分类

陶瓷类型	制作工艺	主要晶相	用途	修复体类型
烤瓷材料	瓷粉堆塑、烧结	白榴石（$KAlSi_2O_6$）	金属烤瓷冠桥（金属基底 + 饰面瓷）	金属烤瓷修复体
			全瓷冠桥（全瓷基底 + 饰面瓷）	全瓷修复体
热压铸陶瓷	失蜡压铸	白榴石（$KAlSi_2O_6$）	全瓷贴面、嵌体、单冠	
		二硅酸锂（$Li_2Si_2O_5$）	全瓷贴面、嵌体、单冠、三单位前牙前磨牙桥	
CAD/CAM 切削成形陶瓷	切削成形	长石（$KAlSi_3O_8$）、云母（$KM_{2.5}Si_4O_{10}F_2$）	全瓷嵌体、单冠	
		二硅酸锂（$Li_2Si_2O_5$）	全瓷贴面、嵌体、单冠、三单位前牙前磨牙桥	
		氧化铝（Al_2O_3）、氧化锆（ZrO_2）	全瓷冠桥	
烧结全瓷	烧结	白榴石（$KAlSi_2O_6$）	全瓷贴面、嵌体、前牙单冠	
		氧化铝（Al_2O_3）	全瓷冠桥	
玻璃渗透陶瓷	粉浆浇铸	氧化铝（Al_2O_3）、尖晶石（$MgAl_2O_4$）	全瓷冠桥	
义齿瓷牙	模压	长石（$KAlSi_3O_8$）	可摘义齿的牙冠部分	可摘义齿

第二节　金属烤瓷材料

传统烤瓷修复体一般由基底冠和饰面瓷两部分组成。烤瓷材料主要用于制作修复体的饰面瓷，一般呈粉末状，因此也称为烤瓷粉。使用时，把烤瓷粉与专用液或蒸馏水调拌成糊状，在金属或全瓷等基底冠表面，使用毛笔或刀具堆塑成型后，放入烤瓷炉中进行烧结完成。烤瓷材料根据修复体基底冠所使用的材料不同而不同。基底冠是金属材料的称为金属烤瓷修复；基底冠是全瓷材料的称为全瓷修复。与金属烤瓷修复相比，全瓷修复的生物相容性更好，颜色更加美观、逼真，得到广大患者的好评，应用越来越广泛，逐渐成为固定义齿修复的发展趋势。虽然制作基底冠的材料不同，其表面使用的烤瓷材料在成分、膨胀系数、烧结温度等方面也不尽相同，但其机制、制作工艺等基本一致。

金属烤瓷材料必须满足以下要求：①能模拟自然牙的外观；②熔点较低，瓷粉的烧结温度应低于基底层合金的熔点（至少低100℃）；③能与金属基底形成牢固的结合；④具有与基底金属相匹配的线胀系数；⑤对金属基底表面有良好的润湿性；⑥耐受口腔环境；⑦具有与牙釉质相似的硬度，不能过度磨耗对颌牙。

一、分类及组成

（一）种类

根据修复美观的要求和不同位置的功能要求，金属烤瓷粉主要分为三种（图6-6），另外还有一些特殊用途的瓷粉。

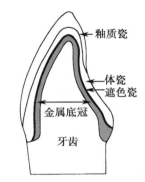

图6-6 瓷熔附金属冠结构示意图

1. 遮色瓷　遮色瓷是涂布于烤瓷合金上的第一层瓷粉，以粉剂或糊剂的形式存在，主要作用是遮盖金属底色和获得良好的金-瓷结合。在烤瓷粉中加入一些具有遮色作用的金属氧化物成分，如氧化锌（ZnO_2）、氧化锡（SnO_2）、氧化钛（TiO_2）和氧化锆（ZrO_2）等，它们的折射系数为1.9～2.61，通常高于玻璃基质成分（长石和石英）的折射系数（1.52～1.54）。当入射光进入烤瓷时，绝大多数的光线被散射和反射出来，从而有效的遮盖了金属底色。氧化锡还能促进金-瓷结合。遮色瓷堆积厚度通常不超过0.1mm，为修复体其他瓷粉的堆积预留足够的空间。将该瓷作为第一层瓷烧结于预氧化后的合金基底上，其作用是：①形成所需要的氧化物；②与合金表面形成粘接；③提高修复体颜色的饱和度（尤指产生暗色氧化物的合金）。

2. 体瓷（牙本质瓷）　体瓷烧结于遮色瓷上，为修复体提供半透明性和颜色的匹配。瓷粉颜色来源于添加的着色金属氧化物。通常每一种体瓷均有相应颜色的遮色瓷，即使是不同的生产厂商提供的相同色号的瓷粉，其颜色仍可能存在较大的差异。瓷粉的颜色调整是通过添加色料来实现的，这些色料能耐高温，颜色主要由金属离子产生，如铁、铬、钴、铱、银、镍、金、锡、钛、锰等，添加铈、钐，可以产生荧光效果。

为制作个性化和质感更佳的修复体，一些生产商提供两种性质的牙本质瓷：其一为遮色牙本质瓷或基础牙本质瓷，它是直接堆塑于遮色瓷上，颜色饱和度较大；另一种是透明牙本质瓷，颜色饱和度较同色号基础牙本质瓷小，透明度较高，即粉体内色料含量减少，通常是堆塑于基础牙本质瓷上，再构筑牙釉质瓷以获得良好的美观和天然牙样质感。透明牙本质瓷提供了从牙本质到牙釉质的自然协调过渡。此时增加基础牙本质瓷的厚度可以提高修复体颜色的饱和度，而增加透明牙本质瓷和牙釉质瓷的厚度则有助于降低颜色的饱和度。

3. 切端瓷（牙釉质瓷）　牙釉质瓷透明度较高，与牙本质瓷相比，主要区别在于玻璃基质含量高，色料含量较少，提供牙釉质样质感，因此，修复体的颜色主要取决于其下方牙本质瓷的颜色。

牙本质瓷和牙釉质瓷第一次烧结的体积收缩为15%～25%，遮色瓷在第一次烧结后会产生一些裂纹，但体积较稳定。

4. 特殊用途瓷粉　生产商还提供其他有修饰效果的瓷粉。如色彩修饰瓷粉、边缘（肩台）瓷粉、具有乳光和荧光效果的瓷粉、恢复牙龈的牙龈瓷粉和修改缺陷的修改瓷粉等等。

（二）组成

金属烤瓷材料主要由长石、石英、助熔剂、着色剂、遮色剂等原材料组成。化学组成及各成分作用见表6-4。

表6-4　金属烤瓷材料的一般化学组成及作用

成分	含量范围 /%	含 /%	作用
SiO_2	55～60	58.0	基质
Al_2O_3	12～15	14.2	增加强度作用
Na_2O, K_2O, CaO, Li_2O	15～17	15.2	碱化作用
ZrO_2, SnO_2, Ti	6～15	8.0	不透明,遮挡金属颜色,提高金-瓷结合力
B_2O_3, ZnO	3～5	2.9	助熔作用,降低熔点
Fe_2O_3, MgO, NaF	微量	微量	添加剂

1. 长石　金属烤瓷材料的主要成分，主要采用天然钾长石（$K_2O \cdot Al_2O_3 \cdot 6SiO_2$）或钠长石（$Na_2O \cdot Al_2O_3 \cdot 6SiO_2$）或两者的混合物。将上述原料放入坩埚中在高温（1 250～1 500℃）下烧结至熔融，大部分长石融化后形成玻璃基质，少部分与金属氧化物一起生成白榴石（$KAlSi_2O_6$）结晶，占15%～25%（体积分数）。玻璃基质赋予瓷粉良好的半透明性，白榴石晶体具有较高的线胀系数，有利于金-瓷结合。通过白榴石晶体的形成和生长，还可以提高瓷粉的强度。

2. 石英　主要成分为二氧化硅，分子式SiO_2，熔点约1 800℃。它在烧结过程中不发生变化，呈细晶体颗粒悬浮在玻璃相（熔化的长石及白陶土）中，可增加材料的强度。因石英的折光率较大，为1.55，在不连续的界面上产生光散射。故石英含量大时能降低烤瓷的透明度。

3. 白陶土或高岭土　为一种黏土，分子式$Al_2O_3 \cdot 2SiO_2 \cdot 2H_2O$，易与长石结合，提高陶瓷的韧性和不透明性。本身有可塑性，使材料易于塑形，烧结后有一定强度，但不透明，且失水后收缩率大。

4. 助熔剂　在烤瓷材料烧结中起助熔作用。主要有硼砂（四硼酸钠，分子式$Na_2B_4O_7 \cdot 10H_2O$），碳酸盐（如碳酸钠、碳酸钾、碳酸钙）等。助熔剂可降低长石的熔融温度，使瓷粉的熔化范围减小，并减少瓷的孔隙率。

5. 着色剂　烤瓷粉有不同的颜色，多是将金属氧化物与长石熔化后研磨成粉末，加入瓷粉中调色而成。常用的金属氧化物有氧化钛（黄棕色）、氧化铯（黄色）、氧化铁（棕色）、氧化镍（灰色）、氧化钴（蓝色）、氧化镁（淡紫色）、氧化铜（绿色）等。氧化铈、氧化铕等镧系氧化物作为荧光剂，可增加烤瓷修复体的自然色感。

6. 其他　玻璃改性剂，如在中、低熔烤瓷粉中加入氧化硼（B_2O_3）或碱性碳酸盐，可减小黏度，降低软化温度或熔点；氧化铝（Al_2O_3）可增加烤瓷的强度、黏度及硬度，并改变软化点，同时减少烧结收缩；结合剂使瓷粉结合紧密，以便在烧结前雕刻塑形。釉料（由石英和助熔剂组成），可增加修复体表面的光泽度。

二、性能

经烧结后金属烤瓷材料的主要性能见表6-5。金属烤瓷材料烧结后抗弯强度不低于

50MPa。金属烤瓷材料含有较多的玻璃基质,强度较低,且强度与金-瓷结合的好坏密切相关,金-瓷结合牢固的修复体往往具有较高的强度,受力不易出现崩瓷现象。

表6-5 金属烤瓷材料的主要性能

压缩强度 /MPa	175	线胀系数 /($10^{-6} \cdot K^{-1}$)	13~14
抗拉强度 /MPa	23~35	热导率 /($W \cdot m^{-1} \cdot K^{-1}$)	1.204
抗弯强度 /MPa	60~70	体积收缩 /%	33~40
弹性模量 /GPa	69	透明度	0.27
努氏硬度 /MPa	4 600~6 500	密度 /($g \cdot cm^{-3}$)	2.4

三、瓷与金属的结合

(一)结合原理

烤瓷与合金之间的牢固结合对于修复成功是最重要的。金-瓷之间存在着四种结合方式:化学性结合、机械嵌合、界面压缩应力结合和物理性结合。

1. 化学性结合 化学性结合主要是指氧化物结合。一般纯贵金属元素(如金、铂、钯)不容易被氧化,因而与瓷不能产生化学结合。但是如果在贵金属合金中添加少量易氧化的非贵金属元素(如铟、铁、锡),在"除气"或预氧化过程中,上述元素会析出至合金表面形成 In_2O_3、Fe_2O_3、SnO_2 等氧化膜。镍铬合金表面形成 Cr_2O_3、$NiCr_2O_4$ 等氧化膜,其中的添加元素 Be、Ti、Si、Sn、Mo 等也能参与形成氧化膜。在随后的遮色瓷烧结过程中,熔化的遮色瓷能部分溶解这些氧化膜,氧化膜与瓷的氧化物两者相互扩散,形成化学键,氧化膜中的氧与瓷粉中的硅原子结合,瓷粉中的氧与氧化膜中的金属离子结合,这样就使金属和瓷粉通过氧化物互相结合。这种结合使金瓷之间产生了许多牢固的化学键,所以称其为化学性结合。在金-瓷结合因素中,化学结合力起关键作用,约占金-瓷结合力的2/3。

2. 机械嵌合 指瓷粉熔融后流入经粗化处理后凹凸不平的合金表面,凝固后形成机械嵌合作用。机械嵌合力在金-瓷结合力中所占比例较小。这种结合属于物理结合。一般多用喷砂去除过多的氧化物、杂质,并粗化金属基底表面,以改善金瓷的结合。粗糙的表面是一种被增大了的表面。这种表面比平滑的表面形成更多的机械嵌合点,当受到平行于表面的力作用时,这些位于边界层中的嵌合点可抵抗剪切力的作用。更重要的是,具有一定粗糙的表面在烤瓷时特别有利于熔融瓷粉对金属表面的润湿。

注意如果合金表面过于粗糙,瓷的湿润效果变差,反而有可能在界面存在气泡或异物,从而降低金-瓷结合力。

3. 界面压缩应力结合 当金属烤瓷修复体冷却后,由于合金比瓷粉的线胀系数略大,合金产生的收缩比瓷大,在瓷的内部产生一种压缩力,这种力量能够增强金-瓷界面的机械嵌合力。

4. 物理性结合 两个极化的分子或原子密切接触时产生的静电引力称为范德华力,亦称为分子间引力。当熔融的陶瓷覆盖在合金表面,两者密切接触时,就产生范德华力。熔瓷对金属表面的湿润性越好,其间的范德华力也越大,故要求金属表面极度清洁,烤瓷熔融后具有很好的流动性。为了增加金-瓷之间的结合力还可在贵金属合金中加入微量非贵金属元素,以增加金属的表面能,从而提高分子间的结合力。这种结合力也很小,有研究表明

只占金 - 瓷结合力的 3% 左右。

（二）影响因素

1. 合金表面的氧化层　贵金属合金表面在烤瓷前都要求做预氧化处理，在金属表面形成氧化层，以利于和烤瓷结合。氧化层应有适当的厚度。合金表面氧化层不足会影响结合；相反，氧化层过厚，其线胀系数与合金或瓷不同，当加热、冷却时，会产生不同应力而导致界面出现裂缝，降低金 - 瓷结合强度。一般合金表面氧化层厚度以 0.2～2μm 为佳。

研究表明，非贵金属合金表面尤其要避免过厚的氧化层。高铬含量的镍铬合金容易产生较厚的氧化层。合金中加入铝元素，氧化后形成氧化铝，有助于减少因富含铬形成的氧化层厚度。在低大气压下烧结形成的合金氧化层厚度一般要低于在空气中形成的氧化层厚度。操作中要按照合金氧化及烤瓷烧结过程的规范要求进行。

2. 合金表面的粗糙度　合金表面通常用氧化铝喷砂以形成粗糙表面。界面粗糙所增加的表面积为化学键的形成提供了更多的位点，而且熔融的瓷流入表面的凹坑内，能够形成强有力的机械嵌合。如果出现瓷在金属上润湿不良或瓷未充分烧结时也会降低金 - 瓷结合。

3. 金 - 瓷线胀系数的匹配性　金属和烤瓷之间的线胀系数必须匹配以获得良好的界面结合。通常金属的线胀系数约为（13.5～14.5）×10^{-6}/K，烤瓷约为（13.0～14.0）×10^{-6}/K，要求两者之差在（0～0.5）×10^{-6}/K 的范围内。如果金属与烤瓷的线胀系数差异太大，在冷却过程中，瓷易产生龟裂和剥脱。当烤瓷的线胀系数大于金属时，冷却过程中金属收缩小于烤瓷，瓷层内将形成拉应力，由于烤瓷的抗拉强度低，易产生裂纹；如果金属的线胀系数明显高于烤瓷，当温度降到室温时，在合金表面烤瓷层内会形成较大的压应力，烤瓷可能剥脱。理想的情况是两者的线胀系数相等或烤瓷的线胀系数稍小于金属（图 6-7）。这时界面处的烤瓷内部形成轻微的压缩力，而陶瓷对压应力的抵抗能力远高于拉应力。通常烤瓷粉的压缩强度 170MPa，抗拉强度 23～33MPa，这样瓷不会被压碎且有利于金 - 瓷的结合。

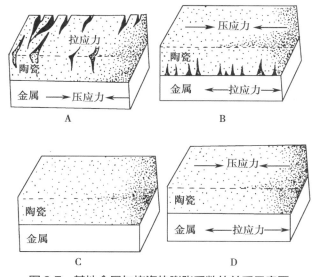

图6-7　基地金属与烤瓷热膨胀系数的关系示意图

A. 烤瓷热膨胀系数大于金属　B. 烤瓷热膨胀系数小于金属　C. 烤瓷热膨胀系数等于金属　D. 烤瓷热膨胀系数稍小于金属（0～0.5×10^{-6}·K^{-1}）

为了适应不同的金属，可通过加入低线胀系数的物质，如硅酸铝锂；或高线胀系数的物质，如白榴石晶体，来调整烤瓷材料的线胀系数。

在金属烤瓷修复体中，金属的线胀系数相对恒定，而瓷的线胀系数可能因为烧结温度、烧结次数、冷却速度等不同有较大的变化。多次烧结可能使瓷体中白榴石晶体含量增加，导致烤瓷材料的线胀系数变大，使原本匹配的金属烤瓷体系不匹配，降低金-瓷结合力，引起瓷层脱落。

线胀系数是影响金-瓷结合的重要因素，而烧结温度、烧结次数、冷却工艺等可通过影响线胀系数影响金-瓷结合。

4. 瓷粉熔融后在合金表面的润湿性　瓷粉熔融后在合金表面的良好润湿是确保两者化学性结合、物理性结合和机械嵌合的基础。这需要合金表面具有较大的表面能。合金表面清洁，不被污染（例如手指的触碰、包埋材料及研磨材料的残留物），能提高其表面能。通常喷砂后将金属基底冠放入乙醇中进行超声波清洗可清洁金属表面。

（三）设计对金-瓷结合的影响

牙齿的预备应为合金预留适当的厚度，也应为瓷提供能形成适当厚度的足够空间，以使形成美观的修复体。当冠核全部用瓷覆盖时，冠的肩台应为浅圆角形。与刃状肩台形态相比，这种设计可为瓷提供空间并减少断裂。更容易制备的边缘是斜面缘，它能为瓷提供充足的空间并与浅圆肩台形一样耐折裂。在任何情况下，应避免瓷出现锐角形态。当冠核部分被瓷覆盖时，如需要金属验面，瓷金属结合所处的位置很关键。由于瓷和金属模量的差别很大，当修复体承负载荷时，界面就会产生应力。可通过将金-瓷结合点尽可能地远离上下牙咬合接触点来减小这些应力。在瓷-金属桥的设计中，冠和桥体间邻接区域的形状是至关重要的。连接处的验龈向长度应在临床许可的情况下尽可能地长。因为形变是随该长度的立方而减小的，该长度越长将使瓷的变形减小。桥体承受载荷时，最大的挠曲变形发生在断面最薄处，即邻接区域。

（四）金-瓷结合的评价

目前已建立多种方法对金-瓷结合强度进行测试，包括剪切强度、抗拉强度、抗弯强度、扭转强度和有限元分析等方法。理想的情况是界面结合强度足够高，可以使断裂面位于烤瓷层内（属于内聚破坏）。研究发现在空气和真空条件下烧结的烤瓷抗拉强度没有明显差异，强度值从遮色瓷的 28MPa 到体瓷的 42MPa。遮色瓷的低强度与遮色氧化物成分及内部的多孔隙有关，且真空烧结似乎对遮色瓷的多孔性影响不大。由此，金-瓷结合的抗拉强度应该超过 28MPa，才能获得穿过瓷层的内聚破坏。

国际标准中提供了一种金-瓷结合的测试方法（《ISO9693-2000：金属-陶瓷牙科修复系统》），通过三点弯曲测试方法判断，粘接失败或裂纹起始强度超过 25MPa 即通过测试。

知识拓展

金-瓷结合失败模式

O'Brien 通过观察金-瓷结合失败模式将其分为六种可能部位或这些部位的组合（图 6-8）。①无氧化层存在的瓷金界面；②金属氧化层和金属之间；③瓷和金属氧化层之间；④穿过烤瓷层（最理想状态）；⑤穿过金属氧化层；⑥穿过金属（最不可能，只为考虑问题全面）。这一方法通过确定断裂测试样品表面烤瓷残留的百分比来评价粘接强度，已被美国国家标准和美国牙科协会所采用。

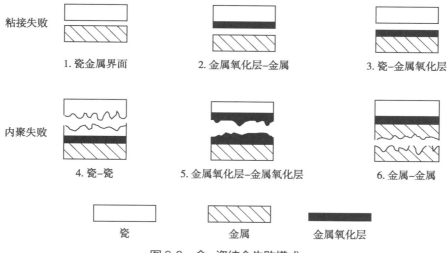

图6-8　金-瓷结合失败模式

四、金属烤瓷材料的应用

（一）金属烤瓷冠、桥

1. 制作金属基底冠　选用与烤瓷材料相匹配的合金制作金属基底冠。制作方法与常规铸造金属修复体相同，但要在保证足够强度的基础上，为烤瓷熔附预留足够的空间（图6-9）。

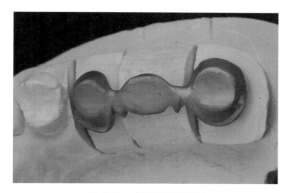
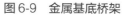

图6-9　金属基底桥架

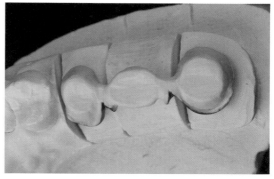

图6-10　遮色瓷堆塑

2. 金属基底冠表面的预处理　为了获得金属与瓷之间的牢固结合，需对金属基底冠的瓷结合面进行预处理，以提高瓷对金属的润湿性，增加接触面积，并获得致密的金属氧化层。

（1）粗化处理：采用物理、机械或化学的方法，如喷砂、超声清洁、电解等，除去金属表面的杂质和污染物，以获得清洁的表面，并粗化金属基底冠表面。

（2）排气和预氧化：将清洁后的金属基底冠充分干燥后，放入800℃真空烤瓷炉内，保持3～5分钟，然后升温至1 100℃后放气，在空气中预氧化5分钟，使金属基底冠表面形成一薄层均匀、致密的氧化膜，以提高金-瓷结合力。

3. 堆塑成型　选择合适颜色的烤瓷粉，用蒸馏水或烤瓷专用液调成糊状，将糊状物用毛笔涂于代型上，先涂布遮色瓷，干燥、烧结后（图6-10），再堆塑牙本质瓷和牙釉质瓷（图6-11）。为了制作出收缩最小及致密的、强韧的烤瓷，在这一步骤，对瓷粉进行充分的压紧是重要的。可使用各种压紧的方法。振动法将过量水分驱赶至表面特别有效。用调刀将湿的瓷粉调和物进行涂塑并轻轻振动至瓷粉沉积在一起。然后用干净的棉纸或吸收介质吸除水分。其他的压紧方法有调刀刮抹法和笔积法。调刀刮抹法是用合适的调刀抹平潮湿的瓷粉，直至过量水被压至表面，然后用棉纸吸去水分。笔积法或毛细管吸收法通过干瓷粉的毛细管吸收作用来去除过多的水分。用毛笔蘸干瓷粉涂于湿瓷粉块上的小区域，当水分被吸至干区域时，湿瓷粉颗粒被紧紧地拉紧。每添加一次湿瓷粉调和物时，在其对面放置一些干瓷粉，这一过程可重复进行。为弥补烧结后修复体的体积收缩，在塑形时需将烤瓷预制体线性尺寸比正常修复体放大约15%。

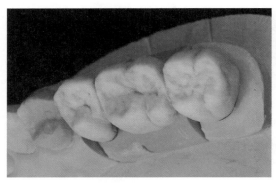
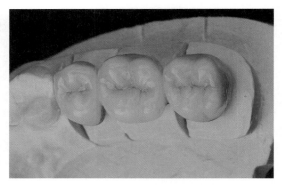

图6-11　牙本质瓷和牙釉质瓷　　　　　　　　图6-12　修复体上釉完成

4. 干燥　将修复体置于打开的且已预热的烤瓷炉前进行干燥，一般持续5～8分钟，能够确保将瓷粉调和物内的残留过量水分去除。干燥过快，水分挥发速度超过扩散速度，尚未烧结的烤瓷会出现自发性碎裂。将堆塑物放入炉内，残留的自由水和结合水在加热的不同阶段被去除。

5. 烧结　烧结是指高温条件下，烤瓷坯体孔隙率降低、力学性能提高的致密化过程。在真空烤瓷炉中，随着温度的升高，瓷粉颗粒表面产生熔融并相互凝聚成结晶体。由于烧结过程中产生失水及致密化，烤瓷坯体将出现明显的体积收缩。烧结过程一般分为三个阶段，即低温烧结阶段、中温烧结阶段和高温烧结阶段。在低温烧结阶段，瓷粉的玻璃基质软化、流动，瓷粉粒间产生不全凝聚，此时，烤瓷坯体内气孔多，但体积收缩不明显；在中温烧结阶段，瓷粉粒间完全凝聚形成致密体，烤瓷坯体体积明显收缩；在高温烧结阶段，凝聚的瓷粉颗粒互相熔接在一起成为一牢固的结晶整体，此期坯体的体积收缩趋于稳定，烧结后离炉冷却。由于烤瓷材料在烧结过程中存在一定收缩，之后需要对修复体进行调磨修改或补瓷再烧。

6. 形态修整、上釉　按照制作要求对烤瓷修复体进行形态修整，在瓷清洁和必要的着色后，将其放回炉内进行最后的上釉烧结（图6-12）。一般上釉阶段时间很短，当达到上釉温度时，瓷釉在烤瓷表面发生黏稠流动，形成一薄层玻璃膜。烧结次数和烧结温度对烤瓷修复体的强度和颜色将会产生影响，应予以控制。应避免过度上釉，因为这样会使修复体呈现不自然的闪亮外观，并造成外形损失和色泽改变。上釉的温度及时间因所用瓷粉的类型和牌子不同而变化。

7. 冷却　一般认为，在瓷 - 金属修复体制作中，冷却阶段是一个关键阶段，应避免极端的冷却速度（太快或太慢）。瓷外层太快的冷却可导致表面出现裂纹或碎裂，该现象也称热震。非常缓慢的冷却（如随炉冷却）以及多次烧制，可诱导额外白榴石的形成，从而增加了陶瓷的热膨胀系数总量，这样也会造成表面裂纹或碎裂。缓慢的冷却较好，在烧制完成后尽快地将烧制的修复体移出并置于玻璃罩下，已防止气流吹拂或可能赃物的污染。

（二）超薄瓷贴面用

1. 灌制带有基牙的石膏模型，去除基牙两端的邻牙，修整基牙根部，将修整好的基牙代型翻制成耐火代型（图 6-13）。

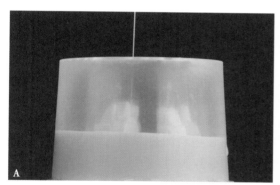
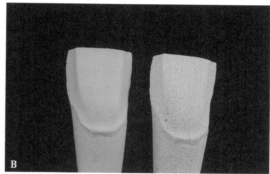

图 6-13　耐火代型制作

A. 翻制耐火代型　B. 石膏代型和耐火代型对比图

2. 将修整好的基牙代型放回印模中，涂布分离剂，灌制工作模型（图 6-14）。

3. 将基牙耐火代型放回石膏模型中。直接在耐火代型上进行瓷粉堆塑（图 6-15），并将耐火代型和堆塑的瓷粉一起放在炉中烧结成型。

4. 形态修整、上釉：按照制作要求对修复体进行形态修整（图 6-16），在瓷清洁和必要的着色后，将其连同耐火代型进行放回炉内进行最后的上釉烧结（图 6-17）。

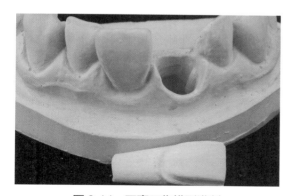
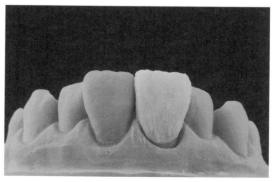

图 6-14　石膏工作模型灌制　　　　图 6-15　在耐火代型上堆塑饰面瓷

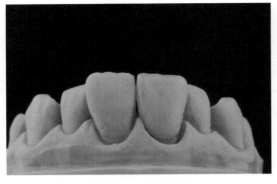

图6-16 打磨修整

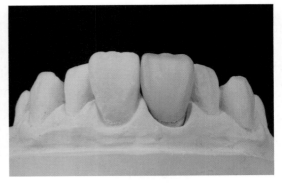

图6-17 上釉完成

第三节 热压铸全瓷材料

一、概念和分类

热压铸全瓷材料是通过制作蜡型、包埋、失蜡、压铸成型的方法制作全瓷修复体的材料，简称铸瓷。通过失蜡法铸造成型，采用热压铸方法在高温、高压下把熔融的玻璃陶瓷注入材料转换腔，这样可减少瓷体内大孔隙的形成，提高致密度和强度。蜡型包埋一般用磷酸盐包埋料，采用无铸圈方式包埋，不同厂家的磷酸盐包埋料加热方式不同。由于瓷修复体的收缩可通过包埋材料的膨胀加以补偿，因而形态准确，边缘适合性好。铸件表面有一层白色反应层，需要用喷砂的方式去除干净，否则会影响以后的附加瓷的结合。铸瓷玻璃成分较多，使得铸瓷材料具有半透明性，美观效果好，但与其他全瓷材料相比，强度相对较低。主要用于制作贴面、单冠、嵌体等。根据铸瓷材料中增强晶相种类的不同可分为：白榴石增强铸瓷和二硅酸锂增强铸瓷。

二、白榴石增强热压铸全瓷材料

（一）组成
在玻璃基质中分散有35%～55%（体积分数）的白榴石晶体，晶体大小为1～5μm。

（二）性能
压铸成型的瓷体内气孔极少，致密度高。制成的修复体透明度与牙齿接近，抗弯强度为112MPa，断裂韧性为$1.3MPa \cdot m^{1/2}$，维氏硬度为5.6GPa，与牙釉质接近，对对颌牙的磨损较小。

（三）应用
白榴石增强热压铸全瓷材料适用于制作单冠、贴面、嵌体与高嵌体。典型代表产品为义获嘉公司与苏黎世大学共同研制的IPS Empress I。通过失蜡技术在1 150～1 180℃将瓷块压入（在0.3～0.4MPa压力下）耐火模型内。在特殊设计的自动加压炉内保持此温度20分钟。瓷块有各种色泽。这些热压瓷的最终显微结构有分散于玻璃基质中的1～5μm大小的白榴石晶体组成。其制作形式可以采用两种，一种是修复体整体压铸而成，表面不堆塑饰面瓷，仅通过表面染色上釉就能满足患者需要，且操作步骤少。另一种是先制作铸瓷基底，然后堆塑饰面瓷，该方法制作的修复体更加美观。这些陶瓷的抗弯强度大约是传统长石质烤瓷的两倍。主要缺点是设备的初次投资大，以及与其他全瓷系统比，强度相对较低。

三、二硅酸锂增强热压铸全瓷材料

（一）组成

由玻璃基质和分散其中的长棒状二硅酸锂（Li_2SiO_5）晶体构成，晶体大小为 $1\sim5\mu m$，含量达 70%（体积分数），长棒状的二硅酸锂晶体相互交叉，形成互锁微结构，大幅提高了瓷的强度和断裂韧性。二硅酸锂的瓷块为圆柱状，有不同的颜色及透明度。

（二）性能

二硅酸锂晶体的线胀系数和折射率与玻璃基质接近，有较好的透明性，但不如白榴石增强铸瓷。压铸后瓷的强度高于白榴石增强铸瓷。抗弯强度为 $380\sim420MPa$，断裂韧性为 $2.7MPa \cdot m^{1/2}$，弹性模量为 95GPa，维氏硬度为 5.5GPa。

（三）应用

热压铸陶瓷相对 CAD/CAM 切削陶瓷，具有颜色通透性好，设备投入低、容易开展等优点，是全瓷修复材料的重要组成部分，在临床应用广泛。但其强度低于氧化锆，主要用于贴面、嵌体、单冠、前牙（包括前磨牙）三单位桥等，有一定适用范围。其制作形式可以采用两种，一种是修复体整体压铸而成，表面不堆塑饰面瓷，该方法充分发挥铸瓷颜色通透性好的优点，仅通过表面染色上釉就能满足患者需要，且操作步骤少，临床应用最多。另一种是先制作铸瓷基底，然后堆塑饰面瓷，该方法制作的修复体更加美观。下面以铸瓷单冠为例，对铸瓷的制作工艺流程进行介绍。

1. 制作蜡型　按照贴面的制作要求进行蜡型制作，要求边缘密合，形态美观（图 6-18）。

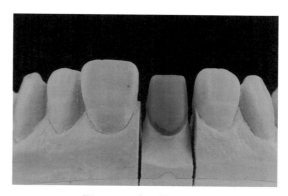

图 6-18　底冠蜡型制作

2. 包埋铸圈　使用铸瓷专用包埋材料，按照一定的水粉比例调拌好后对蜡型进行包埋。

3. 铸圈烘烤　按照包埋材料的烘烤程序对铸圈进行烘烤、去蜡。

4. 压铸　使用专用铸瓷炉按照一定程序进行压铸成型。压铸温度为 $890\sim920\,℃$，在真空及压力下压入材料转换腔中（图 6-19）。

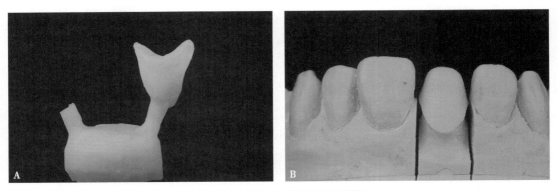

图6-19 压铸完成铸瓷底冠制作
A. 压铸完成铸瓷底冠 B. 打磨完成铸瓷底冠

5. 选择合适颜色的瓷粉,用蒸馏水或烤瓷专用液调成糊状,将糊状物用毛笔涂于铸瓷底冠上,用回切法堆塑牙本质瓷和牙釉质瓷(图6-20)。为了使堆塑的瓷层具有清晰的层次结构,采用先形成完整修复体的形态,然后进行回切操作的方法。牙釉质瓷将切端的指状结构堆满之后还应继续堆塑,形成和最终牙冠大小相近的体积。

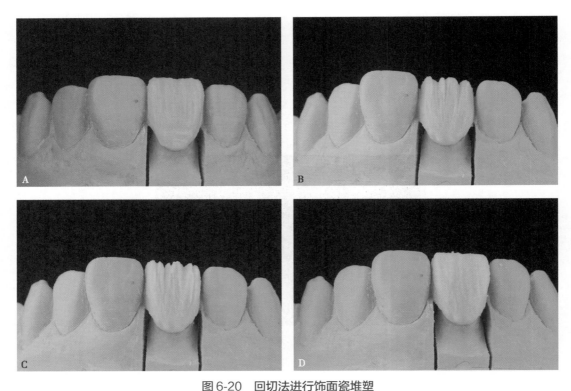

图6-20 回切法进行饰面瓷堆塑
A. 堆塑牙本质瓷形成完整的修复体形态 B. 牙本质瓷回切 C. 形成指状结构 D. 堆塑牙釉质瓷

6. 打磨上釉 对压铸完成的铸圈,去除包埋材料,对贴面进行切割、就位、形态修整等,最后上釉完成(图6-21)。

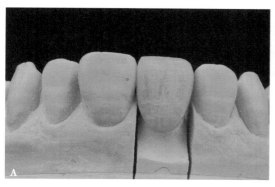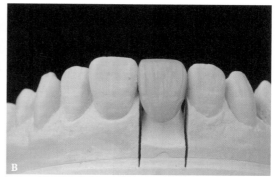

图6-21 铸瓷修复体完成

A. 打磨修整铸瓷冠　B. 上釉完成铸瓷冠

第四节 烧结全瓷材料

一、概念

烧结全瓷材料是采用瓷粉烧结的方法来制作全瓷修复体的材料。为了获得足够的强度和韧性，通常使用各种晶相作为增强剂。晶相与玻璃相折射率的匹配性是影响全瓷材料透明性的重要因素。按照增强晶相种类的不同，烧结全瓷材料可分为：白榴石增强长石质烤瓷、氧化铝增强烤瓷和烧结全氧化铝瓷。

二、常用烧结全瓷材料介绍

（一）白榴石增强长石质烤瓷

1. 组成　类似于金属烤瓷材料，但含有更多的白榴石晶体，体积含量为35%～45%，均匀分布于玻璃相中。

2. 性能　抗弯强度高可达104MPa，断裂韧性为1.5MPa•m$^{1/2}$，压缩强度也较高。由于白榴石晶体的线胀系数明显高于玻璃基质，这种差异造成瓷在冷却时白榴石晶体周围的玻璃基质中产生切向压缩应力，这些压缩力可提高玻璃相的抗裂纹扩展能力。白榴石晶体的折射率与玻璃基质相近，所以白榴石增强长石质烤瓷具有很好的透明性。

3. 应用　可用于制作单个前牙冠、贴面及后牙嵌体、高嵌体。

（二）氧化铝增强烤瓷

1. 组成　氧化铝晶体的微粒（30μm）均匀分散于长石形成的玻璃相中。由于氧化铝具有高弹性模量和高断裂韧性，可显著提高瓷的强度。

2. 性能　随着氧化铝晶体含量的增加，瓷的强度增高，透明性降低，因为氧化铝晶体与玻璃基质的折射率差别较大。因此氧化铝晶体含量高的瓷只能用于制作全瓷修复体的基底冠。其弹性模量可达123GPa，抗弯强度可达135MPa。氧化铝晶体的线胀系数与玻璃基质接近，因此两者结合非常好，这也有助于增强瓷的强度。

3. 应用　可用于制作前、后牙单冠的基底冠。

（三）烧结全氧化铝瓷

烧结全氧化铝瓷由 99.9% 的高纯氧化铝粉末组成，是氧化铝瓷系列中强度最高者。其制作流程为：首先扫描工作代型，然后将数据传输到义齿加工企业，经计算机处理后磨削一个放大 20% 的代型，再将高纯氧化铝粉体以极高的压力干压在放大代型上，形成修复体基底冠的坯体。巨大的压力使得材料具有高堆积密度、低气孔率，可减少烧结时间，减缓晶体长大。取下修复体坯体，在 1 550℃ 以上温度下烧结，烧结收缩率为 15%～20%（体积分数）。烧结后氧化铝基底冠为半透明状，抗弯强度可达 700MPa，表面再涂塑低熔点长石质烤瓷，完成修复体。该烤瓷可用于制作后牙冠桥。需要注意，不同烤瓷的收缩率及烧结温度不同，一定要按产品说明要求操作。

第五节　粉浆堆涂玻璃渗透全瓷材料

一、概念和种类

粉浆堆涂玻璃渗透全瓷材料简称为玻璃渗透全瓷。将耐高温晶体粉浆涂塑在多孔的耐火代型上，代型的孔隙将粉浆中的水分吸收，把粉体压紧成型，连同代型一起在 1 120℃ 下烧结 10 小时。烧结使晶体微粒初步形成具有一定强度的多孔骨架结构，代型收缩较修复体大，便于取下预烧体。之后放入炉内加热，在 1 200℃ 高温下将镧系玻璃粉熔融后通过毛细管作用渗透进入骨架结构中，形成相互渗透的复合材料。渗透后材料的结构致密，气孔率和缺陷较传统烤瓷材料少。渗透玻璃与晶体骨架之间的线胀系数差异产生的压应力进一步提高了材料的强度。材料中晶体的含量约为 75%（体积分数），其余为渗透玻璃。玻璃渗透全瓷材料的主体是高熔点、高强度的微粒烧结骨架，其玻璃质含量较少，具有优异的力学性能。晶体骨架在烧结过程中体积收缩很小，修复体具有优异的边缘适合性。缺点为高度不透明（尖晶石基材料例外）和加工时间长。根据晶体种类的不同，玻璃渗透全瓷可分为氧化铝基、尖晶石基及氧化锆增韧氧化铝玻璃渗透全瓷。

二、常用粉浆堆涂玻璃渗透全瓷材料介绍

（一）氧化铝基玻璃渗透全瓷材料

1．组成　基体瓷粉为纯氧化铝粉末，粒度 2～5μm。渗透玻璃粉为含有着色剂的镧-硼-硅系玻璃。

2．性能　玻璃渗透后具有较高的强度，抗弯强度为 450MPa，断裂韧性高达 4.49MPa·m$^{1/2}$，维氏硬度为 9.4GPa，弹性模量 95GPa。

3．应用　氧化铝基粉浆涂塑于石膏耐火代型上，代型在烧制过程中收缩。粉浆中的氧化铝含量超过 90%，粒度在 0.5～3.5μm。在 1 100℃ 下烧结 4 小时后，形成多孔的氧化铝基壳，然后用含镧玻璃第二次在 1 150℃ 下高温渗透 4 小时。去除过量玻璃后，用热膨胀匹配的饰面瓷对修复体进行饰面。由于有紧密堆积的氧化铝颗粒和较少的孔隙，能形成高强度的材料。氧化铝基体具有较高的强度，此外其线胀系数为 7.2×10^{-6}/K，稍大于渗透玻璃，在玻璃渗透后的冷却过程中，由于氧化铝收缩量大于玻璃，在玻璃中产生压应力，而裂纹扩展必须克服此压应力，因此氧化铝基玻璃渗透全瓷具有较高的强度。玻璃渗透氧化铝瓷的透

明性较差,大约只有牙本质的一半,因此通常用它制作单个前、后牙冠及前牙三单位固定桥的基底核,临床试用的代表产品是 In-Ceram-Alumina。

（二）尖晶石基玻璃渗透全瓷材料

1. 组成　以镁铝尖晶石（$MgAl_2O_4$）为主晶相。

2. 性能　由于镁铝尖晶石的光折射率与玻璃基质接近,因此尖晶石基玻璃渗透全瓷的半透明性较高,抗弯强度约为 300MPa。

3. 应用　可用于前牙单冠。

（三）玻璃渗透氧化锆增韧氧化铝全瓷材料

氧化锆增韧氧化铝玻璃渗透全瓷:粉体由氧化铝基玻璃渗透全瓷粉中加入 33% 氧化铈稳定的四方相氧化锆组成,其中四方相的氧化锆具有应力诱导相变增韧效应,抗弯强度提高至 650MPa,是玻璃渗透全瓷中强度最高的,但颜色更不透明。推荐用于对美观度要求不高的后牙冠和桥。

 知识拓展

全瓷修复体的强度（瓷-瓷结合）

全瓷修复体的强度取决于全瓷材料、瓷基底-饰面瓷的结合、修复体厚度及设计,同时与临床粘接技术和下方支持结构有关。临床常见的失败案例是饰面瓷的剥脱和瓷基底的碎裂,因此,抑制裂纹扩展对于修复体的成功非常重要。

在全瓷修复中,瓷基底与饰面瓷的线胀系数匹配至关重要,通常要求饰面瓷的线胀系数略低于瓷基底的线胀系数,以利于在饰面瓷内产生合适的压应力以抵抗微裂纹传播。Steiner 等的研究提示在瓷基底和饰面瓷间的线胀系数差小于 1×10^{-6}/K 时,在瓷层结构中不会产生可见的微裂纹。相比于烤瓷合金的柔韧性,瓷基底是脆性材料,如果残余应力导致材料的形变超过 0.1% 就会引起瓷基底的碎裂。因此对线胀系数匹配的要求更加严格。

近年来随着新型瓷基底材料强度和韧性的不断提高,修复体临床破坏主要表现为饰面瓷层的部分或结合界面剥脱。瓷基底与饰面瓷的厚度比是控制裂纹起始部位的主要因素。适当的厚度控制可使饰面瓷承受压应力而瓷基底承受张应力。双层瓷结构的强度随着瓷基底厚度的增大而增大,因为瓷基底越厚,饰面瓷越薄,压应力越接近饰面瓷表面。但增加瓷基底的厚度不利于美观。研究还表明,瓷基底存在一个最小厚度,当超过这个最小厚度时,瓷基底厚度的增加对修复体的强度影响就不明显了。对氧化锆来说,当厚度超过 0.4mm 时,修复体强度提高就不明显了。

此外,影响界面粘接强度的因素还有饰面瓷对瓷基底表面的润湿性、饰面瓷烧结收缩、因温度和应力在氧化锆陶瓷界面产生的相变、工艺过程缺陷等。

第六节　成品义齿瓷牙

成品义齿瓷牙是由陶瓷材料制成的成品牙冠,用于制作可摘义齿的牙冠部分。一般是用高熔陶瓷粉真空烧结制成。

一、组成和分类

成品义齿瓷牙的原料的主要成分是长石、石英、高岭土和助熔剂（例如硼砂），将这些原料粉碎后与少量水调和，充填入钢制模具内加压成型，之后进行真空烧结，缓慢冷却，最后表面上釉。

成品义齿瓷牙按固位形式分为无孔瓷牙、有孔瓷牙、有钉瓷牙。有孔瓷牙的盖嵴部位有固位凹槽或孔洞，以便与牙齿基托材料形成机械嵌合固位。有钉瓷牙的盖嵴部位有金属固位钉。按加工形式分为双层瓷牙和多层瓷牙。按𬌗面形态，分为解剖式、半解剖式和无尖瓷牙。

二、优缺点

成品陶瓷牙的优点：1. 美观性好，颜色与自然牙接近，而且颜色稳定性好。2. 硬度高，强度好，耐磨耗。3. 化学性能稳定，在口腔内耐老化，吸水性小。4. 生物惰性强，生物安全性好。

成品陶瓷牙的缺点：1. 因为硬度高，𬌗面磨改后难于抛光，而且容易造成对颌天然牙磨损。2. 与丙烯酸树脂义齿基托结合差，需借助固位钉和固位孔来固位。3. 与丙烯酸树脂义齿基托的线胀系数差异较大，温度变化容易在结合界面产生应力，导致裂纹形成。4. 密度大，在口腔咬合时有"咔嗒"声音。5. 质脆不耐冲击。

（张倩倩）

思考题

1. 陶瓷各组成相对其性能分别有什么作用或影响？
2. 金属烤瓷修复体中金-瓷结合方式有哪几种？影响金-瓷结合的因素有哪些？
3. 烤瓷的线胀系数为什么应略小于基底金属的线胀系数？
4. 热压铸全瓷有哪些种类？各自有何性能特点？

第七章 树脂材料

树脂通常是指受热后有软化或熔融范围，软化时在外力作用下有流动倾向，常温下是固态、半固态，有时也可以是液态的有机聚合物。广义地讲，可以作为树脂制品加工原料的任何高分子化合物都称为树脂。按来源可分为天然树脂和合成树脂；按其加工行为不同的特点又有热塑性树脂和热固性树脂之分。树脂材料包括基托树脂、义齿软衬材料、颌面缺损修复材料、义齿用树脂牙、饰面树脂。

第一节 基托树脂

义齿基托是可摘局部义齿和全口义齿的重要组成部分，覆盖在牙槽嵴及硬腭上，直接与口腔黏膜相接触，并将义齿各部件连接成一个整体，可分散和传递𬌗力。

义齿基托树脂材料常用的是聚甲基丙烯酸甲酯及其改性产品为人工合成聚合物，制作原料称为树脂。根据其聚合方式分为热凝义齿基托树脂、自凝义齿基托树脂、光固化型义齿基托树脂三大类。根据制作工艺方法分为填塞式基托树脂、注射式基托树脂、微波式基托树脂，其中填塞式基托树脂指的就是热凝义齿基托树脂和自凝义齿基托树脂。根据树脂基托的成型方法不同分为压注法，热处理法，粉剂加糊剂法三种。

一、热凝义齿基托树脂

热凝义齿基托树脂（heat-curing denture base resin）简称热凝树脂（heat-curing resin）或热凝树脂，需要加热至65℃以上才能固化。它是基托材料中应用最广的材料，绝大多数可摘局部义齿和全口义齿的基托都是用此材料制作的。热凝义齿基托树脂由粉剂和液剂两部分组成,粉剂又名牙托粉,液剂又名牙托水。

(一)组成

1. 牙托水

(1)甲基丙烯酸甲酯(methyl methylacrylate,MMA):牙托水的主要成分。在常温下是无色透明的液体,易挥发,易燃,易溶于有机溶剂,微溶于水。它是合成聚甲基丙烯酸甲酯(poly methyl methylacrylate,PMMA)的原料,又称单体。MMA属于一级易燃液体,与空气按一定比例混合时,易发生爆炸,因此使用完应及时将瓶盖拧紧,远离火源储存。

(2)阻聚剂:在光、热、自由基、电离辐射等条件下容易发生聚合反应,形成聚合物。为了运输和贮存方便,必须在牙托水中加入微量的阻聚剂(0.02%),因加入的量极其微小,不会影响热处理时的正常聚合反应。目前常用的阻聚剂为氢醌。

(3)交联剂:有些牙托水中加入1%~3%的交联剂,如双甲基丙烯酸乙二醇酯(GDMA),双甲基丙烯酸二缩三乙二醇酯(TEGDMA)等,可以提高基托树脂的刚性、硬度,降低溶解性和吸水性。但交联剂加入过多,会使材料变脆,韧性变差,强度反而下降。

(4)增塑剂:如邻苯二甲酸二丁酯,虽不参加聚合反应,但会影响聚合物分子间的相互作用,使增塑的聚合物更加柔软,韧性提高。为了使增塑剂不从树脂中析出而导致基托变硬,可以添加甲基丙烯酸丁酯、甲基丙烯酸辛酯。

(5)紫外线吸收剂:如UA-327或UV-9等,可吸收对聚合物有害的紫外线,避免分子链被破坏,减缓基托树脂的老化和变色。

2. 牙托粉

(1)甲基丙烯酸甲酯的均聚粉(PMMA)或共聚粉:牙托粉的主要成分,是决定基托树脂性能的主要因素。

甲基丙烯酸甲酯的均聚粉:由MMA经悬浮聚合而制成的粉状聚合物,平均分子量为30万~40万,其分子量越大,制作的基托力学性能就越高,但分子量过高会造成牙托粉溶于牙托水的速度变慢,也就是说,延长聚合物达到面团期的时间,因此,均聚粉的分子量应适中。均聚粉在常温下很稳定,130℃以上可进行热塑加工,180~190℃开始解聚为MMA。均聚粉能溶于MMA单体及氯仿、二甲苯、丙酮等有机溶剂中。

甲基丙烯酸甲酯共聚粉:为了提高材料的操作性能和基托的力学性能,在MMA中添加丙烯酸甲酯(MA)、丙烯酸乙酯(EA)、丙烯酸丁酯(BA)等,形成共聚粉。常用的有四种:①MMA与MA的共聚粉,调和时需加入少量的牙托水,面团期持续时间长,充填时聚合物的可塑性好,耐磨性也有明显提高;②MMA与BA的嵌段共聚粉,由于含有BA链节,基托的冲击强度和挠曲强度都有所提高;③MMA与MA、EA的三元共聚粉,溶于单体的速率快,基托的力学性能明显提高;④MMA与橡胶(如丁苯橡胶)的接枝共聚粉,大大提高了基托的冲击强度,韧性明显增强,被称为高韧性基托树脂。

(2)引发剂:如过氧化苯甲酰(benzoyl peroxide,BPO),在牙托粉中加入少量的BPO可引发MMA进行加成聚合反应。

(3)颜料:如镉红、镉黄等,牙托粉中加入颜料,可使制成的树脂基托具有与牙龈相似的色泽。为适应不同牙龈颜色的需要,我国将牙托粉的颜色分为三种:1号、2号和3号,数字越大,颜色也越深。

(4)粉状无机物:有些产品添加有诸如玻璃纤维和氧化铝晶须这样的无机增强填料,可增加树脂的刚性,降低线胀系数,改进热的扩散。有些加入少量的红色尼龙纤维或醋酸纤维,模仿牙龈的血管纹,具有仿生效果,提高义齿的美观性。

(二)性能

1. 物理性能

(1)热学性能:热凝义齿基托树脂是热的不良导体,会影响被覆盖黏膜的温度感觉。热凝义齿基托树脂的热胀系数大于天然牙、瓷牙及金属,在冷热变化过程中,也会影响到基托树脂与瓷牙及金属之间的结合。因此树脂与瓷牙、金属接触的部分要有固位装置。

热凝义齿基托树脂的热变形温度是81~91℃,不能在过热的液体中浸泡和消毒,以免变形影响使用。此外,在进行义齿修理时,修理温度也应保持较低水平。

(2)体积收缩:热凝基托树脂在成型固化过程中存在体积收缩。基托树脂被包埋在石膏型盒中,且形态复杂,聚合时温度较高,具有一定的可塑性,此时的聚合收缩可能多以基托表面的凹陷来补偿。在聚合后冷却至玻璃化转变温度(75℃)以下时,基托不再以塑性变形来补偿收缩,聚合收缩基本停止,义齿的收缩主要是冷却过程的冷缩。当牙托粉与牙托水按容量比3:1混合,聚合后自由体积收缩约为7%,线性收缩率为2%。但实际上,义齿基托树脂的线性收缩率为0.2%~0.5%。这是因为基托的收缩被石膏型盒所限制,结果导致基托内部和表面产生微细裂纹、裂缝,甚至引起基托变形和断裂。

(3)吸水性:PMMA属于极性分子,制作的基托浸水后吸收微量的水分,吸水后体积稍有膨胀,能补偿聚合后的体积收缩,改善基托与口腔组织之间的密合性。义齿基托失水干燥后会引起变形,因此义齿基托制作完成或取下后应浸泡在水中。如果吸水性过大,基托的强度会降低。我国标准规定,所有类型的树脂基托浸泡于37℃水中,7天后的吸水值应小于32μg/mm³。

2. 力学性能 热凝树脂是目前较好的基托材料,但它还存在着韧性不足、硬度不大的问题,有时会出现折裂现象,影响义齿的正常使用。我国标准规定,热凝基托树脂的弯曲强度不低于65MPa,弯曲弹性模量不低于2.0GPa。近年来一些具有高强度、高韧性的义齿基托材料,如丁苯橡胶增强材料在临床应用,已取得较好效果。

3. 化学性能

(1)溶解性:PMMA能溶解于MMA、氯仿、苯、丙酮、乙酸乙酯等有机溶剂中。乙醇及一些消毒剂虽不能溶解PMMA,但能使基托表面出现一些微细的银纹,使表面泛"白花",影响其性能及寿命,所以临床上不能用乙醇擦洗基托。

(2)老化性:PMMA具有良好的耐老化性能。PMMA随着时间的增加,冲击强度略有上升,拉伸强度、透光率略有下降,抗银纹性及分子量明显降低,色泽逐渐泛黄。

4. 生物学性能 完全聚合的树脂基托很少引起过敏反应,但微量的残留单体或单体中的其他成分可引起过敏反应。临床上所使用的基托,聚合后会不同程度地残留单体,而微量单体或单体中的其他成分可引起过敏反应。单体对口腔黏膜有刺激性,可引起义齿性口炎。

单体在室温下即可挥发,并对呼吸道造成刺激。当吸入大量单体蒸汽后,会引起恶心,在面团期填塞型盒时,要避免用手直接接触面团期的树脂,最好戴上一次性手套来保护手,因为单体还可造成皮肤脱脂。

(三)固化原理

热凝树脂牙托粉和牙托水按一定比例调和后牙托水缓慢地渗入到牙托粉颗粒内,使颗粒溶胀、溶解,经一系列物理变化后形成面团状可塑物,将此可塑物充填入型盒内的义齿阴模腔内,然后进行加热处理(简称热处理)。当温度达到 68～74℃ 时,牙托粉中的引发剂 BPO 发生热分解,产生自由基,引发甲基丙烯酸甲酯(牙托水)进行链锁式的自由基加成聚合,最终形成坚硬的树脂基托。甲基丙烯酸甲酯的聚合过程分为三个阶段,即链引发、链增长和链终止。

1. 链引发 由引发剂(I)产生的自由基(R•)为活性中心,与单体作用引发反应。引发剂产生自由基的方式有以下几种:

(1) 热分解型引发;在聚合反应中能产生自由基而使单体活化的物质称为引发剂。引发剂种类很多,常用的有过氧化苯甲酰(BPO)。热凝树脂为这种引发方式。

(2) 氧化还原性引发:BPO 等过氧化物引发剂和具有还原作用的有机叔胺类物质或对甲苯亚磺酸盐组成氧化还原体系,这样可以降低引发剂的分解温度。

(3) 光引发:有些化合物在一定波长的光照下吸收光量子后能分解成自由基,引发单体聚合。这种化合物称为光敏引发剂,这种引发方式称为光引发。常用的引发剂有安息香醚、樟脑醌等。光固化型树脂为这种引发方式。

2. 链增长 在链引发阶段形成的单体自由基有很高的活性,它能与其他单体分子结合成更多的链自由基。聚合反应在极短的时间内放出大量的热。

3. 链终止 自由基有相互作用的强烈倾向,两自由基相遇时,由于独电子消失而使链终止。

(四)应用

1. 临床应用范围 热凝义齿基托树脂的应用范围较广,制作可摘局部义齿和全口义齿的基托、颌面部赝复体、牙周夹板、个别托盘、𬌗垫、正畸活动矫治器、保持器等。

2. 使用方法

(1) 模型准备:充填树脂材料前,在石膏模型阴模腔内均匀涂布一层分离剂(图 7-1)。

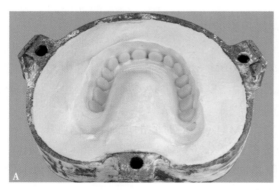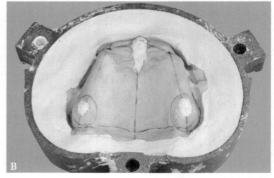

图 7-1 石膏模型阴模腔内涂布分离剂

A. 上层型盒　B. 下层型盒

(2) 调和牙托粉与牙托水:通常牙托粉与牙托水的调和比例为 3:1(体积比)或 2:1(重量比)(图 7-2),取适量的牙托水置于清洁的玻璃杯或瓷杯中,再将牙托粉撒入其中,直至牙托粉全部被牙托水所浸透,无多余的牙托水。用不锈钢调刀调和均匀,振荡排出气泡,加盖防止单体挥发,等待调和物变成面团状可塑物。

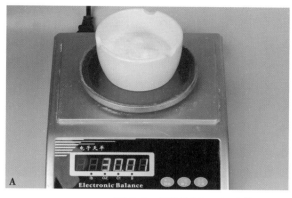
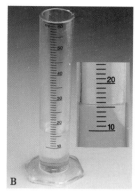

图7-2　牙托粉和牙托水的重量比2∶1
A. 称量牙托粉　B. 称量牙托水

（3）调和后的变化：材料调和后，牙托水逐步渗入牙托粉，渗入过程被人为地划分为6个阶段（图7-3）：

1）湿砂期：牙托水尚未渗入牙托粉内，分散于牙托粉颗粒之间。看上去好像粉多液少。此时调和阻力，无黏性，如湿砂状。

2）稀糊期：牙托粉表面逐渐被牙托水所溶胀，颗粒之间空隙开始消失，调和物表面看似有液体渗出，调和无阻力。

3）黏丝期：牙托水继续溶胀牙托粉，牙托粉颗粒进一步结合成为黏性整块，流动性减小，黏性增加，易黏手和器械，容易拉丝。此时不宜搅拌，以防带入气体形成气泡，应严密封盖防止单体挥发。

4）面团期：牙托水与牙托粉基本结合，无多余牙托水存在，黏着感消失，呈可塑的面团块。此期为填塞型盒的最佳时期。

5）橡胶期：调和物表面牙托水挥发成痂，内部进一步硬化，呈较硬而有弹性的橡胶状。

6）坚硬期：牙托水进一步挥发，弹性下降，逐渐形成坚硬脆性体。但其中的牙托水并未聚合，牙托粉颗粒间只是依靠吸附力结合在一起。此坚硬脆性体强度很低。

以上变化是一连续的物理变化过程。对于一般材料，室温条件下，按照常规粉液比，开始调和至面团期的时间15～20分钟，面团期持续5分钟左右。临床上，必须把握好面团期的形成时间，以便充填型盒。

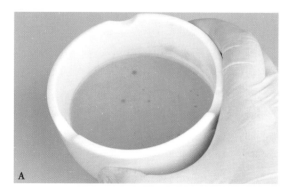
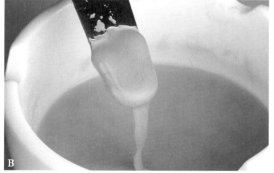

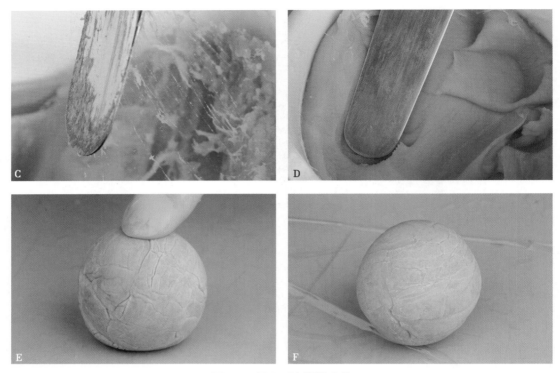

图 7-3 调和后各期的变化

A. 湿砂期 B. 稀糊期 C. 黏丝期 D. 面团期 E. 橡胶期 F. 坚硬期

（4）影响面团期形成时间的因素：①牙托粉的粒度越大，达到面团期所需时间越长，反之亦然；②在一定范围内，粉液比例直接影响面团期形成的时间，不能为了调整面团期形成的时间而人为地改变粉液比，否则将影响基托的质量；③室温高，面团期形成时间缩短；室温低，面团期形成时间延长。为了加快或缓慢面团期形成时间，可以通过改变温度来进行适当调控。

（5）充填：充填型盒应在面团期完成。将调和物揉捏均匀（图 7-4），从型盒内的一侧加压填入另一侧，使其充满整个阴模腔（图 7-5）。上下层型盒压紧，并挤出多余的调和物。

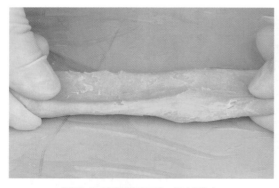

图 7-4 揉捏调和物，使其均匀

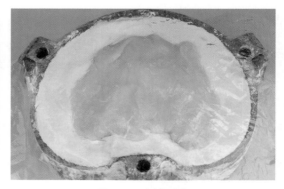

图 7-5 充填型盒

（6）热处理：是将充填好的树脂进行加热聚合的过程，使其中的单体聚合，完成树脂基托的固化成型。目前常用的热处理方法是水浴加热法。有以下两种常用的方法：

1）将型盒放入 70～75℃水中，恒温 1.5～2 小时，然后升温至沸腾，维持 0.5～1 小时。

2）将型盒置入室温水中，在 1.5～2 小时内缓慢升温至沸腾，再维持 0.5～1 小时。

上述方法中，第一种速度最快，第二种最简便。

热处理过程是单体聚合过程。MMA 在聚合过程中，第一阶段是吸热反应，即链引发阶段，水温达到 70℃以上，型盒内的基托树脂材料温度达到 60℃以上，引发剂吸收热量引发 MMA 聚合。第二阶段是放热反应，即链增长阶段，基托树脂调和物聚合时产生大量的热量，而调和物被包埋在石膏型盒内，石膏是热的不良导体，不能散发热量，而此时水温又很高，型盒内外无法形成温差，树脂材料的温度会超过 MMA 的沸点，从而使未聚合的 MMA 大量蒸发，最终在树脂基托中形成许多气泡。因此，在热处理过程中需缓慢加热。

最合适的加热速度取决于树脂基托的尺寸。基托愈大、愈厚，在聚合时产热愈多，若加热速度快，则容易产生气泡，反之亦然。一般采用（图 7-6）所示为推荐的热处理加热速度，能使基托得到良好的固化，不会产生气泡，也较节省时间。在这种热处理中，当水温达到 68～70℃时，引发剂 BPO 受热分解产生自由基，引发 MMA 聚合固化。聚合过程中放出大量的热量，使树脂内部温度迅速上升，但由于水浴温度较低，型盒内外温差大，可使部分热量向外传导散发，这样树脂的温度不至于超过 MMA 的沸点，因而不会在树脂内形成气泡。待聚合高峰过后，将水浴温度升至 100℃，保持半小时至 1 小时，以使基托较彻底地聚合。

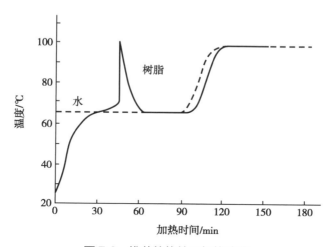

图 7-6　推荐的热处理加热速度

（7）开盒与打磨　热处理后要将型盒自然冷却至室温才能打开，因为丙烯酸树脂的热膨胀系数高于石膏，加热过程中不能自由膨胀，产生内应力。自然冷却至室温会使内应力得以释放，否则基托容易发生变形，适合性变差。打磨抛光时要注意防止局部产热过高导致基托变形。

目前，市面上出现了一些快速热聚合树脂，牙托水中含有聚合促进剂（叔胺），与热凝牙托粉混合，充填型盒后，直接置于 100℃水中，维持 20 分钟。此类树脂的固化既有化学固化机制，又有热引发聚合，因此树脂快速聚合的同时还不易产生气泡。

3. 应用中应注意的问题

（1）基托中产生气泡 在基托制作过程中，如果操作不当，会导致基托产生不同程度的气泡，不仅影响基托强度和美观，而且细菌等微生物容易附着于基托表面。产生气泡的原因有以下几点：

1）粉、液比例失调

①牙托水过多：聚合收缩大，而且不均匀，可在基托内产生不规则的大气泡。

②牙托水过少：牙托粉未完全湿润、溶胀，可在整个基托内形成许多微小气泡。多见于调和时单体少，或调和后未加盖而使单体挥发，或石膏模型未浸水或未涂分离剂，导致单体渗透至石膏内。

2）填塞时机不准

①填塞过早：填塞过早容易因黏丝而人为带入气泡，调和物流动性过大，不易压实，容易在基托内留下不规则气泡。

②填塞过迟：调和物变硬，流动性和可塑性降低，造成填塞缺陷。

3）热处理升温过高、过快：升温过高过快时，大量 MMA 蒸发，在基托内部形成许多微小的球形小气泡，分布于基托较厚处，且基托体积越大，气泡越多。

4）压力不足：在基托内外会产生不规则的较大气泡或孔隙，尤其在基托细微部位形成不规则缺陷性气泡。

（2）基托变形

1）装盒不妥，压力不均：若上下型盒仅石膏接触受力，加压过大时，易使石膏模型变形，导致基托变形。

2）填塞过迟：调和物过了面团期，可塑性下降，若强行加压成型，易导致模型破损变形，致使义齿支架及人工牙移位，最终使基托变形。

3）升温过快：因树脂基托是热的不良导体，若升温过快，基托表层树脂聚合速度较内部快，产生的聚合性收缩不均匀，使基托变形。

4）基托厚薄差异过大：基托厚薄不均，引起聚合收缩不一致，使基托变形。

5）冷却过快，开盒过早：基托内外温差过大，基托收缩不一致，会使基托内所潜伏的应力在出盒后释放，易造成基托变形。开盒过早，容易使尚未充分冷却和硬化的基托被拉伸变形。

6）研磨时操作不当：基托局部产热过高，引起基托变形。

二、自凝义齿基托树脂

自凝义齿基托树脂（self-curing denture base resin）简称自凝树脂（self-curing resin），在室温条件下即能固化，又称室温固化型基托树脂。自凝树脂由粉剂和液剂两部分组成，粉剂也称为自凝牙托粉，液剂称为自凝牙托水。

（一）种类与组成

1. 自凝牙托粉 主要是 PMMA 均聚粉或共聚粉，少量引发剂 BPO 和颜料（锰红、钛白粉）。自凝牙托粉的粒度比热凝的小，以便牙托水短时间溶胀牙托粉。灌注成型自凝树脂用牙托粉粒度更细。

2. 自凝牙托水 主要是 MMA，含有少量的促进剂、阻聚剂、紫外线吸收剂。常用的促进剂主要有两类：一类是有机叔胺，如 N，N- 二羟基乙基对甲苯胺（DHET），另一类为对甲苯亚磺酸盐,如对甲苯亚磺酸钠盐(TSS)。用此类促进剂聚合的树脂,色泽稳定性好。

(二)性能

自凝树脂的性能与热凝树脂相似。自凝牙托粉的分子量低,为8万～14万,而且MMA经氧化还原引发体系引发聚合后所形成的聚合物的平均分子量也较热凝树脂低。与热固化型相比,自凝树脂的残余单体含量较多,残余单体量与聚合所用促进剂的种类有关。残余的单体既降低了树脂基托的强度,加剧了氧化变色,还可导致基托扭曲变形。

1. 固化性能　自凝树脂在聚合反应过程中会产热,产热量与树脂体积大小、促进剂与引发剂含量等有关。促进剂含量越多,产热量越多,高反应热也加速聚合的进行。反应热的大小与聚合时的环境温度也有关系,环境温度高,反应热也打,固化也越快。

室温下自凝树脂的可操作时间为3～5分钟,影响自凝树脂凝固的因素有:①自凝牙托水与自凝牙托粉的比例;②树脂中BPO与叔胺的含量配比;③阻聚剂的含量;④环境温度等。

2. 力学性能　我国标准规定,自凝树脂基托的弯曲强度应不低于60MPa,弯曲弹性模量应不低于1.5GPa。与热凝树脂相比,韧性较差,脆性较大,刚性好,采用MMA-EA-MA三元共聚粉可以改善自凝树脂的韧性,综合性能也有所改善。

3. 生物学性能　我国标准规定,自凝树脂基托的残留单体含量不超过4.5%(质量分数),自凝树脂残留单体量高与热凝树脂,对口腔黏膜的刺激性和致敏性大于其他类型的树脂,减少基托的残留单体可减少其刺激性和致敏性,随着在水中浸泡的时间延长,自凝树脂基托的残留单体含量逐渐下降。

4. 色泽稳定性　自凝树脂的颜色不如热凝义齿基托树脂稳定,变色的原因可能与树脂中残留的促进剂叔胺和阻聚剂的继续氧化有关。

(三)固化原理

聚合过程与热凝树脂相似,不同的是链引发阶段产生自由基的方式不同。BPO与促进剂叔胺在常温下就能发生剧烈的氧化还原反应,释放出自由基,引发MMA聚合。

(四)应用

1. 临床应用范围　自凝树脂主要用于制作个别托盘、暂时冠桥、义齿基托修理及重衬、制作活动矫治器、腭护板、牙周夹板等。

2. 自凝义齿基托树脂由于其能快速成型,操作简单等优点,具体使用方法如下。

(1)糊塑成型法:将石膏模型浸水或者在石膏模型上涂布分离剂,调和比例为粉液重量比2:1或体积比5:3,在调杯内先后加入牙托水、牙托粉,加盖放置,待调和物呈稀糊状时,直接在模型上塑形,此期流动性较好,不粘器械,容易塑形。若塑形过早,调和物流动性太大,不便塑形;若塑形过迟,调和物已进入黏丝期,易粘器械,容易人为带入气泡。固化后可与模型一起放入60℃热水中浸泡30分钟,促进固化完全,减少单体残留。

(2)模压成型法:按比例调和树脂材料,待调和物进入稀糊期时,将材料灌入石膏阴模腔中,将型盒放入压力锅水浴中,在0.1～0.2MPa气压下加热至55～60℃聚合30～45分钟。也可用硅橡胶或琼脂材料制作阴模腔。

模压成型法与热凝树脂相比有以下优点:聚合时间短;不需要加热到100℃和自然冷却,避免了石膏和树脂的冷却收缩,因此,通过模压成型的自凝树脂基托的尺寸稳定性及适合性更好。缺点是:树脂基托与人工牙结合力较差,需要对树脂牙盖嵴部进行预处理。

(3)粉剂+糊剂法:先把粉涂布在模型上,在涂布粉的区域进行牙托水滴注,根据所需要的厚度,添加第二层粉,在进行牙托水滴注,如有厚薄不均的地方,在堆塑的过程中不断调整。

三、光固化型义齿基托树脂

光固化型义齿基托树脂(light curing denture base resin)为单组分、面团状可塑物,组成上与光固化复合树脂相似。

(一)组成

光固化型义齿基托树脂一般为单糊剂型,多为预制成片状或条状面团样可塑物。其组成如表7-1。

表 7-1 光固化型义齿基托树脂的主要成分

成分	含量	成分	含量
树脂基质	30～40wt%	无机填料	10～15wt%
活性稀释剂	5～10wt%	光引发剂	微量
PMMA 交联粉	35～40wt%	颜料及红色短纤维丝	少量

1. 树脂基质　主要有 BisGMA、异氯酸酯改性的 Bis-GMA。树脂基质作为聚合的主体,对最终基托的性能有决定性影响。

2. 活性稀释剂　TEG-DMA、1、6- 己二醇二甲基丙烯酸酯等。稀释剂的作用主要是调节材料的黏稠度。

3. 填料　二氧化硅粉和 PMMA 交联粉,PMMA 交联粉是 MMA 与二甲基丙烯酸乙二醇酯或二甲基丙烯酸二缩三乙二醇脂的共聚物,具有轻度交联的网状结构,在树脂基质及活性稀释剂中只溶胀,但不溶解,这样可以确保材料在固化前长期处于可塑面团状。

(二)性能

1. 固化特性　通常将光固化义齿基托树脂放入专用的箱式固化器内,经特定波长的光线照射一定时间后才能固化。一般光固化基托树脂对波长为 430～510nm 的蓝光最为敏感,固化深度为 3～5mm。

2. 力学性能　光固化基托树脂与热凝、自凝义齿基托树脂比较,有硬度高、刚性大、受力不易变形等特点,但脆性也大,研磨、抛光较困难。

(三)固化原理　固化过程是一种光敏引发的自由基交联、聚合过程。

(四)应用

1. 临床应用范围　可用于制作简单义齿、矫治器、暂时冠桥、个别托盘、义齿修补或重衬等。

2. 应用注意事项　光固化型义齿基托树脂一般为单组分,使用前不必调和,直接在模型上塑形或在已有的义齿上重衬,有充裕的操作时间,经光照射固化,固化时间短,可操作性好。材料必须经过光照才能固化,有充足的工作时间。优点是制作的义齿色泽、尺寸稳定性、适合性等方面较好,聚合收缩为热固化的一半。缺点是与人工树脂牙的结合能力差,需要在树脂牙的盖嵴部磨出固位沟槽。

四、注射型义齿基托树脂

此类材料一般为热塑性树脂,如聚酰胺(尼龙)、聚碳酸酯及聚酯材料。注射成型前将材料加热,使其软化成黏流态,然后将树脂材料注入到注射管内,安装到专用的注射机上,加压将黏流态的材料注入到有义齿阴模的型盒内，冷却后材料变为坚硬的固体。常用的热塑注射成型类义齿材料是尼龙材料，可用它制作具有一定弹性的半透明的基托和树脂卡环，具有较好的美观性能，这类义齿被誉为隐形义齿。此类材料的刚性不足所制得的义齿不能充分分散咬合力，咀嚼效率低，损坏后也不易修理。

还有一些热塑性树脂，如聚苯乙烯、聚乙烯、聚氯乙烯、聚甲基丙烯酸甲酯、醋酸纤维丁酸酯等。通过制备石膏模型，置于压膜机模型杯上，将树脂片加热具有可塑性状态，利用压缩空气装置把膜料压贴于模型上，减压放气，取出压制完毕的保持器，修整保持器边缘磨光即可，此类材料主要用于制作正畸保持器、𬌗垫等。

五、微波式基托树脂

微波是一种波长小于 10cm 的电磁波，具有一定的穿透性。极性分子的材料吸收微波后分子被激发，互相摩擦产生大量热量，是材料内部温度迅速升高。MMA 分子结构上含有极性酯基，容易吸收微波而最终聚合。

微波热处理过程是，将填好胶的型盒用特制的玻璃钢螺钉加压固定，然后放入微波炉内进行微波照射。照射时间取决于微波炉的功率及照射强度，一般先照射义齿组织面，然后反转型盒，照射另一面。以 400W 微波炉为例，每面照射 2.5 分钟。金属对微波具有屏蔽作用，需微波热处理的义齿树脂要用聚碳酸酯树脂型盒或玻璃钢型盒，而且义齿中不能含有金属结构。

由于型盒中的石膏含有大量水分，而水的极性远大于基托中的单体，在微波热处理过程中，石膏的升温速度高于基托树脂，因此与石膏接触的基托树脂先开始聚合，基托中心部位聚合较慢，义齿基托内容易产生应力，而采用微波聚合专用基托树脂则无此问题。微波聚合专用基托树脂中加有引发剂（BPO）和促进剂（叔胺），可以保证基托树脂整体聚合的均匀性。

采用微波热处理聚合一般的热凝树脂，力学性能与常规水浴热处理法基本相同。微波热处理法具有处理时间短、速度快、所制基托组织面的适合性好、固化后基托与石膏分离效果好、表面光滑等优点。

第二节　义齿软衬材料

义齿软衬材料（soft denture lining materials）是一类应用于义齿基托组织面的具有一定弹性的义齿衬垫材料。根据衬垫后使用的期限，将软衬材料分为永久性或半永久性义齿软衬材料和暂时性义齿软衬材料两大类，后者又称为短期软衬材料、组织调整剂或功能性印模材料。

根据材料的组成软衬材料可分为丙烯酸酯类软树脂、硅橡胶、聚氨酯、含氟弹性体等多种类型。目前临床上应用的软衬材料有丙烯酸酯类软树脂和硅橡胶两类。

一、丙烯酸酯类义齿软衬材料

（一）组成

粉剂：主要含有聚甲基丙烯酸乙酯（PEMA）均聚粉或甲基丙烯酸乙酯与甲基丙烯酸丙酯或丁酯的共聚粉。还含有引发剂和颜料。

液剂：主要含有增塑剂和乙醇，常用的增塑剂有水杨酸苄酯或邻苯二甲酸二丁酯。粉、液调和后，调和物最终转变为具有柔软黏弹性的凝胶物质，乙醇的作用主要是使增塑剂向粉剂中渗透的速度加快，缩短固化时间。

（二）性能

因其与基托树脂属同类聚合物，在结合界面易形成互溶，故能与 PMMA 基托结合较好。由于其组成成分中含有低分子量的增塑剂，当材料浸入水或唾液中时，增塑剂会慢慢地从材料中析出，导致材料短期内逐渐失去弹性而变硬，同时析出的增塑剂可能会对人体造成危害。大多数丙烯酸酯类软衬材料作为暂时性的软衬材料使用，在口腔环境中能保持一定的黏弹性数天至数周。使用一段时间后，软衬材料与基托的粘接强度逐渐下降，变硬变色而失去功效。丙烯酸酯类软衬材料固化后的初始硬度与粉液比有关。在一定范围内，粉液比越大，硬度值越高。

（三）应用

1. 临床应用范围

（1）牙槽骨吸收严重，黏膜过薄或弹性下降，有松软的软组织增生或组织倒凹，而不能做外科手术者。

（2）功能性印模材料。

（3）即刻义齿重衬、腭裂语言辅助器和即刻外科夹板的制作。

（4）种植修复，如种植覆盖义齿。

2. 用法　大多数的丙烯酸酯类软衬材料采用口腔内直接衬垫法进行应用。衬垫前应将义齿基托组织面打磨，清洁，注意打磨厚度为 1～2mm，并涂布粘接剂或底涂剂。衬垫时应注意保持垂直距离，衬垫后应修整软衬边缘，使边缘光滑。

二、硅橡胶义齿软衬材料

（一）组成

1. 热固化型　由甲基乙烯基硅橡胶、增强填料（气相 SiO_2）、引发剂（BPO）柔软剂、颜料和引发剂组成。

2. 室温固化型　可分为单组分和双组分两种。

（1）单组分型：由基础胶料（端腔基聚二甲基硅氧烷）、交联剂（甲基三乙酰氧基硅烷）、催化剂（辛酸亚锡）和填料组成，制成膏状物，装入隔离气湿气的密封容器中，使用时从密闭容器中挤出，接触空气中的湿气而进行交联固化。

（2）双组分型：又可分为缩合型和加成型两种，它们在组成上与硅橡胶印模材料很相似。

（二）性能

热固化型硅橡胶类义齿软衬材料的强度及耐老化性能较好，但与基托树脂的粘接性较差，需用专门的粘接剂或底涂剂，且表面不易打磨抛光，容易附着细菌，尤其是白色念珠菌。在基托粘接面预涂硅烷偶联剂（如 KH-570）可提高软衬材料与基托的结合强度。

缩合型硅橡胶类义齿软衬材料使用方便，可在口内固化。但机械强度低，耐老化性能差，很难与基托形成良好粘接，需用专门的粘接剂，而且在固化过程中有小分子析出，聚合物易出现孔隙和体积收缩，形态稳定性差。

单组分硅橡胶类义齿软衬材料使用时不用调和，在口腔内直接固化，与基托树脂粘接牢固。但是,这种材料的固化主要依赖于空气中的水分向其中的渗透,固化速度较慢,一般表面先固化,然后逐渐向深处进行,衬垫较厚处固化更慢。

加成型硅橡胶类义齿软衬材料的优点是在固化过程中无小分子析出,形态稳定性好。而其力学性能较热固化型硅橡胶差,也需要专门的粘接剂,且易受硫化物、含氮化合物及含磷化合物的影响,致使材料最终不能固化。

(三)应用

热固化型硅橡胶义齿软衬材料采用间接衬垫法衬垫,常规水浴热处理固化,温度及时间因不同产品而不同,应按照说明书推荐的方法进行。室温固化型材料一般采用口腔内直接衬垫法进行衬垫。

第三节 颌面缺损修复材料

一、概述

颌面缺损修复材料又称颌面赝复材料(maxillofacial prosthetic materials),是用于采用口腔修复的原理和方法来修复颌面软硬组织缺损和畸形的材料。目前应用的颌面缺损修复材料有硬质和软质两类,前者主要是聚甲基丙烯酸甲酯(PMMA)、后者有丙烯酸酯类软树脂、热固(硫)化硅橡胶和双组分室温固(硫)化硅橡胶。

聚甲基丙烯酸甲酯材料在组成上与基托树脂相同,可以是加热固化型,也可以是室温化学固化型,主要用于制作义耳、义眼、义鼻等,或作为缺损修复体的框架材料;这种材料制作的修复体质硬,缺乏皮肤软组织所具有的柔软弹性,仿真性较差。丙烯酸酯类软树脂的组成与相应的义齿软衬材料基本相同,这类材料作为颌面缺损修复材料使用,也存在着增塑剂析出,组成及使用方法与相应的义齿软衬材料基本相同。硅橡胶类材料是目前综合性能较好的颌面缺损修复材料,也是最常用的材料。室温硫(固)化型材料,操作简便,调色容易,而且可以复层上色,仿真性好。硅橡胶类材料存在着长期日晒变色、难打磨、不能抛光、在口腔环境中易滋生真菌等问题。

二、硅橡胶类材料

1. 热固化型硅橡胶 加工时先制取印模,复制出病人的缺损部位,可分成3~4个模型部位来完成。

2. 室温固化型硅橡胶 是颌面部较常用的赝复材料,在室温下可固化,受力后容易发生形变,较热固化性硅橡胶柔软,机械性能良好,容易加工和着色。

三、其他

1. 聚氨基甲酸酯 简称聚氨酯,是二异氰酸酯和多元醇反应的共聚物,且通过调整比例可以改变产品的最终柔韧性。Epithane-3 和 Calthane 是目前仅有的两种聚氨酯颌面赝复材料。聚氨酯的突出优点是极佳的柔韧性,可以把边缘做的很薄,且有较好的抗撕裂能力,性能稳定差,拉伸强度较低。

2. 丙烯酸酯类材料 此类材料主要用于非活动组织的缺损修复,常用作暂时修复体,随着手术愈合或放射治疗后组织的变化不断进行调整。常配合组织调节剂使用,与皮肤粘接剂可相容。若对丙烯酸酯化学成分进行调整可达到改性的目的。

第四节 义齿用树脂牙

一、概念

树脂牙是由聚合物制成的人工牙,适用于作为牙列缺损、缺失修复中恢复天然牙冠外形和功能的牙冠材料。

二、种类

(一)单个成品树脂牙

成品树脂牙是由生产厂家专门制作生产的人工牙,它可有不同的大小形态、颜色和部位,通过不同的规格和型号加以标识。

1. 聚甲基丙烯酸甲酯树脂牙 相对于早期的 PMMA 树脂牙,采用丙烯酸酯类二元和多元共聚物并加入交联剂聚合制作,提高了树脂牙的耐磨性和硬度。它的优点是具有密度小、韧性大,不易碎裂和折裂,能与树脂基托牢固结合,易调磨抛光色泽与天然牙接近等。缺点是强度低,硬度小及耐磨性差。

2. 复合树脂牙 为了提高树脂牙的机械强度和耐磨性,在树脂牙的基本成分中,加入一定量的无机物作增强填料。常用的填料是经硅烷活化处理的超微 SiO_2 类填料,此类材料制作的树脂牙表面光洁度高,色泽稳定性好,耐磨性和硬度明显提高。目前树脂牙大多数采用分层模塑成型或分层注射成型方法制造,内层颜色近似于牙本质色,韧性好,外层近似于牙釉质色,具有半透明性,而且硬度高,耐磨性好,被誉为"塑钢牙"。

单个成品树脂牙在大小、形态、颜色等方面有不同的规格、型号,供临床选用。

(二)成品树脂牙列

制作树脂牙列的材料与成品树脂牙的材料基本相同。有不同型号和不同规格的牙列供临床选用(图 7-7)。

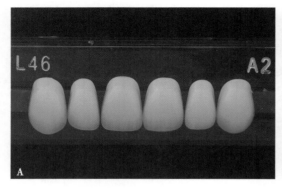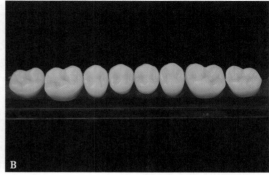

图 7-7 成品树脂牙列

A. 前牙列 B. 后牙列

（三）成品树脂牙面

制作成品树脂牙面的材料和工艺与制作树脂牙基本相同，目前还有超薄型、遮盖型的树脂牙面由工厂生产。

（四）造牙材料

造牙材料分热固化和室温化学固化型两种

1. 热固化型造牙材料 又称热凝造牙材料。由造牙粉和造牙水组成。其材料组成与热凝基托材料基本相同，呈牙齿样白色。

2. 室温化学固化造牙材料 又称自凝造牙材料，组成上与自凝树脂基本相同，呈牙齿样白色。

三、性能

1. 良好的色泽 目前大多数树脂牙均具有多层色特点，牙齿色泽的层次性及半透明性与正常牙齿相近。有的树脂牙还加有荧光颜料，使义齿在日光照射下呈现出与自然牙相似的色泽。

2. 物理、力学性能 树脂牙密度小，线胀系数大，弹性模量低，硬度低，韧性好，耐热。但吸水后尺寸略有改变，耐磨性差，不适于对𬌗为金属、瓷牙的义齿。

树脂牙与瓷牙及牙釉质性能比较见表 7-2。

表 7-2 树脂牙、瓷牙与牙釉质性能比较

性能	树脂牙	瓷牙	牙釉质
密度 /(g·cm^{-3})	1.2	2.4	
线胀系数 /(10^{-6}·K^{-1})	80	7	11.4
弹性模量 /GPa	2.5	80	46～130
维氏硬度 /MPa	200	5 000	2 940～4 800

3. 与基托树脂的结合 树脂牙组成上与基托树脂相似，因此树脂牙与基托树脂的结合强度高于瓷牙，两者之间的结合方式为化学结合。

四、应用

主要用于制作可摘局部义齿、全口义齿、临时冠桥的人工牙部分，也用于天然牙贴面制作。目前临床上较常用的是树脂牙。根据缺失的天然牙的牙位、颜色和大小选用不同型号、色调的树脂牙。

第五节 饰面树脂

饰面树脂是一种树脂和瓷的复合材料，它既具有瓷的美观、耐磨、抗着色，又具有树脂的韧性、易于修补等优点，采用氧化还原引发体系或光照射引发体系实现聚合（图 7-8）。

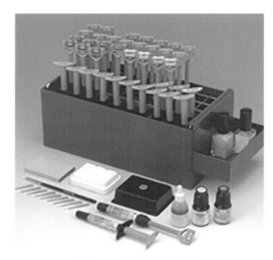

图 7-8　光固化饰面树脂

一、组成与性能

饰面树脂是一种硬质树脂材料，属于聚氨酯型中的二甲基丙烯酸酯系统，树脂中含有超过 73% 微细瓷和 30% 树脂成分，是 PFS 填料和纳米填料的混合体，使新型填料与基质之间结构更均匀，增加了树脂固化的交联程度，进一步提高材料的耐磨性和断裂强度。瓷填料颗粒（PFS）接近纳米级，颗粒尺寸小，具有传统复合树脂材料所不具备的优秀抛光性能。树脂基质是聚氨酯，聚氨酯是由异氰酸酯单体与羟基化合物聚合而成，树脂基质分子链较长，带有很多活性基团的侧链，部分树脂采用的基质分子不是链状而是圆环状的，这些树脂聚合之后不但聚合度高，而且形成的是高度铰链和环绕的网络状结构，这种结构上的差异保证了其作为修复用复合树脂的力学优势。

饰面树脂的硬度达 726MPa，挠曲强度 146MPa 介于牙釉质与牙本质之间，弹性模量1 200MPa 与牙本质相似，抗压强度 354MPa，高于铸瓷的 330MPa，聚合收缩 2.5%。对光线的折射指数接近天然牙的釉质和牙本质，切端和体层共同堆筑制作修复体，能够达到与天然牙相似的光透射和散射效果，具有天然牙的荧光性和乳光效果。

二、优缺点

优点：①挠曲强度和抗压强度高；②聚合收缩小；③耐磨耗，对对颌牙磨耗小；④易雕刻和抛光；⑤色泽与天然牙相似；⑥容易聚合。

缺点：内含树脂成分，在复杂的口腔环境下，随着时间推移会发生塑性形变和少量色素沉积，金属和树脂之间出现缝隙，受理后树脂从金属表面脱落。

三、应用

饰面树脂应用广泛，主要用于制作冠桥、嵌体、高嵌体、贴面、𬌗垫、套筒冠、种植体、精密附着体的外冠饰面修复等间接美容修复体。金属树脂联合固定桥操作步骤：

1. 基牙预备
2. 制取印模及模型

3. 修整模型、预备可卸代型

4. 固位体、支架蜡型制作　蜡型制作完成后,用开窗回切法在固位体唇颊面预备出树脂的空间,桥体唇颊面去除至少 2～3mm 的蜡,𬌗面和龈底部至少保留 0.5mm 厚的蜡,切端 0.3～0.5mm 厚的蜡。

5. 制作金属支架:

6. 完成树脂部分　金属树脂粘接面做喷砂、超声清洁、干燥处理,粘接面上涂布遮色剂、粘接剂,分层堆塑体层、釉质层树脂、光固化或热压固化成型(图7-9)。

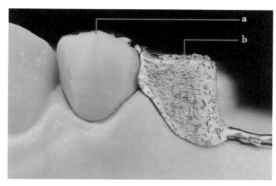

图7-9　饰面树脂的应用
a:树脂冠完成后　b:基底冠的固位珠有利于金属与饰面树脂的结合

7. 打磨抛光粘固。

（倪　莹）

思考题

1. 试述热凝义齿基托树脂调和后的变化阶段及各阶段的特点。
2. 简述热凝基托树脂常用的热处理方法?
3. 分析在义齿制作过程中哪些原因会导致基托产生气泡?
4. 分析在义齿制作过程中哪些原因会导致基托发生变形?
5. 简述自凝义齿基托树脂的应用范围及使用方法?
6. 分析热固化型和室温固化型软衬材料的性能特点?
7. 简述树脂牙和饰面树脂的应用范围?

第八章　铸造包埋材料

学习目标

1. 掌握：各类铸造包埋材料的性能特点、应用及注意事项。
2. 熟悉：铸造包埋材料的分类。
3. 了解：各类铸造包埋材料的组成。

第一节　概　　述

口腔铸造修复体一般采取失蜡铸造法制作，在铸造工艺过程中，制作完成的蜡型（熔模）仅仅是修复体的雏形，要通过铸造才能转变成为所需要的修复体（图 8-1）。

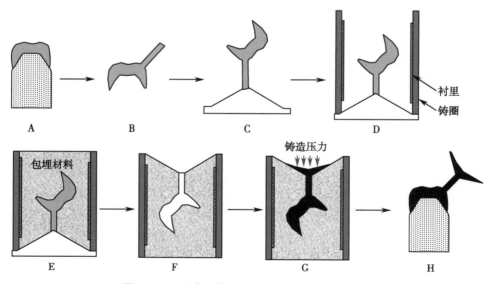

衬里

铸圈

铸造压力

包埋材料

图8-1　口腔金属铸造修复体的制作过程示意图

A. 模型上制备蜡型　B. 安插铸道　C. 固定在锥形台上　D. 安放铸圈、衬里　E. 用包埋材料包埋蜡型
F. 烧除蜡型，形成铸模腔　G. 铸模腔内注入合金　H. 取出金属修复体

174

如图 8-1 所示，在口腔铸造修复体制作过程中，首先需要把安插完铸道的蜡型（熔模）包埋在铸圈内，通过加热使蜡熔化、挥发，在包埋材料中形成铸模腔即铸型的阴模，然后向铸模腔内注入熔化的合金，待合金冷却后除去包埋材料，即可得到金属修复体的铸件。

在口腔铸造修复体制作过程中，用来包埋蜡型（熔模）的耐高温材料，称为包埋材料。本章将对铸造包埋材料进行分类介绍。

一、性能要求

铸造包埋材料在修复体的铸造工艺中起到过渡的作用，其性能直接关系到修复体的质量，理想的铸造包埋材料必须符合以下要求：

1. 耐高温　铸造包埋材料在烘烤、焙烧及铸造高温下能够保持其物理及化学特性，从而保证铸模的稳定性，以利于铸造工艺的进行。

2. 机械强度合适　铸造包埋材料凝固后要有足够的强度，铸造过程中能够承受铸造压力及冲击力，不会因此而产生微小裂纹或爆裂散开。铸造完成后包埋材料应易于被破碎，并且不会黏附在金属修复体的表面，便于金属修复体的清洁、打磨与抛光。

3. 适宜的膨胀率　铸造包埋材料凝固、受热后应具有合适的膨胀率，从而补偿铸造过程中蜡型和铸造合金的收缩，保证铸造出来的金属铸件尺寸准确。

4. 化学性质稳定　铸造包埋材料在高温铸造时，不与熔融状态下的铸造合金发生化学反应，不会产生有害气体，对注入的合金材料无腐蚀破坏作用。

5. 材质细致均匀　铸造包埋材料的粉末粒度要细微均匀，以便去蜡后能够形成光滑完整的铸模腔，使熔化的铸造合金注入后能够充分再现熔模，从而得到表面清晰光洁的修复体铸件。

6. 透气性能良好　铸造包埋材料凝固后经加热处理，要求具有较多的微小孔隙，即具有良好的透气性能（图 8-2），有利于铸造过程中液态金属注入铸模腔时，其内的气体能够逸出，从而保证铸件的完整性。

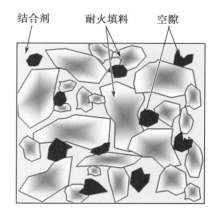

图 8-2　包埋材料透气性示意图

7. 操作、使用方便　铸造包埋材料在室温条件下，采用普通工具（或真空调拌机）即可调和使用。调和时呈均匀的糊状，以便涂布到蜡型表面和注满铸圈时不会产生气泡。蜡型包埋完成后包埋材料应具有合适的固化时间，一般为 5～30 分钟，最长不能超过 1 小时，以便于脱模或烘烤、焙烧等操作的进行。

8. 取材方便、价格便宜、易于保存。

二、分类及组成特点

铸造包埋材料的主要成分是能耐高温的二氧化硅（SiO_2），但纯二氧化硅难以塑形，必须加入结合剂使之凝固成型。包埋材料中结合剂的种类以及添加量的不同，直接决定着包埋材料的强度及其他方面的性能。目前临床常用的铸造包埋材料，根据用途的不同主要分为中低熔合金铸造包埋材料、高熔合金铸造包埋材料、铸钛包埋材料、铸造陶瓷包埋材料等几种类型。

1．中低熔合金铸造包埋材料 又称为石膏类包埋材料，适用于铸造熔化温度在1 000℃以下的中低熔合金的铸造包埋，如贵金属中的金合金、银合金和非贵金属中的铜合金、锡 - 锑合金等。这类包埋材料的主要成分是耐高温的二氧化硅（SiO_2），结合剂采用石膏，因此也称为石膏类包埋材料。由于石膏在超高温度下，会因分解而失去结合能力，因此，这类包埋材料只耐一定高温，只适用于中低熔合金的铸造包埋。其有一定的强度，热膨胀率不大，容易控制。

2．高熔合金铸造包埋材料 又称无石膏类包埋材料，适用于铸造熔化温度在1 000℃以上的高熔点合金的铸造包埋，如贵金属金 - 银 - 铂 - 钯 - 铜 - 镓、银 - 钯合金；非贵金属镍 - 铬合金、钴 - 铬合金等。这类包埋材料的主要成分也是耐高温的二氧化硅，但结合剂一般采用磷酸盐、硅胶，故又称为磷酸盐包埋材料、硅胶包埋材料。这类包埋材料具有良好的膨胀性，能补偿高熔合金铸造后较大的收缩率，同时耐高温、高压，是目前应用较多的一类包埋材料。

3．铸钛包埋材料 因钛金属熔点高达1 668℃，并且在高温下钛的化学性质极为活泼，易氧化，易与包埋材料发生反应，故普通的高熔合金铸造包埋材料不能满足其要求。目前临床可供使用的铸钛包埋材料主要有石英系包埋材料、氧化镁系包埋材料、氧化铝系包埋材料、氧化锆系包埋材料、氧化钙系包埋材料等，这些材料能够耐受1 600℃以上的高温，并能有效地预防钛金属在铸造高温下与相关的铸造包埋材料发生化学反应，故适用于钛金属的铸造。

4．铸造陶瓷包埋材料 用于全瓷铸造的包埋，具有代表性的是 IPS-Empress 热压铸造陶瓷专用快速包埋材料。

第二节　中低熔合金铸造包埋材料

中低熔合金铸造包埋材料，适用于金合金、银合金等铸造温度不超过1 000℃合金的包埋铸造。这类包埋材料的主要成分是二氧化硅，以石膏作为结合剂，因此又将这类包埋材料称为石膏类包埋材料。

我国医药行业标准将中低熔合金铸造包埋材料分为两型：

Ⅰ型：用于嵌体及冠的铸造，凝固前的流动性较大，便于包埋、复制蜡型的微细结构；

Ⅱ型：用于全口及局部义齿金属基托的铸造，凝固后的压缩强度较大。

一、组成

市售的中低熔合金铸造包埋材料为粉剂，使用时与水调和。粉剂主要由二氧化硅（耐火填料）、石膏（结合剂）、石墨和硼酸以及着色剂等组成。二氧化硅主要是石英和方石英，石膏主要是 α- 半水硫酸钙，石墨和硼酸用于调整凝固时间。

1．二氧化硅 二氧化硅（临床采用石英粉）是中低熔合金铸造包埋材料的主要成分，占总重量的 55%～75%。其耐高温、受热膨胀的特点基本满足了中低熔合金铸造包埋材料的要求。

二氧化硅（SiO_2）有四个同素异构体：石英、磷石英、方石英以及熔融石英。其中石英、磷石英和方石英加热后，其晶体形态由低温下稳定的 α 型转变成高温下稳定的 β 型。它们晶格形态的温度转化点有所不同,石英为573℃,磷石英为120℃,方石英为220℃(表8-1)。

表 8-1 二氧化硅同素异构体的转变

β-石英	870℃	β-磷石英	1 475℃	β-方石英	1 700℃	
↕	→	↕	→	↕	→	熔融石英
573℃		120℃		220℃		
α-石英		α-磷石英		α-方石英		

石英、磷石英和方石英的晶格形态一旦由α型转变成β型时,它们的体积就会急剧膨胀(图8-3)。临床制作修复体正是利用了二氧化硅的这种热膨胀特性,来补偿金属铸造修复体的铸造收缩。从图8-3可以看出:方石英的热膨胀率明显大于石英和磷石英;温度范围在600~700℃时石英的热膨胀系数较大。故临床操作中常在这一温度范围对中低熔合金铸造的铸型进行加热。

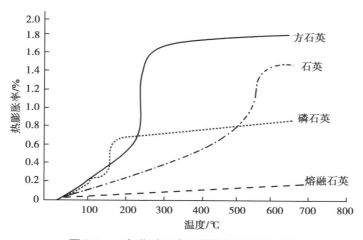

图 8-3 二氧化硅同素异构体的热膨胀曲线

2. 硬质石膏 硬质石膏在中低熔合金铸造包埋材料中所占比例为25%~45%,其作用是作为结合剂,与水调和后同石英粉凝固结合成一个整体,使包埋材料凝固后具有一定的强度,同时在凝固过程中提供一定的固化膨胀、吸水膨胀。石膏固化及加热后的膨胀与收缩情况(即尺寸变化)如图8-4所示。

从图8-4中可以看出,随着温度的升高,石膏开始脱水,当温度超过200℃时,石膏因脱水开始收缩,至400℃左右脱水完毕。随着温度的继续升高,石膏又开始膨胀

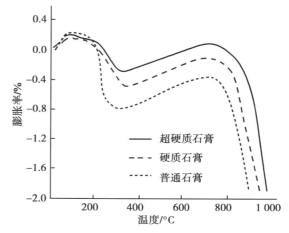

图 8-4 三种石膏加热时的尺寸变化

（物体的热胀冷缩特性）。但当温度超过 750℃时，石膏开始分解，导致石膏体积开始收缩，当温度达到 800℃左右，石膏体积急剧地收缩。因此，石膏类包埋材料只能在 700℃以下的铸造温度条件下使用，同时，最好采用加热脱水后收缩量较小的超硬石膏（α-半水石膏）作结合剂。

3. 石墨　石墨的含量约为 1%，在石膏类包埋材料中起到还原作用。在铸造温度下，铸造合金容易发生氧化反应，石墨在此可以防止金属的氧化，起到保护铸造合金的作用，从而提高修复体铸件的强度及光洁度。

4. 硼酸　硼酸占包埋材料的 5% 左右，在石膏类包埋材料中的作用是使材料的热膨胀均匀，并能略微增加其热膨胀量，提高包埋材料的强度。

5. 色素　不同商品的包埋材料中加进了不同的色素，以区别于其他材料，方便操作者选用。

二、性能

（一）固化时间

包埋材料的固化时间是指包埋材料从调和开始到凝结成固体的时间，也称为凝固时间。

石膏类包埋材料的固化时间与石膏的含量有直接的关系，其固化性质受到水粉比、水温、调和速度以及调和时间的影响，其中水粉比是影响石膏类包埋材料凝固性能及其他特性的最重要因素。若水粉比过大，固化时间将会延长，反之，固化时间将会缩短。

临床选用商品包埋材料，其水粉比一般为 0.30～0.40（即 30～40ml：100g）。ADA 标准规定石膏类包埋材料的固化时间为 5～25 分钟。

（二）膨胀性能

膨胀是包埋材料的重要性能，通过包埋材料的膨胀可以补偿蜡型及金属铸造过程中的收缩。石膏类包埋材料的膨胀主要有三种形式：固化膨胀、吸水膨胀和热膨胀。

1. 固化膨胀　石膏类包埋材料在固化时会发生膨胀，这种膨胀称为固化膨胀。

石膏类包埋材料的固化膨胀是石膏的水合反应所起的作用，其机制与石膏本身的固化膨胀相同。包埋材料与水调和后，α-半水石膏与水结合生成的二水石膏的针状结晶不断形成、增长，石膏针状结晶不断堆积、挤压而向外部膨胀，而二氧化硅粒子（石英粉）又为针状结晶的生成提供了更多的结晶核心，更加有利于包埋材料的膨胀。因此，石膏类包埋材料的膨胀系数比单独的 α-半水石膏固化膨胀系数要大些（图 8-5）。

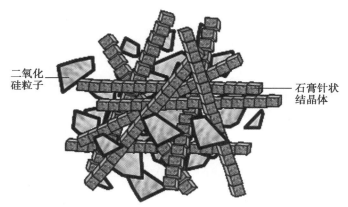

二氧化硅粒子 — — 石膏针状结晶体

图 8-5　石膏类包埋材料的固化膨胀示意图

　　石膏类包埋材料的固化膨胀系数与水粉比有关，水粉比增加，针状结晶之间的距离加大、交替增长互相挤压的作用减弱，包埋材料的膨胀率会降低。如图 8-6 所示，不同水粉比对包埋材料的凝固膨胀率的影响。

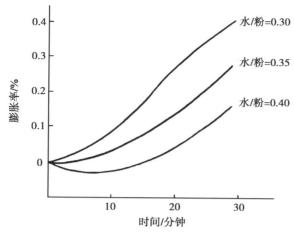

图8-6　石膏类包埋材料的固化膨胀与水粉比的关系

　　2. 吸水膨胀　又称为水合膨胀，临床若在石膏类包埋材料的初凝阶段，向正在固化的包埋材料内加水或把包埋好的铸圈浸入水中，包埋材料的固化膨胀要比在空气中出现的膨胀大得多。这种因加进水或吸入大量的水而产生的显著膨胀，称为吸水膨胀或水合膨胀。吸水膨胀实质上是固化膨胀的延续，这一现象的产生是由于调和后增加的水，不断地补充石膏水合反应所消耗的水，使二水石膏的针状结晶能够顺利生成、增加、挤压而更加膨胀。石膏类包埋材料的固化膨胀与吸水膨胀情况见图 8-7。

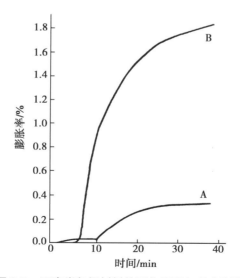

图8-7　石膏类包埋材料的固化膨胀与吸水膨胀
A. 包埋材料的普通固化膨胀曲线
B. 调和开始5分钟后加水产生的吸水膨胀，W/P＝0.3

吸水膨胀率的大小与包埋材料成分及粉末粒度有关。二氧化硅的含量越大、粉末粒度越小，吸水膨胀率越大。吸水膨胀率的大小还可以通过调整操作方法进行调节，如可通过延长材料凝固过程中接触水的时间、增加给水量、提高水温等方法，提高吸水膨胀率。

临床上一般采用以下方法来获得吸水膨胀：

（1）包埋前：先在铸圈内壁围贴 1～3 层充分吸水的石棉纸，然后进行包埋，使包埋材料在凝固过程中能够充分吸取石棉纸中的水分，从而产生吸水膨胀。

（2）包埋材料初凝阶段：将铸圈置于 38℃水中，约 30 分钟后取出，从而提高吸水膨胀率。

（3）包埋完成后：及时用针筒有控制地向铸圈内注入水，提高吸水膨胀。水温一般可以调节在室温到 38℃之间。

3. 热膨胀　包埋材料凝固、晾干后，在铸造前需要对其加热以熔化、气化蜡型，形成金属铸造的模型腔。在加热过程中，包埋材料中的二氧化硅和石膏都有受热膨胀现象，称之为热膨胀，其中二氧化硅的热膨胀还包括其晶型转变形成的体积膨胀。

石膏类包埋材料凝固的过程中，二氧化硅及作为结合剂的 α-半水石膏与水发生反应，生成二水石膏与二氧化硅结合在一起的凝固物。在此基础上继续加热，二氧化硅由 α 型向 β 型转化，而石膏因脱水，沿二水石膏→半水石膏→无水石膏的方向发生转化。这两个反应分别独立进行，所以包埋材料的热膨胀曲线是由这两个转化反应叠加的结果。方石英与石英包埋材料的热膨胀率不相同，图 8-8 所示即为这两种二氧化硅成分包埋材料的热膨胀曲线。

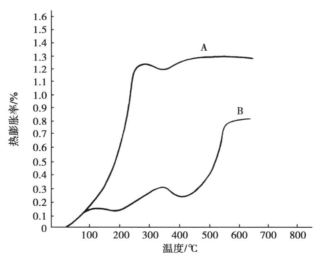

图 8-8　两种二氧化硅包埋材料的热膨胀曲线
A. 方石英　B. 石英

从图 8-8 可以看出，方石英包埋材料的热膨胀率明显大于石英包埋材料；石英包埋材料在 600～700℃时热膨胀率较大。因此，石膏类包埋材料在 600～700℃温度范围的热膨胀是十分重要的，临床操作中常在这一温度范围对中低熔合金铸造的铸型进行加热。

二氧化硅由 α 型向 β 型转化是可逆的，加热后的二氧化硅经冷却又可以由 β 型转化为 α型。包埋材料在 700℃以下的加热曲线和冷却曲线如图 8-9 所示。

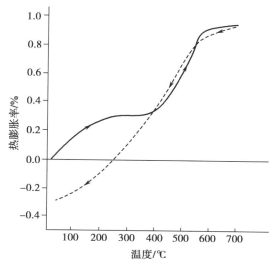

图 8-9　石膏类包埋材料的加热和冷却膨胀曲线
（实线为加热曲线，虚线为冷却曲线）

从图 8-9 可以看到，在高温段，两条曲线比较接近，但在 400℃ 以下时，冷却曲线继续以近乎相同的斜率下降。冷却至接近室温时，则表现为收缩状态，即铸模腔的尺寸要短于原始长度或小于原始体积。这种现象的产生与二氧化硅无关，而是因为半水石膏加热到一定温度生成的无水石膏，冷却时不会发生逆转（再生成半水石膏），只会以小于二水石膏的体积产生冷却收缩，所以冷却至室温时，膨胀率为负值即收缩。

若对石膏类包埋材料进行第二次加热，虽然会产生与第一次几乎相同的热膨胀，但其膨胀率要小于第一次，因膨胀、收缩不均匀，很有可能会使固化的包埋材料内部产生微裂，这种情况下再进行铸造，必然会使铸件的质量受到影响。因此，对已经加热除去蜡型的铸型（铸圈）不宜中途冷却，而应当继续加热至铸造温度后立即完成铸造，以保证修复体的铸造质量，铸造时的铸型最佳温度是 600~700℃，以保证包埋材料铸造温度下有足够的热膨胀。

同固化膨胀的情形一样，热膨胀也与水粉比有关，水粉比小，则热膨胀率大。石英在包埋材料中所占比例也会影响热膨胀率，石英含量越多热膨胀率也越大。

（三）机械强度

包埋材料的机械强度是指在加热和铸造过程中，包埋材料能够抵抗铸型在膨胀、移动过程中受到的压力、磕碰、振动以及液态金属注入时产生的冲击力而不被破坏的能力。

在加热和铸造过程中，通常要求包埋材料应有足够的机械强度，以抵抗外力的作用，但强度过高，又会给铸造后包埋材料的清除造成困难。因此，包埋材料机械强度应适宜，既不能太大，也不能太低。铸造完成后，包埋材料应容易破碎，易于从铸件上清除干净。

包埋材料的机械强度一般用抗压缩强度表示。石膏类包埋材料的抗压缩强度，与结合剂石膏的种类、含量及水粉比有关。采用硬质石膏做结合剂的包埋材料强度高于普通熟石膏，石膏所占比例越大则强度也越高，而水粉比越大则抗压缩强度越低。我国医药行业标准规定的石膏类包埋材料的抗压缩强度要求：Ⅰ型的抗压缩强度≥2.3MPa，Ⅱ型的抗压缩强度≥2.6MPa。

（四）粒度与透气性

1. 粒度 是指二氧化硅颗粒的大小。包埋材料的粉末粒度越小，修复体铸件的表面就越光滑。同时，二氧化硅的颗粒越细，吸水膨胀则越大，这有利于包埋材料膨胀率的提高与调控。

2. 透气性 是指在铸造过程中，铸金注入铸模腔时，其内的气体排逸的能力。在铸造过程中，液态熔融金属在离心力等压力作用下注入铸模腔内，如果铸模腔内的气体不能顺利排出，熔融金属将无法充满整个铸模腔，从而导致修复体铸件产生铸造缺陷。因此，要求包埋材料固化后应有较多的微小孔隙，以便铸模腔内的气体能在铸造压力下全部及时排出。

石膏类包埋材料的粒度分布及石膏的含量，是影响透气性的主要因素。临床操作中可用下列方法来调整透气性。

（1）选择粒度合适、均匀的包埋材料进行包埋，有利于气体的透过。

（2）靠近蜡型的包埋材料（内包埋材料）二氧化硅颗粒可以细腻一些，这样有利于提高修复体铸件的光滑度；蜡型外圈包埋材料二氧化硅颗粒则可以粗大一些，如此有利于提高透气性。

（3）减少包埋材料中石膏的量，增加水粉比，也可以使透气性增加。

（五）耐热分解性

耐热分解性是指包埋材料在一定高温下不易被分解破坏，能够保持其物理机械性能和形态。作为铸模腔形成的材料，铸造包埋材料必须具有一定的耐热性，才能保持铸模腔的稳定，保证铸造的完成。

石膏类包埋材料中，二氧化硅具有较高的耐热性能，在其熔点（1 700℃）以下保持稳定，不会发生分解，但无水石膏的耐热性能就相对差一些，在750℃左右便开始分解，其化学反应式如下：

$$2CaSO_4 \rightarrow 2CaO + 2SO_2 \uparrow + O_2 \uparrow$$

铸圈在烘烤、焙烧过程中，温度升高到750℃以上时，蜡型被熔解气化去除的同时，无水石膏还可与材料中残存的碳元素迅速发生还原反应，生成的二氧化硫气体对金属铸造修复体产生变色污染、腐蚀，降低金属的机械性能。其化学反应式如下：

$$CaSO_4 + C \rightarrow CaO + CO \uparrow + SO_2 \uparrow$$

并且石膏在加热到750℃时，还可出现显著的收缩倾向，所以铸造时，石膏类包埋材料的加热温度必须控制在700℃以下。

三、应用

（一）用途

石膏结合剂包埋材料的铸造温度不超过700℃，适用于包埋铸造熔化温度在1 000℃以下的中低熔合金，如金合金、银合金、铜合金和锡-锑合金等中低熔合金的包埋铸造。成品的石膏类包埋材料可以按照使用说明进行使用，而自行配制的石膏类包埋材料则要注意石膏、石英砂等成分的比例。

（二）使用方法

石膏类包埋材料有一次包埋法（单层包埋）和二次包埋法（双层包埋）两种使用方法。

1. 一次包埋法 按照水粉比要求，取适量的水和包埋材料，常速调拌成均匀的糊状，调拌时间一般控制在1分钟以内，然后以毛笔尖蘸取少量包埋料，轻轻涂抹于蜡型的表面，涂布时由点到面，不能形成气泡，尤其是点、线角处及蜡型的组织面。逐层均匀涂布，直至蜡型被包埋料完全覆盖并形成 1～2mm 厚度，铸道及储金球也须有包埋料包裹。将选好的铸圈套在成型座上，顺着侧壁将剩余的包埋材料由铸圈顶端缓慢注入铸圈内，边注入边振动或轻敲铸圈外壁，以排除气泡，直至注满。整个包埋过程要在 2～3 分钟内完成。待包埋材料凝固后取出成型座。

　　倒插法：将铸圈放在玻璃板上，向铸圈内注满调拌好的包埋材料，振荡排空气泡，随即手持成型座，将已经涂布包埋材料的蜡型方向朝下从铸圈顶端慢慢插入，边插入边轻轻抖动，直至成型座与铸圈上缘接触（图 8-10）。该法可以有效地减少气泡的产生，但包埋材料较稠易导致蜡型与铸道变形。

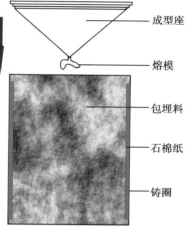

图 8-10　倒插包埋法

　　一次包埋法适用于数目较少，结构简单的修复体蜡型的包埋。

　　2. 二次包埋法　分为内包埋和外包埋两步，内、外层分别调拌包埋材料。

　　内包埋：按照要求的比例取适量的内层包埋材料（粉的粒度较细），调拌均匀，排除气泡，如一次包埋法涂抹蜡型表面，厚度为 2～3mm，随即在其表面撒布一层干的内包埋粉，以吸收水分，加速凝固，增加其表面强度。

　　外包埋：内包埋材料初步凝固或者完成内包埋 15～30 分钟后，以水湿润内包埋层，浸湿铸圈，将铸圈套入蜡型，根据比例调拌适量的外包埋料（粉的粒度较大），灌注到已完成内包埋的蜡型与铸圈之间，加满后即完成整个包埋。

　　二次包埋法适用于数目较多、结构较复杂的修复体蜡型的包埋。

（三）注意事项

　　1. 调拌包埋材料时要注意水粉比。严格按照使用说明调和，不能随意用改变水粉比的方法来改变凝固时间，否则会影响材料的膨胀率。

　　2. 通过包埋前，包埋过程中及包埋后的相应措施来调控吸水性膨胀。

　　3. 调拌工具应清洁干净，搅拌要均匀。

　　4. 包埋过程中要注意排除气泡。包埋材料注入铸圈时，要沿调拌刀从铸圈内壁流入，边注入边振动，以排除气泡，可采用手工振动或振荡仪振动，但振幅不宜过大，以防蜡型变形或移位。

　　5. 包埋材料要密闭贮存，注意防潮。

四、快速加热型石膏结合剂包埋材料

　　传统的包埋材料在使用方法特别是加热程序上比较复杂，如包埋后 5～6 小时才可以开始加热，需要 2～3 小时升温到 700℃，保持 30 分钟左右才可以铸造，否则就会出现尺寸变化不均一、铸型龟裂等现象，这样既浪费时间也不节能环保。

　　近年来开发了快速加热型石膏结合剂包埋材料，它是在传统的方石英型石膏包埋材料的基础上，加入一定量的石英改变其热膨胀及固化膨胀性能而制成。其组成主要是石膏 30%，方石英 20%～45%，石英 25%～50%。快速加热型石膏结合剂包埋材料最大的优点是可在包埋 20～

30 分钟后直接放入 700℃加热炉中进行加热,使从包埋到铸造的时间缩短为 50 分钟。快速加热型石膏结合剂包埋材料的使用,大幅度缩短了临床技师的操作时间,提高了工作效率。与传统型石膏结合剂包埋材料相比,其具有固化膨胀大,热膨胀小,包埋材料强度大,流动性好等特点。

第三节　高熔合金铸造包埋材料

高熔合金铸造包埋材料,是一类适用于包埋铸造温度超过 1 000℃的合金(如 18-8 不锈钢、镍 - 铬合金、钴 - 铬合金等)的包埋材料。这类包埋材料的主要成分仍是二氧化硅,但由于这类包埋材料不仅需要耐高温,同时还要能够补偿高熔合金铸造后较大的收缩率,因此,不能以石膏作为结合剂,必须选用既能耐高温、又能提供更大膨胀系数的材料作为结合剂。目前常用的高熔合金铸造包埋材料有磷酸盐结合剂包埋材料和硅胶结合剂包埋材料。

一、磷酸盐结合剂包埋材料

磷酸盐结合剂包埋材料简称为磷酸盐包埋材料,是最常用的高熔合金铸造包埋材料。目前,磷酸盐包埋材料除了用于高熔合金铸造及带模整体铸造外,还逐渐被用于高精度的种植义齿上部结构的铸造、钛合金支架的铸造、全瓷材料的铸造等。

我国医药行业标准将磷酸盐包埋材料分为两型:Ⅰ型用于嵌体及冠的铸造,凝固前的流动性较大;Ⅱ型用于全口及局部义齿金属基托的铸造,凝固后的压缩强度较大。

(一)组成

磷酸盐包埋材料由耐高温材料(耐火材料)和结合剂组成。耐高温材料是 α- 方石英、石英,或两者的混合物;结合剂成分为磷酸盐及金属氧化物。

1. 耐高温材料　为 α- 方石英、石英,或者两者的混合物,占总重量的 80%～90%。

2. 结合剂　为磷酸二氢铵、磷酸二氢镁以及金属氧化物[主要是氧化镁(MgO)]的混合物,占总重量的 10%～20%。

使用时,将耐高温材料和结合剂与水按一定比例调和,也可与硅溶胶悬浊液(一般含 SiO_2 20%～30%)调和,硅溶胶可提高包埋材料的膨胀率。

3. 固化反应及加热反应　磷酸盐包埋材料加水调和后,磷酸二氢铵($NH_4H_2PO_4$)或磷酸二氢镁[$Mg(H_2PO_4)_2$]与碱性氧化物(MgO)与水反应,生成针柱状晶体磷酸盐,将石英颗粒包裹结合在一起而凝固,固化反应时间一般为 8～11 分钟,反应式如下:

$$NH_4H_2PO_4 + MgO + 5H_2O \rightarrow NH_4MgPO_4 \cdot 6H_2O$$

当反应开始后,由于微粒相互作用,形成了胶体状粒子。在以后的烘烤铸圈过程中,反应继续进行。随着温度升高,含水的磷酸盐脱水,生成非结晶性聚合相的焦磷酸镁 [$(Mg_2P_2O_7)_n$],最终形成磷酸镁 [$Mg_3(PO_4)_2$]。在固化及加热过程中,化学反应及加热反应的结果,还使包埋材料从室温下强度(湿强度)达到高温下强度,能够耐受高熔合金的冲击。

(二)性能

1. 凝固时间和操作性能　包埋材料的凝固时间是影响包埋材料操作性能的一个重要因素。如果凝固时间太短,则操作时间也短,影响制作质量;如果凝固时间太长,则包埋后加热前的等待时间也延长。ADA 规定的包埋材料凝固时间是 5～25 分钟,临床使用的磷酸盐包埋材料的凝固时间为 8～11 分钟。包埋材料凝固时间的长短主要由凝固反应的快慢决定,而影响这一反应速度的因素除了磷酸盐和氧化镁的含量和相对比例外,还包括包埋材料的粒度、粉液比例、环境温度、调和时间等。一般来说,粒度越细,粉液比例越大,环境温度越高,调和时间越长,凝固越快。

2. 膨胀性能　磷酸盐包埋材料的膨胀包括固化膨胀、热膨胀和吸水膨胀,其综合膨胀率为 1.3%～2.0%。

(1)固化膨胀:磷酸盐包埋材料的固化膨胀,其实质是 $NH_4MgPO_4 \cdot 6H_2O$ 的针状及柱状结晶的生成、生长。膨胀率受磷酸盐和氧化镁的含量及相对比例,粉液比例,调和时间,调和液的浓度,环境温度等的影响。结合剂磷酸盐和氧化镁的含量越高,固化膨胀就越大;当结合剂的含量一定时,氧化镁所占的比例越大,固化膨胀就越大。粉液比例对固化膨胀的影响是在粉液比例较小的情况下,固化膨胀随粉液比例的增大而增大,这是因为粉液比例增大了,包埋材料分子堆集密度也相应增大,形成水化物晶体时的推挤和膨胀作用就更明显。但粉液比例增大到一定限度后,固化膨胀随粉液比例的增大而减小,这是因为粉体太多,水太少,反应物的水解不充分,作为反应物之一的水分子也不足,影响了固化反应和固化膨胀。

用硅溶胶调和磷酸盐包埋材料比单纯用水调和产生的固化膨胀显著增大(图 8-11)。

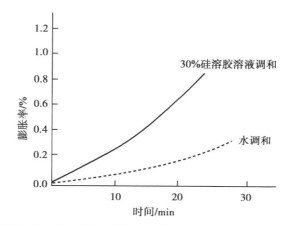

图 8-11　水和硅溶胶液调和的包埋材料的固化膨胀曲线

(2)热膨胀:磷酸盐包埋材料的热膨胀来源于二氧化硅的受热膨胀,比固化膨胀稳定,大约为 1.2%。热膨胀与材料中石英和方石英的总含量以及方石英所占比例有关,总含量越大、方石英所占比例越高,热膨胀越大。此外,热膨胀率也和原料粒度分布有关。小颗粒的石英只能获得较小的膨胀率,大颗粒的石英则能获得大的膨胀率,所以,当粒度范围分布适当时,小颗粒石英正好嵌在大颗粒石英之间,能获得最大的膨胀率。

磷酸盐包埋材料用硅溶胶调拌比用水调拌固化膨胀和热膨胀显著增大,且固化膨胀和热膨胀两者均随硅溶胶浓度的增加而增大,这类包埋材料可以通过改变硅溶胶浓度,在一定范围内调节膨胀率。如图 8-12,图 8-13 所示。硅溶胶调拌液能显著增加包埋材料的热膨胀率,其机制被认为是调拌液中含有的 SiO_2 在烧结过程中能形成额外的石英或方石英晶体,所以调拌液浓度越高,形成的石英或方石英越多,膨胀越大。

(3)吸水膨胀:磷酸盐包埋材料的吸水膨胀是材料在结晶凝固过程中,吸收水分而产生的膨胀。在进行包埋时,可在材料即将固化之前或固化后注水调整膨胀率,以获得较大的膨胀效果。

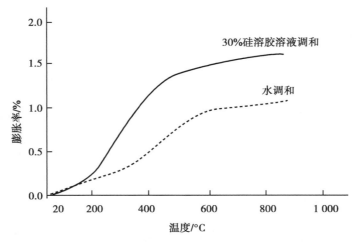

图 8-12　水和硅溶胶液调和的包埋材料的热膨胀曲线

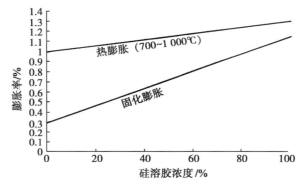

图 8-13　硅溶胶浓度对磷酸盐包埋材料固化膨胀和热膨胀的影响

3. 机械强度　磷酸盐包埋材料的抗压强度明显大于石膏类包埋材料,调和后24小时测试可达到9～30MPa,即使是加热后再冷却,其抗压强度也大于石膏类包埋材料,达到2～14MPa。我国医药行业标准规定的磷酸盐包埋材料的抗压强度要求如下:Ⅰ型的抗压缩强度≥2.5MPa,Ⅱ型的抗压缩强度≥3MPa。

包埋材料在凝固后加热前,以及升温后铸造时都有不同的强度。凝固后有一定强度,可保证在铸造前的操作中,铸型和蜡型不会损坏变形;升温后有一定强度,可保证在铸造时,铸型不会破裂。一般认为,包埋材料在终凝时强度较高。加热过程中,由于结晶水的丧失以及 NH_3 的逸出等,导致包埋材料机械强度降低。700℃以上时,二氧化硅磷酸盐复合物的形成,使包埋材料强度增加。磷酸盐包埋材料凝固后的强度与结合剂的含量有关,结合剂的含量越大,强度越高,在一定范围内,粉液比例越大,堆积密度越高,强度越大。磷酸盐包埋材料的抗压强度也不宜过高,过高会给铸件脱模造成困难。

4. 粉末粒度与透气性　商品所供磷酸盐包埋材料,粒度一般在200～350目。粒度分布是包埋材料的重要参数,合理的粒度分布与流动性和致密度有关。小颗粒嵌于大颗粒的空隙里,可以获得较大的包埋密度。大颗粒石英的膨胀较大,小颗粒石英可保证铸件有较高的光洁度。

磷酸盐包埋材料的透气性小于石膏类包埋材料,除了石英的粒度更小外,还和水粉比有关。透气性与加水量呈正相关，水分多则凝固后的结构疏松，磷酸盐包埋材料调和的水粉比还不及石膏类包埋材料的一半。磷酸盐包埋材料在 1 000℃以上时，石英、方石英颗粒表面熔融，使透气性下降，易使铸件产生气泡，因此，包埋时常附加气孔以减少铸件内气泡的产生。有些生产厂家在包埋材料里加入某些纤维，以增加其透气性能。

5. 耐热分解性（耐热性）　磷酸盐包埋材料的耐热性能比石膏类包埋材料明显要高。在高熔铸造温度下，包埋材料经过固化反应、热化学反应，已变成结晶的焦磷酸镁（$Mg_2P_2O_7$）、未反应的氧化镁、β- 方石英以及 β- 石英等成分。这些成分的熔点均在 1 000℃以上，具有较高的耐热性能，可以满足高熔合金铸造的温度要求。

（三）应用

1. 磷酸盐包埋材料的应用范围

（1）铸造包埋　磷酸盐包埋材料用于铸型耐受温度高于 700℃时的铸造，例如金 - 银 - 铂合金、钯 - 铜 - 镓合金、银 - 钯合金及非贵金属的镍 - 铬合金、钴 - 铬合金等高熔合金的铸造包埋，既可用作高熔合金铸造的内包埋材料，也可进行整体包埋，多用于需要带模整体铸造的蜡型包埋。

（2）复制需要进行带模铸造的耐高温模型　主要包括复制整体铸造支架带模铸造的耐火模型（图 8-14）以及复制全瓷贴面的耐火代型（图 8-15）。

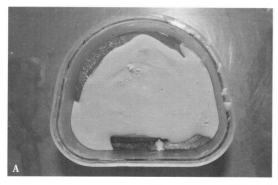
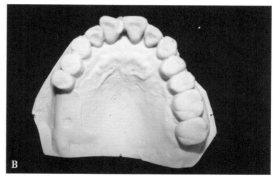

图 8-14　用于整体铸造支架带模铸造的耐火模型
A. 耐火模型的灌制　B. 整体铸造支架带模铸造的耐火模型

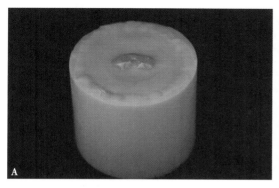
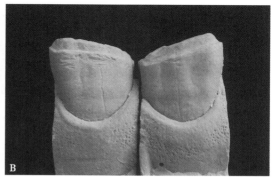

图 8-15　全瓷贴面的耐火代型
A. 耐火代型的灌制　B. 全瓷贴面的耐火代型

2. 包埋方法

（1）高熔合金内层包埋：先按商品要求的粉液比例进行调和，然后取少量调和好的包埋材料，用软毛笔蘸材料涂布到蜡型上，待其初步凝固后，如此方法重复进行2～3次，使之达到3～6mm的厚度。外层包埋材料可采用粗石英粉（过120目）和超硬石膏按9:1的比例调和，然后注入内包埋好的蜡型与铸圈之间，振荡排除气泡，注满即可。

（2）带模铸造整体包埋：首先进行铸道的安插和铸圈的选择，然后按商品要求的粉液比例进行包埋材料的调和。包埋时用软毛笔蘸调好的包埋材料涂布到蜡型、铸道上，达到一定厚度（3～6mm），最后将调和好的材料沿铸圈壁注入铸圈内，振荡排除气泡，注满即可。（图8-16）通过焙烧、铸造，得到整体铸造金属支架（图8-17）。

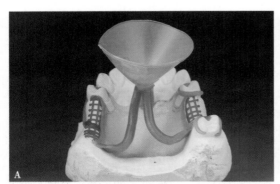
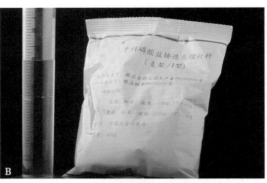
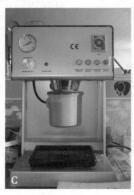
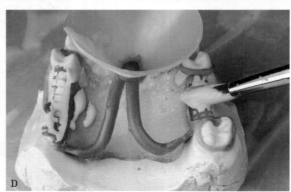
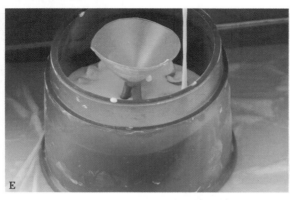
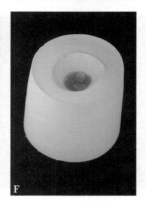

图8-16 带模铸造整体包埋

A. 整体铸造支架蜡型及铸道的安插　B. 称量磷酸盐包埋材料及调拌液　C. 磷酸盐包埋材料的真空调拌
D. 用软毛笔蘸调好的包埋材料涂布到蜡型、铸道上　E. 向铸圈内灌注磷酸盐包埋材料，包埋材料成线状
F. 包埋完成

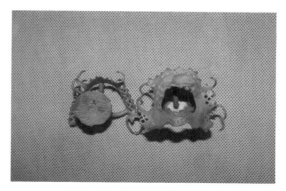

图 8-17　整体铸造金属支架

3. 磷酸盐包埋材料在使用过程中的注意事项

（1）调和比例及调拌时间：包埋材料调和比例应严格按照商品要求进行。如果用水调和，注意水粉比约为（13～20）ml∶100g；如果采用厂家提供的膨胀水（即硅溶胶悬浊液）调和，将二氧化硅、结合剂与硅溶胶悬浊液调和，调和时间不超过 1 分钟。

（2）包埋过程中要注意振荡排除气泡。

（3）包埋完成后，要待其凝固 1～2 小时后，方能烘烤铸圈。注意在 250℃ 以前应该缓慢升温，以防包埋材料开裂。升温到 300℃ 后维持 40 分钟，然后在 1～3 小时内升温到 700℃，待铸圈内气体充分排出，30 分钟后使温度升至 850～900℃，维持 15 分钟即可开始铸造。

（4）某些商品要求较高，需要考虑配套的铸造合金、规定的调和液体，还要考虑环境温度、湿度，甚至要求在真空条件下调和包埋材料。

（5）材料的贮存应注意防潮。

二、硅胶结合剂包埋材料

硅胶结合剂包埋材料也是一类高熔合金铸造包埋材料，与磷酸盐包埋材料的应用范围相同。硅胶结合剂包埋材料主要有正硅酸乙酯结合剂包埋材料和硅酸钠结合剂包埋材料两种。硅酸钠结合剂包埋材料常以硅溶胶悬浊液的形式与磷酸盐包埋材料合用，下面仅介绍正硅酸乙酯包埋材料。正硅酸乙酯包埋材料是以正硅酸乙酯作为结合剂的高熔合金铸造包埋材料，耐火材料仍然由以二氧化硅形式存在的石英和方石英组成。

（一）组成

正硅酸乙酯结合剂包埋材料由粉剂和液剂构成。粉剂由耐火填料和活性成分组成，耐火填料主要是石英砂和方石英砂，活性成分是碱性氧化物，例如氧化镁。液剂通常由两瓶液体构成，一瓶是经适当稀释的水溶性正硅酸乙酯溶液，另一瓶是稀酸溶液，如盐酸溶液。使用前等体积混合两种液体，并使调和物静置一段时间，以便硅酸乙酯水解，形成新鲜的硅溶胶，然后再与粉剂混合，形成糊状包埋料。

1. 耐高温材料　由方石英和石英粉（过 200 目）组成，一般需要经过盐酸处理，纯度较高，不低于 96%，并在其中加入固化调节剂氧化镁。

2. 结合剂　是经过水解的正硅酸乙酯溶液。正硅酸乙酯为无色透明的液体，易燃、易水解，水解后的产物是胶体二氧化硅，此胶体即为结合剂。

3．化学反应　正硅酸乙酯分子式为 $Si(OC_2H_5)_4$，经水解作用生成硅溶胶，其反应式如下：

$$Si(OC_2H_5)_4 + 4H_2O \rightarrow Si(OH)_4 + 4C_2H_5OH$$

由于正硅酸乙酯不易与水融合，必须在乙醇溶剂的帮助下，才能完成水解作用，同时乙醇对水解产物具有稳定性。加入盐酸可以加速水解速度，为了加速反应，一般以盐酸水溶液作为包埋材料的调和液。因此，包埋材料的特性取决于正硅酸乙酯、盐酸及水之间的配合比例。盐酸量不合适，会使包埋材料产生裂隙，量大还会使 SiO_2 沉淀过多，影响铸件质量。

（二）性能

1．固化反应和固化时间　粉与结合剂混合形成糊状物，变硬后首先形成硅凝胶，之后转变为二氧化硅。正硅酸乙酯包埋材料的加水分解反应，实际上比反应式复杂得多，反应过程产生的 $SiO_2 \cdot 2H_2O$ 可以聚合成硅化合物聚合体。这种硅化合物聚合体含硅量高，耐高温性强（1 200～1 400℃）。

正硅酸乙酯包埋材料室温下固化时间约为 10～30 分钟。若放在有浓氨水的密闭容器中，可以加速固化。加入氧化镁量越高，固化速度越快。

2．膨胀和强度　因为正硅酸乙酯包埋材料中耐火材料及结合剂中均含有硅，所以该材料具有较大的热膨胀率及综合膨胀率（总膨胀率达 1.5%～1.7%）。但因结合剂为胶体，所以强度较低。我国有关标准规定硅酸乙酯结合剂包埋材料凝固后的抗压强度应不低于 1.5MPa。正硅酸乙酯作为结合剂的包埋材料，耐高温，强度显著高于石膏类包埋材料，但低于磷酸盐包埋材料。

3．透气性　由于正硅酸乙酯包埋材料中硅溶胶颗粒细腻，加热后石英粉的颗粒间隙容易被结合剂中的微粒堵塞，所以透气性比石膏类包埋材料稍差。

（三）应用

正硅酸乙酯包埋材料一般用作二次包埋法的内层包埋材料，其具有一定的凝固膨胀和较高的温度膨胀，使铸造的蜡型不易变形。外包埋材料采用颗粒较大的粗石英砂，能节省作为内包埋材料的硅酸乙酯包埋材料，并且有足够的透气性。

1．正硅酸乙酯包埋材料的使用方法

（1）内层包埋：将正硅酸乙酯包埋材料的粉液按照 3∶1 或 2∶1 的比例（或者按照商家提供比例）调和成糊状，对蜡型进行涂挂。涂挂的方法有涂抹、浇淋、浸入三种方法。涂抹法是用软毛笔蘸取适量已调和好的糊状正硅酸乙酯包埋材料，仔细涂布到蜡型、铸道上，将整个蜡型覆盖。浇淋法是两个容器上下相对，反复浇淋包埋材料。浸入法是将蜡型和模型浸入糊状内层包埋料中。第一种方法节约材料，但易使蜡型的薄弱细小的部分受到破坏；第二种方法包埋均匀；第三种方法速度快，包埋均匀，但浪费材料。涂挂时注意消除气泡，涂挂 1～2mm 厚，立即在其上均匀撒布一层石英粉（过 80～100 目），称为挂砂，边撒边转动蜡型，使蜡型表面各个部位都能均匀地粘上一层石英砂，以吸除多余液体，并提高内包埋材料的强度和透气性。随后，将其置于放有浓氨水的密闭容器中，氨气干燥固化处理 15～25 分钟，以加速材料的固化，然后取出在空气中放置数分钟。按上述方法，反复进行涂挂、氨气固化等过程，共包埋 2～3 层，最后形成 3～6mm 的石英壳，即完成内包埋。

（2）外层包埋：内层包埋材料完全硬固后，将内包埋好的铸模放置于通风处，使氨气挥发干净，用水浸透，套上选好的铸圈，准备外包埋。外层包埋材料可用粗石英粉（过 120 目）和超硬石膏按 9∶1 的比例混合，然后加适量水调和均匀即成。外包埋材料调和好后，顺铸圈内壁的一侧缓慢注入，轻轻振荡以排除气泡，直至注满整个铸圈。用少量硬质石膏（10%）与粗石英粉配制的石膏包埋材料作外包埋材料，可以缩短包埋时间，节约正硅酸乙酯包埋材料。

（3）烘烤、焙烧、铸造要点同磷酸盐包埋材料。

2. 正硅酸乙酯包埋材料在使用过程中的注意事项

（1）调和比例应严格按照商品要求进行；

（2）包埋过程中要注意振荡排除气泡；

（3）内层包埋完成后用氨气处理，可使其固化加速；

（4）正硅酸乙酯水解液配制好后使用时间不宜过长，使用后要及时盖紧瓶盖，防止挥发性物质的丧失，从而影响材料性能。

硅酸钠包埋材料的粉剂同正硅酸乙酯包埋材料，液剂为硅酸钠水溶液（即水玻璃）。硅酸钠包埋材料的凝固原理与正硅酸乙酯包埋材料相似，硅酸钠溶液用氯化铵处理，沉淀出白色的胶体硅化物，再与石英颗粒结合，形成具有一定强度的包埋料。硅酸钠包埋材料一般作为内包埋材料使用，分 2～3 次完成，每次包埋后浸泡于 20% 的氯化铵溶液中，或在氨气中处理加速凝固后进行外包埋。

第四节　铸钛包埋材料

一、概述

钛及钛合金是临床上常用的铸造合金，具有极好的生物相容性，并具有比重小，物理性能、耐腐蚀性能、力学性能、综合工艺性能优良等优点，是理想的口腔修复材料。但其熔点高达 1 668±10℃，超出其他高熔铸造合金，并且在高温下其化学性质极为活泼，易氧化，易与包埋材料发生化学反应，使铸造后的铸件表面形成化学反应层，影响其性能和精度。所以普通的高熔合金铸造包埋材料不能满足其要求，必须选择专用包埋材料。能够满足钛及钛合金铸造要求的包埋材料即为铸钛包埋材料。

（一）性能要求

铸钛包埋材料除了应该具备一般包埋材料的条件外，还必须具备以下要求：

1. 稳定的化学性能　包埋材料在铸造温度条件下不与熔融钛发生化学反应；铸造过程中不污染钛合金，铸件得到良好的表面性状。

2. 良好的机械性能　包埋材料应具备高耐火度及抗冲击能力，在铸钛高温下不变形破裂，能够保持稳定的外形。

3. 合适的膨胀率　钛及钛合金铸造收缩率为 1.8%～2.0%，因此要求铸钛包埋材料具有合适的膨胀率，能够补偿钛及钛合金铸造后的冷却收缩，不影响修复体的精确度。

4. 材料细致均匀　包埋后能够充分再现蜡型，铸造后铸件表面光洁。

5. 导热性能低　包埋材料的低导热性可以保证材料温度不会瞬间下降，防止钛合金形成凝壳，以减少铸造过程中铸件激冷所造成的缺陷。

6. 操作工艺简便　材料使用方法简便,铸造完成后铸件容易从包埋材料中脱出。

（二）种类

普通磷酸盐结合剂包埋材料的最终产物 $Mg_3(PO_4)_2$ 在 1 400℃时发生分解,易与钛发生反应;而作为耐火填料的石英,其耐热温度为 1 700℃,也会和融化的钛发生反应,因此普通磷酸盐结合剂包埋材料不能用于钛及钛合金的铸造。

要获得精良的铸钛修复体,就要用耐超高温的铸钛包埋材料,其中包括耐火填料和结合剂。表 8-2 所列为可供选择的耐火填料的熔点和沸点,从表中可以看出氧化硅的熔点与钛的熔点相近,易与熔融状态的钛发生反应,氧化铝、氧化镁及氧化锆等可以作为铸钛包埋材料的耐火填料。

表 8-2　常用耐火填料氧化物的熔点和沸点

氧化物	熔点 /℃	沸点 /℃
氧化硅	1 723	2 230
氧化铝	2 072	2 980
氧化镁	2 852	3 600
氧化锆	2 715	5 000
氧化钙	2 614	2 850

临床应用的铸钛包埋材料有硅系、镁系、铝系和锆系类型的包埋材料。硅系材料虽然价格便宜,但因硅容易与钛合金发生化学反应,影响铸件的质量,故现已少用。铝系材料各方面性能尚好,但其操作时间太长,铸模坚硬,铸件难以从中脱出,因此使用受到了限制。镁系材料各方面性能指标都较优越,添加相应的成分（如氧化锆等）使其性能更加出色,具有良好的应用前景。锆系材料是二氧化锆和结合剂为主制成的新型高温包埋材料,这种材料能耐 1 600℃以上的高温,并能够防止钛合金在铸造高温下与其发生反应,是目前临床常用的铸钛包埋材料。临床上根据结合剂的不同,将铸钛包埋材料分为磷酸盐结合剂铸钛包埋材料和非磷酸盐结合剂铸钛包埋材料。

二、磷酸盐结合剂铸钛包埋材料

磷酸盐结合剂铸钛包埋材料分为镁铝尖晶石（$MgAl_2O_4$）铸钛包埋材料和改良的磷酸盐包埋材料。

（一）镁铝尖晶石（$MgAl_2O_4$）铸钛包埋材料

1. 组成　三氧化二铝、氧化镁、磷酸二氢镁、磷酸二氢铵及添加剂等。

2. 性能特点　镁铝尖晶石（$MgAl_2O_4$）铸钛包埋材料的凝固反应为磷酸盐的酸碱中和反应,具有较大的膨胀性,其膨胀主要是由与普通磷酸盐包埋材料相似的凝固膨胀和利用氧化镁和氧化铝在固相反应中生成镁铝尖晶石的体积膨胀构成,并通过氧化镁和氧化铝的含量配比和粒度来调节控制包埋材料的加热膨胀量,从而达到在较低的温度下产生足够的体积膨胀,以弥补纯钛铸造的收缩。也可加入锆粉或钛粉来提高包埋材料的热膨胀系数。

$$Al_2O_3 + MgO \rightarrow MgAl_2O_3（尖晶石）$$

镁铝尖晶石（$MgAl_2O_4$）铸钛包埋材料具有较好的高温稳定性,该包埋材料的凝固时间、压缩强度、透气率、铸件的铸流率、气孔率、表面粗糙度、表面硬化层厚度、元素侵入污染等各方面的性能指标均能满足临床需要，但是由于磷酸盐结合剂仍然能与铸钛反应，铸件表面仍然有脆性较大的反应层。

（二）改良的磷酸盐包埋材料

1. 组成 粗细对等比例的纯石英80%、磷酸盐结合剂20%，其中微粒氧化镁12%、磷酸二氢铵8%。

2. 性能特点 改良的磷酸盐包埋材料，其细小的石英颗粒充填到大颗粒的空隙中，结合剂完全包裹石英，使铸模内铸壁光滑平整，与熔钛的接触少，相对减少与熔钛的反应。同时，氧化镁含量高于磷酸二氢铵，两者反应后氧化镁过剩，氧化镁耐高温，可充当耐火材料，避免了磷酸二氢铵过剩后与熔钛发生反应，引起铸件表面的磷污染。

另外，提高硅溶胶的浓度可增加凝固膨胀，弥补室温铸造时包埋材料热膨胀的不足，提高铸件的精度。若用35%的硅溶胶溶液，可使膨胀达2%左右，接近纯钛1.8%～2.0%的收缩率。

但由于石英有与熔钛反应活泼的特点，该包埋材料在反应层的控制方面还有待进一步研究。

三、非磷酸盐结合剂铸钛包埋材料

此类包埋材料以更耐高温的氧化铝水泥、氧化镁水泥作为结合剂，耐火材料仍为氧化铝、氧化镁或氧化锆等，并以锆或钛的金属粉作为热膨胀剂。加水调和后，氧化铝水泥凝固，将耐火填料氧化镁等以及膨胀剂结合到一起。该类包埋材料主要以加热膨胀为主，加热时金属粉末氧化为金属氧化物，伴随体积膨胀，可以补偿铸钛的收缩。

该类包埋材料压缩强度与结合剂的含量成正相关，可以通过调整膨胀剂的含量，调整其加热膨胀率。由于该类包埋材料使用了耐高温的耐火填料和结合剂，故可获得基本不与钛发生反应的钛铸造体。

四、应用

铸钛包埋材料主要用于钛及钛合金的铸造。为了降低成本，提高铸件质量，可采用两次包埋法，又称内、外包埋法，分内、外两层包埋。内层用质量较高、基本不与铸钛发生反应的包埋材料，用来形成坚固精确的铸型腔基底，内层包埋的厚度一般不低于3mm。待内层包埋材料完全凝固之后，再用普通高温包埋材料（如磷酸盐包埋材料）常规包埋。

第五节 铸造陶瓷包埋材料

全瓷材料色泽美观自然，具有极佳的美学性能；同时具有良好的生物学性能和耐腐蚀耐磨损性。其中铸造陶瓷体系的美学性能比较突出，铸造精度较高，价格适中，在全瓷修复中占有较大的比重。

一、组成

目前市场上铸造陶瓷的铸造温度大约在920℃，铸造收缩率在1%左右，所以磷酸盐包埋材料的性能特点可以满足陶瓷的铸造要求，铸造陶瓷包埋材料也是由耐火填料二氧化硅（石英、方石英）、结合剂磷酸盐、氧化铝、氧化镁等组成。市售的铸造陶瓷包埋材料由粉剂和液剂组成，使用时液剂可由蒸馏水或者去离子水稀释至一定浓度，然后和粉剂进行调拌。

二、性能

和磷酸盐包埋材料相似，铸造陶瓷包埋材料在凝固及加热时体积会产生膨胀，其总膨胀率一般要求在 1.2% 左右，铸造陶瓷包埋材料的凝固膨胀和加热膨胀，正好可以补偿陶瓷材料的铸造收缩。临床使用时，可以通过调整铸造陶瓷包埋材料液体的浓度来控制包埋材料的膨胀，从而调整铸件的密合程度。混合液体（包埋液＋蒸馏水）的量与包埋粉末的量有关，必须严格遵守产品要求的比例。关于混合液体的浓度，可根据蜡型大小和处理条件进行调整，混合液体中的含水量越高，凝固膨胀越小，此外，包埋材料的稳定性及强度也会受到影响。因此，禁止将混合液体浓度稀释至 50% 以下。

铸造陶瓷包埋材料的凝固时间约为 10 分钟，其凝固时间的长短受到工作温度、调拌时间、调拌速度等的影响，铸造陶瓷包埋材料一般要求在室温 18～23℃ 下进行调拌，温度过低会延长材料的凝固时间，反之，则会加速材料的凝固，同时，调拌时间过长、速度过快也将加速材料的凝固。

铸造陶瓷包埋材料的抗压缩强度约为 2.5～6MPa，其具有良好的透气性及耐热性。

三、应用

铸造陶瓷包埋材料主要用于热压铸造陶瓷的包埋铸造。铸造陶瓷的操作流程分为六步：设计→制作蜡型→安插铸道→包埋→压铸→上釉，这里主要介绍的是铸造陶瓷安插铸道和包埋这两个步骤，特别是包埋这一步骤。

（一）铸造陶瓷蜡型安插铸道

1. 铸道的要求

（1）蜡铸道的直径一般为 2.5～3mm，长度为 3～8mm，蜡型和铸道总长度为 15～16mm。

（2）蜡铸道要安插在顺着铸瓷材料流动的方向并且是蜡型制作最厚的部位，以免影响铸瓷材料的流动性，造成铸造不全。如果只有一个单冠蜡型，那么需要再安插一根假想的铸道，以保证铸瓷的流动方向。

（3）三单位牙桥的铸道要安插在桥基牙上，桥体上无铸道。

（4）蜡铸道和包埋圈底座的角度一般为 45°～60°。

（5）蜡铸道和蜡型连接处应光滑、圆钝、无锐角锐边。

2. 安插铸道

根据铸造陶瓷蜡型铸道安插的要求，安插铸道，然后将蜡型固定在选择好的包埋圈底座上。

（二）铸造陶瓷蜡型包埋

1. 选择包埋圈

（1）根据需要包埋的修复体蜡型的种类、数量及重量来选择包埋圈。贴面、单冠、部分冠等可选择 100 克或 200 克的包埋圈,固定桥必须使用 200 克的包埋圈。

(2)固定在包埋圈底座上的各个修复体蜡型之间至少要有 3mm 的距离。

(3)修复体蜡型的边缘要距离包埋圈四周及上沿口至少 10mm 以上,从压铸口到蜡型的最高点距离不应超过 16mm。

(4)压铸前需称量包埋圈底座。

2．包埋步骤

(1)包埋前确定蜡型的重量。把修复体蜡型固定在包埋圈底座上后进行称重,称重的包埋圈底座去除空包埋圈底座的差值就是蜡型的重量。

(2)包埋之前,清除修复体上多余的蜡分离剂,避免蜡分离剂与包埋材料发生反应,对铸件产生不良影响。

(3)根据包埋材料使用说明,设定混合液体的浓度,不得将混合液体浓度稀释至 50% 以下。按照包埋材料粉末与混合液体的比例,量取适量的粉末和混合液体,将混合液体倒入一个干净的混合烧杯中,然后将粉末倒入混合液体中,使用调拌刀将包埋材料充分混合 20～30 秒后,开始用真空搅拌器搅拌,搅拌 90 秒左右,使所有粉末与混合液体充分混合。

(4)用小毛笔蘸取少量调拌好的包埋材料,涂布在蜡型表面及组织面,去除表面张力,防止气泡产生。

(5)将包埋圈小心套在包埋圈底座上,注意不要损伤蜡型,包埋圈要与包埋圈底座紧密贴合。

(6)在包埋圈轻微高速振荡的情况下将包埋材料小心地倒入包埋圈内,等到包埋材料盖过蜡型后,即可关闭振荡器。

(7)继续倒入包埋材料,直到包埋材料盖过包埋圈内壁上方的标记处。然后轻轻侧方旋入包埋圈顶盖,以防止气泡产生,直至包埋料少量溢出顶盖中央的孔。

(8)室温 18～23℃ 条件下,包埋圈凝固固化 40～45 分钟后进行预热、铸造。

3．包埋注意事项

(1)不同的修复体需要不同混合比例的包埋料,因此,不是所有的修复体都可以相互混合进行压铸的。

(2)包埋前禁止使用蜡润湿剂(表面活性剂),要清除多余的分离液,避免其与包埋材料发生反应。

(3)包埋材料须在 12～28℃ 下储存,将粉末储存于干燥处;液体暴露温度不得低于 5℃,如果液体冰冻,将无法使用。

(4)调拌包埋材料时要严格遵照粉末和液体的比例,同时要注意避免吸入粉尘。

(5)调拌包埋材料的温度大致在 18～23℃,过高或者过低的温度都会影响使用效果。

(6)根据包埋材料使用说明上的规定操作时间内进行操作。铸造陶瓷包埋材料的操作时间约为 5～6 分钟,操作时间取决于材料的温度、数量、搅拌时间和混合强度。较高的材料温度或较长的混合时间可缩短操作时间。

(7)为防止包埋材料结晶,包埋圈必须在 24 小时内进行处理。

铸造陶瓷蜡型包埋过程(图 8-18)。

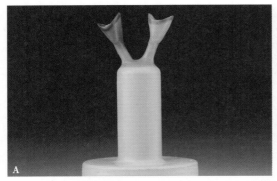

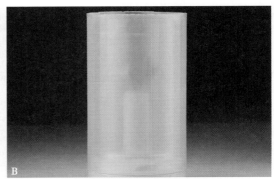

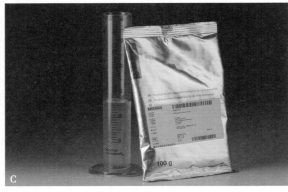

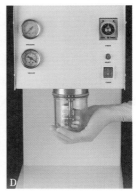

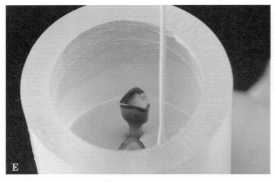

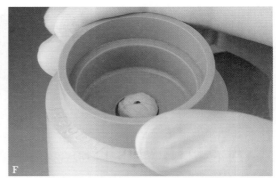

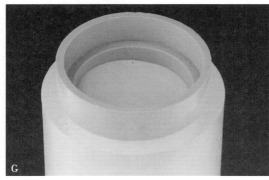

图 8-18　铸造陶瓷蜡型包埋过程

A. 铸造陶瓷蜡型安插铸道并固定在底座上

B. 套上包埋圈

C. 按照比例量取适量粉、液

D. 真空调拌包埋材料

E. 包埋

F. 旋入包埋圈顶盖

G. 包埋完成

（王天雪）

思考题

1. 铸造包埋材料的性能要求有哪些？
2. 铸造包埋材料的基本组成是什么？
3. 石膏结合剂包埋材料的操作注意事项有哪些？
4. 石膏结合剂包埋材料补偿铸造合金收缩的方式有哪些？
5. 磷酸盐包埋材料的膨胀机制是什么？
6. 磷酸盐包埋材料的操作注意事项有哪些？
7. 铸钛包埋材料的性能要求有哪些？

第九章　口腔数字化修复工艺材料

　　数字化技术是指通过电子计算机、光缆、通信卫星等设备，运用 0 和 1 两位数字进行编码，完成对各种信息的传输、处理及表达的技术。通常，数字化技术包括数字编码、数字压缩、数字传输、数字调制等。自 20 世纪 50 年代起，随着数控机床的出现，数字化技术开始将工业的发展带入一个新纪元。将数字化技术引入到口腔修复工作中，对口腔修复领域的发展具有革命性的意义。

第一节　概　　述

一、口腔数字化技术简介

　　口腔数字化技术是口腔医学发展的趋势之一，可广义理解为任何结合数字化技术或者与计算机控制相关的口腔技术。如数字化资料的储存为病例的远期治疗和长期随访提供了依据；数字化远程系统的建立、运用互联网数据传输，可进行患者病情跟踪分析、医疗资料管理与共享、知识的普及与推广。而数字化技术在口腔修复领域的应用，则改变了传统口腔修复学临床操作模式和修复体制作方式，推动了口腔修复体制作向着更加精确、简便、高效、高仿真的方向发展。目前国内外研发的各种数字化修复体制作系统，主要由三部分组成：①数字化印模：应用各种物理介质和数字化处理系统对牙体预备形态、邻牙情况、对颌牙情况等信息进行采集，等同于口腔修复传统的印模制取和模型制备（图 9-1）；②数字化设计：利用设计软件确定修复体边缘线、邻接点等信息，系统自动选择适合于患者个体的牙齿外形信息，通过自动调整或人工修改的方式最终确定修复体形态，并根据对颌牙及邻牙数据信息，模拟调整修复体的咬合和邻接触形态（图 9-2）；③数字化制造：分为数控切削技术（CAD/CAM）（图 9-3）和快速成型技术（3D 打印）（图 9-4）两种方式。数控切削是基于减法加工技术,可将复杂的牙冠形态和长跨度固定桥等修复体以数控切削的方式完成制作;快速成型则是基于加法的堆积数控加工技术,是集计算机数字控制、精密机械、激光和新材料等学科于一体的高新技术,能快速将三维模型制成实物原型。

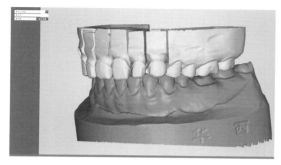

图9-1 数字化模型

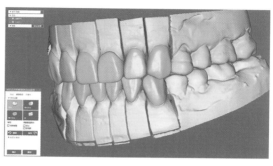

图9-2 数字化设计

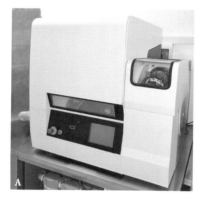

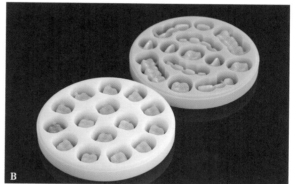

图9-3 数控切削技术(CAD/CAM)

A. 数控切削机 B. 数控切削的修复体

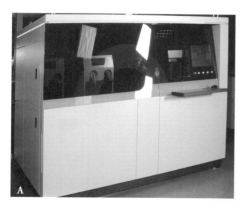

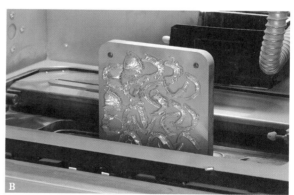

图9-4 快速成型技术(3D打印)

A. 3D打印机 B. 3D打印完成的修复体

修复体数控切削(CAD/CAM)系统包括牙科制作室和椅旁两种加工方式。目前市售的牙科CAD/CAM加工系统非常多,这些系统大部分是在牙科制作室中完成修复体的设计与加工。椅旁数字化修复设备致力于在椅旁完成修复体的设计与加工，缩短患者的就诊时间。20 世纪 70 年代，Duret 和 Preston 首先提出将计算机辅助设计（computer-aided design，CAD）与计算机辅助制作（computer-aided manufacture，CAM）应用于牙科，开创了牙科数字化的新时代。

快速成型技术（3D 打印）可分为熔融沉积成形（fused deposition modeling，FDM）、光固化立体成形（stereo lithography apparatus，SLA）、分层实体制造（laminated object manufacturing，LOM）、电子束选区熔化（electron beam melting，EBM）、选择性激光熔附（selective laser melting，SLM）、金属激光熔融沉积（laser direct melting deposition，LDMD）、电子束熔丝沉积成形（electron beam freeform fabrication，EBF）等。鉴于口腔修复体制作需要达到的精度原因，目前快速成型技术（3D 打印）主流技术为立体印刷技术（stereo lithography，SL）和选择性激光熔附（selective laser melting，SLM）技术。

二、口腔数字化修复工艺材料发展

口腔数字化修复工艺材料的发展总是伴随着数字化技术的发展历史。目前 CAD/CAM 可加工蜡、树脂、玻璃陶瓷、二氧化锆、钛合金、软质钴铬合金等，并广泛应用于临床。

目前我国口腔修复领域 3D 打印发展不及 CAD/CAM 普及，3D 打印的材料有蜡、树脂、钴铬合金、钛合金，义齿加工企业多采用进口打印设备。金属的 3D 打印可制作可摘局部义齿支架、金属内冠、金属全冠、金属固定桥和金属桩核等，树脂的 3D 打印可制作模型、全口义齿基托和个别托盘等。其中金属的成型方法可分两种，一种是 3D 打印蜡型结合传统失蜡铸造法，一种是直接进行金属的 3D 打印。目前陶瓷直接快速成型工艺尚未成熟，国内外处于研究阶段，还没有实现商品化。3D 打印技术可以制造个性化的产品，最大限度发挥材料的特性，该过程方便、快捷、原材料利用率高，能够满足口腔医学领域上复杂的个性化要求，并快速制作出成品。但是，该技术的实现不仅对原材料的种类、成分、特性有要求，还需对成型过程中的材料变化有严格的控制，对材料的物理性能、化学性能、生物性能仍需进一步研究。材料发展制约着技术进步，随着材料种类的不断拓展，材料性能的逐渐提升，数字化口腔将成为未来口腔修复领域的一大趋势。

三、口腔数字化修复工艺材料的分类

（一）根据材料的性质不同分类

1. 蜡型材料　CAD/CAM 蜡可用于制作牙齿冠桥蜡型、基托修复体、失蜡铸造蜡等。

2. 金属材料　如钛、钛合金、钴铬合金等，可用于制作固定义齿冠桥、活动义齿支架、种植基台等。

3. 树脂　是 3D 打印领域成熟的打印材料，同时由于其良好的粘接性，可以与陶瓷、玻璃、纤维、无机粉末、金属粉末等形成新的复合材料。常用的树脂材料包括环氧丙烯酸酯、不饱和聚酯、聚酯丙烯酸酯及聚氨酯丙烯酸酯等。

4. 陶瓷材料　主要用于 CAD/CAM 技术，陶瓷材料主要有以下几类：长石瓷类、玻璃陶瓷类，氧化铝陶瓷、氧化锆陶瓷及陶瓷复合材料，其中切削氧化锆陶瓷使用最为广泛。

（二）根据材料的用途分类

1. 模型材料　包括树脂模型、种植导板、3D 打印蜡型等。

2. 基托材料　包括全口义齿的树脂基托、3D 打印金属支架等。

3. 人工牙材料　最常见的是用于固定义齿、活动义齿的切削陶瓷材料及金属材料。

（三）根据适用的数字化技术种类不同分类

1. CAD/CAM 切削材料　金属及陶瓷是常用的 CAD/CAM 切削材料。如钛、钛合金、钴铬合金、氧化锆陶瓷等。

2. 3D 打印材料。树脂等高分子材料属于比较常见的 3D 打印材料。如聚乳酸、聚己内酯、聚富马酸二羟丙酯等。

第二节　金　属　材　料

随着时代的进步与发展，口腔修复工艺学义齿制作用金属材料从近代的锤造技术时代到现代的铸造技术时代之后，又从铸造技术时代过渡到 CAD/CAM 技术时代。口腔修复领域中的金属材料不再仅局限于以往的传统工艺方式，而更多的是通过 CAD/CAM 技术及现代加工方式制造出更加优良的口腔修复金属产品。CAD/CAM 技术将传统的失蜡铸造术、充填工艺技术制作修复体，转变为图形数字化处理形成的指令控制的数控机床铣出修复体，以及增材制造（3D 打印）技术打印出修复体。义齿制作用金属材料根据制备方式及应用的不同可分为：切削成型金属材料及 3D 打印金属材料。

一、切削成型金属材料

（一）计算机数控切削成型技术原理

金属材料的切削加工是指用机床等对坯料或工件上多余的金属材料进行切削，使工件获得所需的形状尺寸和表面质量的加工方法。切削加工的适应范围广，能达到所需的精度和表面粗糙度，在机械制造工艺中一直占有重要地位，是机械制造工艺中重要的加工方法。随着科技的进步发展，计算机数控切削成型技术已经普遍应用于口腔修复领域。切削成型技术的原理为：利用精密数控铣床，将被加工的块状材料在计算机控制下，根据 CAD 所获得的表面三维数据进行 X, Y, Z 方向的综合加工，也称为 CAD/CAM 切削成型。

（二）常用切削成型金属材料

目前用于 CAD/CAM 切削成型的金属主要有纯钛、钛合金、钴铬合金。纯钛主要是 ZTA2，钛合金主要是 ZTC4。其主要形状为圆盘形（图 9-5）。与铸造合金相比，切削合金的硬度较低，切削合金的组成见表 9-1、切削合金的性能见表 9-2。

表 9-1　切削合金的组成

合金类型	合金组成 /%					
钛合金	钛	铝	钒	氧	铁	其他
	89.00	6.40	4.10	0.10	0.13	<0.10
钴铬合金	钴	铬	锰	硅	铁	钨	其他
	61.65	27.75	0.25	1.61	0.20	8.45	<0.10

表9-2 切削合金的性能

合金类型	0.2%屈服强度	延伸率/%	弹性模量/GPa	拉伸强度/MPa	密度/（g·cm^{-3}）	线胀系数/（10^{-6}·K^{-1}）	维氏硬度/GPa
钛合金	>760	>8%		>825	4.40	10.00	3.10
钴铬合金	375	14.70	240	525	8.50	14.50	2.85

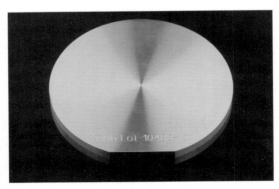

图9-5 可切削金属材料

1. 钛及钛合金　钛及钛合金广泛应用于口腔修复领域。Ti6Al4V（TC4）是1954年由美国研制的第一种实用钛合金。是目前使用最广泛的钛合金材料之一，目前，该合金的使用量占全部钛合金的75%～85%。然而，钛合金属于难加工材料，在600摄氏度以上高温时，可加工性能很差。钛合金的切削性能主要如下：

（1）导热、导温系数小　钛及钛合金材料的导热、导温系数仅为铝及铝合金热导率的1/15、钢热导率的1/5。低的导热导温率会使切削区域中产生的切削热不容易通过材料本身传导发散。

（2）切屑与前刀面接触小，刀刃部位应力大　钛及钛合金的切削力与45钢比较约为1/2～1/3。但由于钛切屑与前刀面的接触面小，只有45钢同类切削时的1/2～/3，因此切削刃所承受的应力大于45钢切削时的应力，刀具磨损较快。

（3）冷硬现象严重　由于钛的化学活性较好，在高温切削时，容易吸收空气中的氧和氮形成硬而脆的表皮，切削过程中表现塑性变形也会造成表面硬化，从而加剧刀具磨损。

（4）变形系数小　钛合金的变形系数小于或接近于1。切屑在前刀面上滑动摩擦过程长，加剧刀具前刀面的磨损。

2. 钴铬合金　切削用口腔钴铬合金通常为钴铬合金切削金属盘，其采用的是真空感应熔炼与锻造方法制成，通过锻造能消除金属在冶炼过程中产生的铸态疏松等缺陷，优化微观组织结构，使金属表面无孔隙或较少孔隙。钴铬合金的组成与钴铬铸造合金基本相同，其特点如下：①机械性能良好。②比重小，质轻。③熔点高，约为1 250～1 450℃。④化学性能稳定，抗腐蚀性强，但如浸在含氯的义齿清洗剂中，易被氯离子侵蚀。⑤对机体无刺激性，可用作种植材料。⑥铸造收缩大。

（三）应用

1. 固定修复应用　切削成型技术广泛应用于口腔固定修复中制作加工嵌体、高嵌体、贴面、全冠和桥体等(图9-6)。目前,数控切削技术是固定义齿的主要加工方法。

2. 活动修复应用　切削成型技术于活动修复中应用较少,可用于活动义齿金属支架的制作(图9-7)。但由于金属支架形态不规则,卡环及连接体等设计形态细微,切削成型技术会浪费大量材料,细微处可能会受到制作技术限制,随着3D打印技术的兴起,这类需求应用渐渐减少。

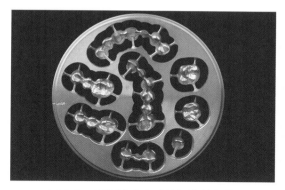

图9-6　切削技术完成的固定修复体

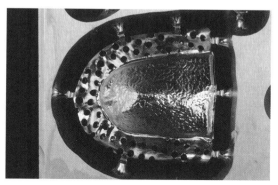

图9-7　切削技术完成的活动义齿金属支架

3. 切削加工注意事项

①切削机床、夹具的选择原则:切削机床应选择功率大,刚性好,具有较大的变速范围和进给量范围。切削加工前认真调整机床导轨间隙,减少机床振动,可提高切削刀具耐用度。夹具刚性要好,精加工时夹紧力不要过大,减小加工零件的变形量,保证加工精度。②正确选择切削用量:正确选择切削速度、切削深度、进给量,能有效提高加工效率,降低生产成本。切削温度取值原则为:硬质合金刀具切削温度应控制在600~800℃,高速钢刀具切削温度450~560℃的范围内。③刀具的选择:实践证明,切削钛合金时,绝不能用含钛的刀具材料,因为含钛的刀具材料在高温下很容易与钛合金亲和,造成刀具很快磨损。切削刀具要求刀面表面光洁,刃口锋利。对多刃刀具应控制切削刃的跳动力。

二、3D打印金属材料

(一)金属3D打印技术

随着科技发展及市场需求,利用快速成型直接制造金属功能零件成为了主要的发展方向。目前可用于直接制造金属功能零件的主要金属3D打印技术有:选择性激光烧结(selective laser sintering, SLS)技术、选择性激光熔附(selective laser melting, SLM)技术、直接金属粉末激光烧结(direct metal laser sintering, DMLS)、电子束选择性熔化(electron beam selective melting, EBSM)和激光近净成形(laser engineered net shaping, LENS)技术等。

1. 选择性激光烧结(SLS)　选择性激光烧结,指所采用的冶金机制为液相烧结机制,成形过程中粉体材料发生部分熔化,粉体颗粒保留其固相核心,并通过后续的固相颗粒重排、液相凝固粘接实现粉体致密化。整个工艺装置由粉末缸和成型缸组成,工作粉末缸活塞(送粉活塞)上升,由铺粉辊将粉末在成型缸活塞(工作活塞)上均匀铺上一层,计算机根据原型的切片模型控制激光束的二维扫描轨迹,有选择地烧结固体粉末材料以形成零件的一个层面。完成一层后,工作活塞下降一个层厚,铺粉系统铺上新粉,控制激光束再扫描烧结新层。如此循环往复,层层叠加,直到三维零件成型。

2.选择性激光熔化(SLM) SLM技术是在SLS基础上发展起来的,二者的基本原理类似。SLM技术需要使金属粉末完全熔化,直接成型金属件,因此需要高功率密度激光器。激光束开始扫描前,水平铺粉辊先把金属粉末平铺到加工室的基板上,然后激光束按当前层的轮廓信息选择性地熔化基板上的粉末,加工出当前层的轮廓,然后由升降系统下降一个图层厚度的距离,滚动铺粉辊再在已加工好的当前层上铺金属粉末,设备调入下一图层进行加工,如此层层加工,直到整个零件加工完毕。整个加工过程在抽真空或通有气体保护的加工室中进行,以避免金属在高温下与其他气体发生反应。

在原理上,选择性激光熔化与选择性激光烧结相似,但因为采用了较高的激光能量密度和更细小的光斑直径,成型件的力学性能、尺寸精度等均较好,只需简单后处理即可投入使用,并且成型所用原材料无需特别配制。选择性激光熔化技术的优点可归纳如下:

(1)直接制造金属功能件,无需中间工序;

(2)良好的光束质量,可获得细微聚焦光斑,从而可以直接制造出较高尺寸精度和较好表面粗糙度的功能件;

(3)金属粉末完全熔化,所直接制造的金属功能件具有冶金结合组织,致密度较高,具有较好的力学性能,无需后处理;

(4)粉末材料可为单一材料也可为多组元材料,原材料无需特别配制;

(5)可直接制造出复杂几何形状的功能件;

(6)特别适合于单件或小批量的功能件制造。选择性激光烧结成型件的致密度、力学性能较差;电子束熔融成型和激光熔覆制造难以获得较高尺寸精度的零件;相比之下,选择性激光熔化成型技术可以获得冶金结合、致密组织、高尺寸精度和良好力学性能的成型件,是近年来快速成型的主要研究热点和发展趋势。

3.直接金属激光成形(DMLS) DMLS技术作为SLS技术的一个分支,原理基本相同。

4.电子束选择性熔化技术(EBSM) 是一种采用高能高速的电子束选择性地轰击金属粉末,从而使得粉末材料熔化成形的快速制造技术。EBSM技术的工艺过程为:先在铺粉平面上铺展一层粉末;随后,电子束在计算机的控制下按照截面轮廓的信息进行有选择的熔化,金属粉末在电子束的轰击下被熔化在一起,并与下面已成形的部分粘接,层层堆积,直至整个零件全部熔化完成;最后,去除多余的粉末便得到所需的三维产品。

5.激光近净成形(LENS) 通过激光在沉积区域产生熔池并持续熔化粉末或丝状材料而逐层沉积生成三维物件。近净成形技术一般用于零件成形后仅需少量加工的情形。

从多个金属增材制造工艺来看,选择性激光熔化技术(SLM)具有使用材料宽泛、尺寸精度较高、制作效率较高、性价比较高等优点,目前在口腔金属材料领域应用广泛,因此选择性激光熔化技术(SLM)为口腔金属增材制造生产的主要手段。SLM工作原理示意图(图9-8)。

(二)材料成型制备

球形金属粉末材料是金属增材制造(3D打印)工艺的原材料和耗材。研究开发出高品级的粉末材料是增材制造(3D打印)工艺的首要条件,同时也是新型合金材料设计开发的重要工艺环节。近年来,随着增材制造技术产业的快速发展,全球金属粉末需求旺盛,符合3D打印工艺要求的粉末材料供应短板凸显。欧美多家研究机构和企业不断加大对高品质球形粉末材料的研制,尤其是微细(≤45μm)粉末的研发力度。相比之下,我国高品质球形粉末技术产业基础薄弱，微细（≤45μm）球形粉末大量依赖进口，价格非常昂贵。当前口腔修复增材制造用金属粉末主要集中在钛合金、钴铬合金等材料方面。

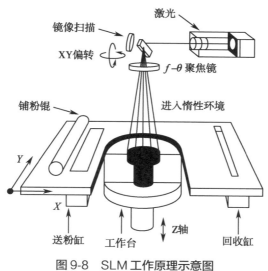

图9-8 SLM工作原理示意图

金属粉末的各种性能均与制备方法有密切关系，一般由专门生产粉末的工厂按规格要求来供应，其制造方法很多，可分为：

1. 机械方法 机械法制取粉末是指将原材料粉碎，常用方法有机械粉碎和雾化法两种。机械粉碎是靠压碎、击碎和磨削等作用，将块状金属、合金或化合物机械地粉碎成粉末，包括机械研磨、涡旋研磨和冷气流粉碎等方法。实践表明，机械研磨比较适用于脆性材料，塑性金属或合金制取粉末多采用涡旋研磨、冷气流粉碎等方法。而雾化法是目前广泛使用的一种制取粉末的机械方法，易于制造高纯度的金属和合金粉末，主要流程为：将熔化的液态金属从雾化塔上部的小孔中流出，同时喷入高压气体，在气流的机械力和急冷作用下，液态金属被雾化、冷凝成细小粒状的金属粉末，落入雾化塔下的盛粉桶中。任何能形成液体的材料都可以通过雾化来制取粉末。

2. 物理方法 常用的物理方法为蒸汽冷凝法，即将金属蒸汽经冷凝后形成金属粉末，主要用于制取具有大的蒸汽压的金属粉末。例如，将锌、铅等金属蒸汽冷凝便可以获得相应的金属粉末。另外还有等离子法等新兴物理制备方法，包括等离子旋转电极法（PREP）、等离子雾化法（PA）和气雾化法（GA），三者均可制备球形或近球形钴铬合金金属粉末，是当前增材制造用金属粉末的主要制备方法。

3. 化学方法 常用的化学方法有还原法、电解法等。还原法是使用还原剂从固态金属氧化物或金属化合物中还原制取金属或合金粉末。它是最常用的金属粉末生产方式之一，方法简单，生产费用较低。比如铁粉通常采用固体碳还原法，即把经过清洗、干燥的氧化铁粉以一定比例装入耐热罐，入炉加热后保温，得到海绵铁，经过破碎后得到铁粉。电解法是从水溶液或熔盐中电解沉积金属粉末的方法，生产成本较高，电解粉末纯度高，颗粒呈树枝状或针状，其压制性和烧结性很好，因此，在有特殊性能（高纯度、高密度、高压缩性）要求时使用。

（三）常用3D打印金属材料

1. 钛及钛合金 钛及钛合金由于具有优良的生物相容性、耐腐蚀性及生物力学性能，而且资源丰富、价格低廉，可满足口腔修复金属材料的大部分要求，是一种具有巨大开发潜力和应用前景的金属。

（1）一般性能

1）理化性能：纯钛的密度为 4.5g/cm³，约为金合金的 25%。钛及钛合金的化学性能稳定，对大部分化学介质都有极好的耐腐蚀性能。在口腔内其耐腐蚀性能优于钴铬合金、镍基合金。

2）生物学性能：钛表面有致密的氧化膜，使其具有优越的生物学性能。钛的细胞毒性小于 Co、Cr、Ni。钛及钛合金与生物体具有良好的相容性，在骨组织内能与骨组织发生骨性结合，纯钛及钛合金是目前国际上口腔种植体的主要材料。

（2）种类：口腔用钛及钛合金与其他领域的生物医用钛及钛合金相同，按材料显微组织类型可分为 α 型钛合金（如纯钛系列）、α+β 型钛合金（如 Ti-6A14V 等）和 β 型钛合金（如 Til2M06Zr2Fe 等）。纯钛等 α 型钛合金虽然在生理环境中具有优良的抗腐蚀性，但其强度较低、耐磨性较差，在口腔领域主要用于义齿、牙种植体、颅颌钉板等。α+β 型钛合金的典型代表为 Ti-6A14V、Ti-6A1—7Nb 等合金，具有较高的强度和综合的加工性能，主要用于制作正畸支抗钉、种植体的中心螺钉等，也可用于颅颌钉板。20 世纪 90 年代以来，一系列新型 β 型钛合金（介稳或稳定）问世。β 型钛合金具有高强度和良好的可成形性，且具有低弹性模量和超级耐蚀性，因而受到极大重视并很快得到发展。β 钛合金在口腔修复领域作为种植体材料、颌骨修复钉板材料、正畸弓丝材料等方面的开发也备受关注。

2. 钴铬合金 常用口腔修复体材料中，钴铬合金因具有较强的金属稳定性和较高的耐磨性、耐腐蚀性，是最常用的口腔修复体材料之一。因采用 3D 打印技术制造的多孔结构，成型后材料的以下参数对产品的力学性能能具有重要影响，包括内部连续空间结构、多孔结构的厚度、孔隙率、平均孔隙截距、孔间内连接直径、丝径、孔单元形态和尺寸、界面梯度等。3D 打印钴铬合金的性能如弹性模量、屈服强度、极限强度、蠕变/黏弹性、疲劳和磨损等有如下要求：

（1）强度：一般认为，合金用来制作局部卡环时其屈服强度至少应达到 415MPa，以承受永久变形。钴铬合金 0.2% 屈服强度为 680MPa，拉伸强度为 960MPa，延伸率为 3%～9%，弹性模量为 220GPa，维氏硬度为 3.9GPa。

（2）弹性模量：合金的弹性模量越高，修复体的刚性就越强。一般情况下，弹性模量高，可将金属支架做得比较薄一些。钴铬合金的弹性模量约为 4 型贵金属合金的 2 倍。

（3）延伸率：合金的延伸率是判断合金脆性或延展性的一个重要指标。而延伸率和最大拉伸强度两者结合作用又是判断材料韧性的一个指标，因为具有高延伸率和拉伸强度的局部义齿卡环表现其韧性较好，在应用时相比低延伸率的卡环更不容易折断。一般在钴-镍-铬合金中，增加镍含量、降低钴含量，相应就提高合金的延展性和延伸率。

（4）硬度：硬度是判断铸件是否容易磨光和抗划痕能力的一个指标。钴铬合金和镍铬合金的硬度明显大于 4 型贵金属合金。但合金硬度过高不利于抛光。

（5）疲劳强度：用于局部可摘义齿的合金，其抗疲劳性能很重要，因为义齿每天都需要取戴，此时在固位牙一侧的卡环会因应变而使合金产生疲劳。有报道比较了钴铬合金、钛合金及金合金这三者的抗疲劳性能，结果表明钴铬合金抗疲劳性能最佳。

使用 3D 打印技术与使用相同材料的传统铸造相比，钴铬合金的高强度和弹性性能得到提升，粗糙度也与与传统铸造修复体相当或超过它们的光洁度，同时 3D 打印钴铬合金提供了比使用相同材料制成的铸件更好的机械性能。

（四）应用领域

1. 选择性激光熔融技术的工艺流程包括 ①数字化设计修复体，包括固定义齿冠、桥及活动义齿支架等；②设计 stl 数据输出及 3D 打印排版；③选择性激光熔融；④打印后处理，包括热等静压、热处理、支撑物或残留粉末去除、表面处理工艺、终加工等制作过程。

2. 固定义齿应用（图 9-9） 3D 打印固定义齿冠、桥基底，常用金属为钴铬合金（图 9-9）。以往钴铬合金底层冠一直采用传统失蜡铸造法制作，这种制作工艺程序烦琐，易出现铸造不全、铸件变形等质量缺陷问题。近年来 3D 打印技术发展迅猛，越来越广泛地应用于口腔修复体的制作。3D 打印钴铬合金与铸造钴铬合金相比优势明显：无需蜡型，中间步骤少，能够克服传统铸造技术的人为误差，最大限度减少铸造缺陷，实现精准生产，可明显提高口腔修复体的制作质量及效率，节约人力物力。

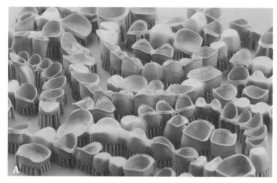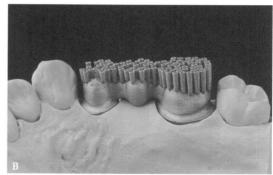

图 9-9 3D 打印在固定义齿中的应用

A. 3D 打印固定义齿修复体 B. 3D 打印金属底冠在模型上就位

3. 可摘局部义齿应用 3D 打印钴铬合金和纯钛可摘局部义齿支架（图 9-10）。作为口腔活动义齿支架材料，要求具有高强度、良好的延伸率及加工性能，以使支架获得足够的固位力，保证支架坚固、不变形，防止基托发生断裂，减小修复体体积，同时便于义齿成型及加工。目前 3D 打印钴铬合金应用较多。

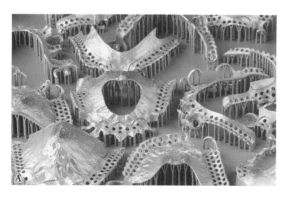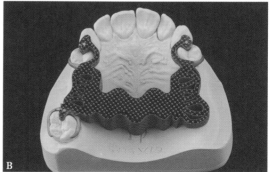

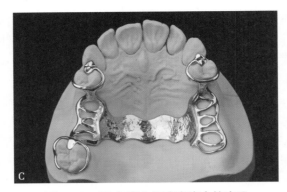

图9-10　3D打印在固定义齿中的应用

A.3D打印金属支架　B.3D打印金属支架在模型上就位　C.3D打印金属支架抛光完成

4.种植修复应用（图9-11）　在种植修复过程中，金属支架的虚拟设计及3D打印逐渐成为主流，钛材料所制造的支架精度及应用后出现并发症优于传统修复。

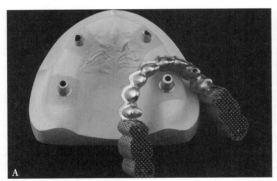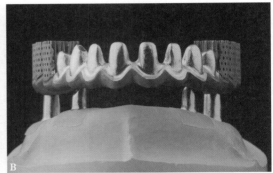

图9-11　3D打印在种植义齿中的应用

A.3D打印种植金属支架桥　B.3D打印种植金属支架桥在模型上就位

三、切削成型技术与3D打印技术的对比

切削成型技术与3D打印技术均为新时代随着CAD/CAM发展而新兴的CAM制作工艺技术，两者间各有利弊。

1.制作成本　相较于切削技术，3D打印技术具有设计自由不受限制的特点，且由于其是增材制造，比切削加工产生的费料更少，能大幅度节约材料；但从加工时间上来看，3D打印技术较切削成型技术生产率偏低，操作周期较长。

2.制作性能　就口腔金属修复材料而言，多项研究证实3D打印成型金属材料性能优于切削成型的材料。有研究对比切削与3D打印加工钴铬合金试件，分析其硬度及扫描电子显微镜照片下的微观组织：3D打印加工钴铬合金试件能够获得细密网状和柱状晶粒微观组织，试件耐腐蚀性高且表面金属析出少，同时其硬度高，机械强度也较高。

3.表面孔隙　切削成型金属较SLM金属孔隙率低。原因为切削金属盘采用的是真空感应熔炼与锻造方法制成，通过锻造能消除金属在冶炼过程中产生的铸态疏松等缺陷，优化微观组织结构，使得金属表面无孔隙或较少孔隙。而SLM组试件在凝固过程中由于熔覆层间或熔池附近的金属熔化不全,使得金属粉末中残余气体及激光加热过程中分解产生的气体留存在内部形成了孔隙。国外有研究者认为通过增加激光功率,降低送粉速度,降低熔覆层高度,可以减少激光熔覆金属合金的内部孔隙率。

4. 硬度 SLM 金属较切削成型金属硬度大。原因为 SLM 金属表面第二相强化结构呈散状均匀分布。第二相强化结构可显著提高合金强度和硬度,又可使塑性和韧性下降不大,并且颗粒越细小,越呈弥散均匀分布,强化效果越好。

5. 精度 经过近几十年快速的发展,CAM 机加工工具日益更新,切削成型技术所能达到的精度随着机器的硬件性能增加而不断提升,在最新机器技术下切削成型所能达到的精度小于 1μm;而 3D 打印技术因其成型原理,精度也可达到小于 1μm 的打印精度;因而二者的制作精度均非常高。

6. 材料利用率 数控切削技术是由计算机程序控制的自动化机床,通过刀具切削将原料加工成零件,是一种"减法"技术,虽然操作周期短,制作精度高,能够减少人为操作误差造成的孔隙率和缺陷,但它对材料的利用率低,切削过程易对环境造成污染。SLM 技术是通过高激光能量密度,将一定层厚的金属粉末熔融,生成所需要的金属切片,并不断重复上述过程,制作出高致密度的金属零件,是一种"加法"技术,对材料的利用率高,并且能够制作出复杂的三维立体结构,对精密附着体及烤瓷长桥的制作具有明显优势。因此,与切削加工相比,增材制造技术可以实现金属材料零件制作过程的一步完成,其制造的过程是根据零件的三维 CAD 图进行的,因此与实际要求零件的尺寸精度相接近,后续的加工余量小,材料的利用率和生产效率都大幅提高了。在使用增材制造技术的时候不需要大型的设备,可以为生产企业节约资源,同时制造时间短,具有较高的柔性可以根据产品的结构变化随时改变。

第三节 陶 瓷 材 料

牙科陶瓷主要包括玻璃陶瓷、氧化铝陶瓷、氧化锆陶瓷和混合陶瓷等种类。牙科陶瓷材料因具有良好的生物相容性、较好的加工性能、优越的美学性能等诸多优点,被广泛地用于修复领域。随着 CAD/CAM 技术的发展,牙科陶瓷在数字化技术的运用缩短了修复体的制作时间,提高了修复体制作的精度,促进了全瓷修复技术的发展。

一、切削成型全瓷材料

切削成型全瓷材料简称切削陶瓷,是指通过数控切削技术(CAD/CAM)制作修复体的陶瓷材料。CAD/CAM 系统可加工的全瓷材料种类丰富,传统修复工艺可加工的长石瓷、白榴石增强玻璃陶瓷、二硅酸锂玻璃陶瓷,氧化铝陶瓷等,CAD/CAM 系统目前都有对应的可切削产品。目前 CAD/CAM 系统制作修复体使用最广泛的是切削成型氧化锆全瓷材料。

(一)玻璃陶瓷

玻璃陶瓷材料应用于椅旁 CAD/CAM 系统至今约有 30 年,其优点是透明性良好,但该材料的机械强度较低。这类材料的成分中含有较高比例的玻璃成分,可通过氢氟酸处理、硅烷化,实现与牙齿的粘接。粘接效果对玻璃陶瓷修复体的长期保存率有直接影响,不仅保证修复体的固位,并且决定了修复体的临床抗折裂强度(图 9-12)。

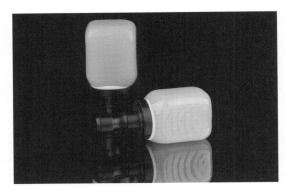

图9-12 可切削型玻璃陶瓷

1. 长石质增强型玻璃陶瓷

（1）成分与结构：可切削长石质增强型玻璃陶瓷是由细小颗粒的长石质陶瓷压缩，形成预成块，然后再研磨成修复体，其主要成分包括二氧化硅（60%～64%）和氧化铝（20%～23%）。该玻璃陶瓷由细粒度高玻璃体的长石颗粒构成，以长石为增强晶相，晶体结构规则。长石晶粒非常微小，直径约为4μm，均匀分散于玻璃基质中。

（2）性能：长石质增强型玻璃陶瓷在物理性能及力学性能上与釉质相近。其挠曲强度为130～160MPa，硬度与釉质接近，其耐磨性与天然牙牙釉质具有较好的匹配性，弹性模量为40～50GPa，断裂韧性为1.7～2.0MPa·m$^{1/2}$，该陶瓷材料强度及韧性较差，但细小的晶粒使得这种全瓷材料具有良好的切削性能和抛光性能。可被氢氟酸酸蚀后用树脂水门汀粘接。

（3）应用：一般用该种瓷块加工前牙贴面、嵌体、高嵌体、前牙冠等修复体，常用于椅旁全瓷修复体的制作。工作流程包括扫描获取数字化印模及咬合关系、修复体形态设计、切削、打磨抛光，也可根据具体情况着色上釉进行个性化修复。

单一颜色的长石质增强型玻璃陶瓷可通过染色或上饰面瓷，实现理想的美学效果。为实现长石质增强型玻璃陶瓷多层次美学效果，随后出现了多重色的长石质增强型玻璃陶瓷瓷块和分层长石质增强型玻璃陶瓷瓷块。

2. 白榴石增强型玻璃陶瓷

（1）成分与结构：白榴石增强型玻璃陶瓷和长石质增强型玻璃陶瓷类似，都是最早使用的传统玻璃陶瓷，其主要晶体成分为 SiO_2、Al_2O_3 和 K_2O。其区别在于白榴石增强型玻璃陶瓷含有35%～45% 白榴石成分，粒度为1～5μm。白榴石增强型玻璃陶瓷是以白榴石为增强剂的牙科陶瓷，白榴石就是结晶相。陶瓷材料中的白榴石或是在熔块中形成，或合成后以粉末形式加入陶瓷粉中，其含量、形态以及在玻璃陶瓷中的分布都对玻璃陶瓷性能有较大的影响。

（2）性能：长石质陶瓷和白榴石增强型陶瓷的机械性能类似，但长石质瓷与白榴石增强型陶瓷相比硬度更高，因此长石质瓷修复体表面更耐磨，不易出现划痕；而白榴石增强型陶瓷具有更好的挠曲强度、弯曲模量以及断裂韧性，挠曲强度约160MPa，临床上具有更高的抗折强度。有临床研究比较了长石质瓷和白榴石增强型陶瓷在用于椅旁 CAD/CAM 系统修复后的长期成功率，结果表明，随访3年间，两类修复体的成功率无显著差别。

（3）应用：白榴石增强型玻璃陶瓷具有良好的半透性，适用于前牙美学修复。因不需要进行烧结即可直接戴牙完成修复治疗，因此非常适合椅旁即刻修复使用，主要用于制作嵌体、高嵌体、贴面和前牙单冠。椅旁制作流程（图 9-13）。

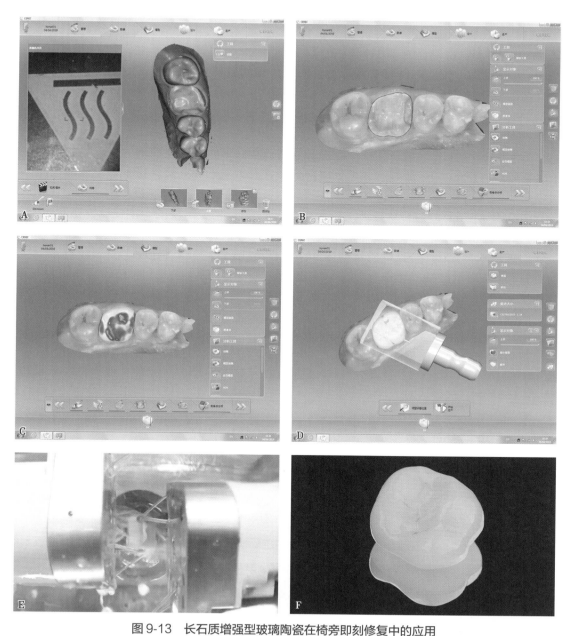

图 9-13　长石质增强型玻璃陶瓷在椅旁即刻修复中的应用

A. 口内扫描获取基牙数字模型　B. 基牙边缘线确定　C. 嵌体的数字化设计
D. 切削的数字化排版　E. 数控切削　F. 嵌体椅旁切削完成

以 IPS Empress CAD 为例，该瓷块有单一颜色和渐变色两种瓷块。单一色 IPS Empress CAD 瓷块可根据患者的个体情况选择不同颜色和透明度的瓷块。此外，IPS EmpressCAD LT 瓷块还具有漂白色系瓷块（BL1-BL4）。IPS Empress CAD 渐变色（Multi）瓷块的颜色具有从牙本质到切端的颜色自然过渡，在不做外染色的情况下可以为修复体提供美学效果和自然的仿真效果。

3. 二硅酸锂加强型玻璃陶瓷

（1）成分与结构：二硅酸锂加强型玻璃陶瓷由玻璃基质和分散其中的长棒状二硅酸锂（Li_2SiO_5）晶体构成，含量达 70%（体积分数），长棒状的二硅酸锂晶体相互交叉，形成互锁微结构，大幅提高了瓷的强度和断裂韧性。二硅酸锂的瓷块为圆柱状，有不同的颜色及透明度。切削前的瓷块为通过压铸方法制作的、以微米尺度的二硅酸锂晶粒为增强相的玻璃陶瓷，晶粒细小，含量为 60%～70%，它赋予瓷块良好的切削性能。切削成型后对修复体进行烧结，以便细小的晶粒长大，提高瓷的强度。

（2）性能：由于二硅酸锂加强型玻璃陶瓷的玻璃含量较传统玻璃陶瓷少，所以具有更高的挠曲强度；另外，二硅酸锂增强型玻璃陶瓷中含有针状的相互交叉排列的二硅酸锂晶体，可以阻碍裂纹的扩展，增加材料的强度。烧结后二硅酸锂加强型玻璃陶瓷的挠曲强度可提升到 360MPa 以上，约为传统玻璃陶瓷材料的 2～3 倍。但瓷最终的力学性能较相应的铸瓷略低，可能是切削过程中在瓷的表面形成的微裂纹所致。二硅酸锂加强型玻璃陶瓷因含有足够的玻璃成分，故具有良好的透明度和粘接性能，是一种兼具强度和美观性的二硅酸锂陶瓷材料，可通过酸蚀处理进行粘接。由于该材料强度较高，因此其粘接过程既可经过酸蚀处理后使用树脂粘接剂，也可使用传统水门汀，但树脂粘接剂能够使材料的抗折强度进一步提升。

（3）应用：适应证包括薄贴面、嵌体或高嵌体、单个全冠、三单位固定桥等。其制作工艺流程包括①数字化模型的获取；②数字化设计；③预烧结半成品切削；④结晶，⑤染色上釉（图 9-14）。

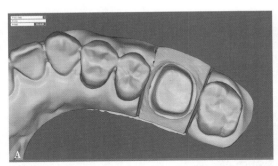
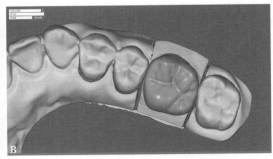
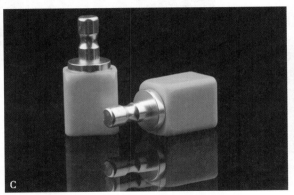
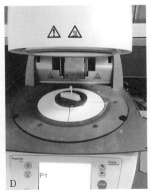

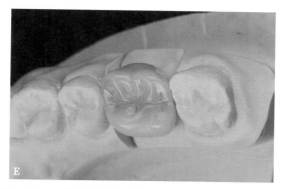

图 9-14　二硅酸锂加强型玻璃陶瓷在临床修复中的应用
A. 数字化模型的获取　B. 数字化设计全解剖冠　C. 预烧结材料待切削　D. 结晶　E. 全冠烧结上釉完成

二硅酸锂晶体的线胀系数和折射率与玻璃基质接近,有较好的透明性,但不如白榴石增强铸瓷。

二硅酸锂瓷块常有高透明度(HT)、中度透明(MT)、低透明度(LT)、中等不透明(MO)以及效果瓷块等不同类别,分别适合不同类型的修复病例。如 IPS e.max CAD 在蓝色状态(即半成品状态)下,具有很好的打磨性能和材料性能,其最终强度和色泽是在材料完全结晶后形成的,染色和上釉可以与结晶过程同时进行。

4. 氧化锆增强二硅酸锂玻璃陶瓷

(1)成分与结构:氧化锆增强二硅酸锂玻璃陶瓷材料成分中,除二氧化硅、氧化锂之外,含有约 10% 的二氧化锆,均匀分散于其玻璃相。二氧化锆成分的高度分散性可防止氧化锆成分结晶,形成不透明或低透明度的外观。其晶粒大小约为 0.6～0.8μm,小于传统 LS2 加强型玻璃陶瓷的晶粒。由于含有氧化锆成分,氧化锆增强型玻璃陶瓷可以通过氧化锆相变增韧机制来增加断裂所需强度和能量耗散能力,改善其力学性能。

(2)性能与应用:由于氧化锆增强二硅酸锂玻璃陶瓷强度的改善,玻璃陶瓷的适应证从制作前牙单冠扩大到制作前牙桥和前磨牙单冠。

(二)混合陶瓷

目前椅旁 CAD/CAM 混合陶瓷有树脂纳米陶瓷(RNC)和树脂渗透陶瓷(PICN)两种结构。陶瓷和树脂的混合结构大大改善了材料的韧性和切削性能,且这两种材料在椅旁切削后不需烧结,没有烧结收缩,可以制作对精度和韧性要求较高的修复体,比如超薄贴面、嵌体等。

1. 树脂纳米陶瓷(图 9-15)

(1)成分与结构:树脂纳米瓷(RNC)是一种新型陶瓷树脂混合材料。其成分主要是纳米陶瓷填料,约占 80wt%,与复合树脂均匀地混合在一起。RNC 采用了纳米技术,将纳米级(直径 1～100nm)的陶瓷颗粒均匀混入复合树脂中,再通过加热固化形成致密团块。陶瓷颗粒主要有两种成分:直径 20nm 的二氧化硅和直径为 4～11nm 的二氧化锆。纳米颗粒在树脂基质中以簇状聚集形态存在,每一簇填料的直径约为 0.6～1mm,纳米簇中不同直径的颗粒按一定比例混合在一起,能够有效减少颗粒之间的空隙,增加材料的致密度。

(2)性能与应用:该陶瓷具有类似复合树脂的韧性,不易折断,挠曲强度高于普通玻璃陶瓷,树脂纳米瓷的挠曲强度能够达到204MPa,其断裂韧性也优于CAD/CAM长石质瓷、白榴石增强型陶瓷以及单纯复合树脂,同时具有与陶瓷材料接近的耐磨性能,调磨抛光之后能够长期保持表面的光泽效果。陶瓷颗粒经过硅烷化处理后可与树脂基质紧密结合在一起,形成最终的可切削树脂陶瓷块。树脂纳米瓷在粘接之前不需要氢氟酸酸蚀以及硅烷化,可以通过喷砂处理,使用树脂水门汀即可获得满意的粘接强度。

2. 树脂渗透陶瓷(图9-16)

(1)成分与结构:树脂渗透陶瓷(PICN)结合了全瓷材料和树脂材料的优点,这种混合型材料是在多孔瓷材的基础上将聚合物材料渗入其中后固化形成,其中瓷结构占86wt%,有机聚合物占14wt%;陶瓷部分主要是由细颗粒长石类陶瓷中加入氧化铝成分组成,树脂成分为UDMA(三甲基丙烯酸脲烷酯)以及TEGDMA(二甲基丙烯酸三甘醇酯)。

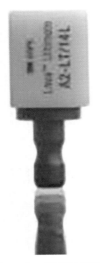

图9-15　树脂纳米陶瓷

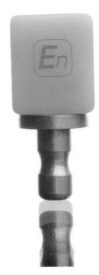

图9-16　树脂渗透陶瓷

(2)性能与应用:树脂渗透陶瓷(PICN)适于CAD/CAM技术,材料内瓷网状结构与高分子聚合物结构相互交叉,两种不同材料的整合给予新材料优秀的使用性能,脆性低于普通瓷材。PICN具有良好的物理性能,兼具陶瓷材料的强度及树脂材料的韧性,该材料弹性模量与天然牙本质接近,且具有良好的切削性能,边缘连续性及完整性优于CAD/CAM玻璃陶瓷。此外,PICN还具有良好的理化性能,酸性环境下结构稳定,且不易着色,易打磨抛光处理。经氢氟酸酸蚀处理后,树脂与陶瓷框架之间形成表面多孔结构,能够获得良好的粘接强度。树脂渗透陶瓷可以用于单颗牙齿的修复,修复体由CAD/CAM技术完成。树脂渗透陶瓷性能见表9-3。

表9-3　树脂渗透陶瓷性能参数

树脂渗透陶瓷物理性能	参数
挠曲强度 /MPa	150~160
断裂韧性 /MPa·m$^{1/2}$	1.5
弹性模量 /GPa	30
硬度 /GPa	25

（三）氧化铝陶瓷

氧化铝陶瓷是将平均粒径为 2～4μm 的纯氧化铝粉末通过等静压成型方法制备坯块，之后在较低温度下进行预烧结，预烧结仅将颗粒轻度烧结在一起，形成具有多孔结构的瓷坯块。切削成型后进行进一步高温致密化烧结，烧结后成为致密的氧化铝结构陶瓷，形成氧化铝基底冠。最后在其表面上饰瓷并进行烧结，完成修复体制作。氧化铝烧结切削陶瓷弯曲强度为 600～700MPa，弹性模量远大于牙釉质，弹性形变率很小，不能缓冲应力。致密化烧结过程中的线收缩率为 15%～20%，切削时需要对修复体进行尺寸放大，以补偿烧结过程中的体积收缩。氧化铝烧结切削陶瓷可用于前牙单个基底冠和多单位桥的基底。目前已经很少使用。

（四）氧化锆陶瓷

氧化锆瓷块主要成分为氧化锆，一般含有氧化钇、氧化铪、氧化铝及其他氧化物。氧化锆瓷块按照形状一般分为圆柱体、长方体及定制几何体。氧化锆瓷块是使用最广泛的 CAD/CAM 陶瓷材料。各种形状的氧化锆瓷块中圆盘形最常见（图 9-17）。

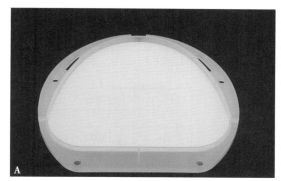
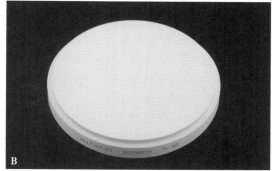
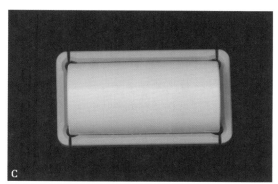

图 9-17　氧化锆陶瓷
A. 马蹄形氧化锆瓷块　B. 圆盘形氧化锆瓷块　C. 圆柱形氧化锆瓷块

1. 氧化钇稳定的四方氧化锆

（1）成分与结构：氧化钇稳定的氧化锆瓷的主要成分是氧化锆，含量达 94%，氧化钇含量为 5%，还含有微量的氧化铝。成型方式包括预烧结成型和完全烧结成型两种。预烧结成型是指通过热等静压方法将氧化锆粉末压制成颗粒间具有微小孔隙的坯块，并进行预烧结，预烧结的温度低于氧化锆的常规烧结温度，氧化锆颗粒轻度烧结在一起，强度较低，这种结构使得瓷坯块容易进行切削加工，切削成型后进行进一步的致密化烧结，烧结后成为致密的氧化锆四方晶相结构，晶粒直径平均为 0.55μm，基本上没有玻璃相。如果完全烧结成型，称为全烧结陶瓷，完全烧结的氧化锆材料硬度很高，直接切削非常困难。目前多在预烧结的状况下进行切削，然后进行高温致密化烧结，由于烧结过程中伴有大约 20%～25% 的体积收缩，所以切削时需要对修复体进行尺寸放大。

（2）氧化锆瓷块的成型工艺：锆英石 $ZrSiO_4$ 是制备氧化锆的主要原料，一般均采用各种火法冶金与湿化学法相结合的工艺，即先采用火法冶金工艺将 $ZrSiO_4$ 破坏，然后用湿化学法将锆浸出，其中间产物一般为氯氧化锆或氢氧化锆，中间产物再经煅烧可制得不同规格、用途的 ZrO_2 粉体，目前国内外 ZrO_2 粉体的制备技术主要有碱熔法、石灰烧结法、直接氯化法、等离子体法、电熔法和氟硅酸钠法等。氧化锆瓷块的成型工艺主要有两种，即"干法成型"和"注浆成型"。干法成型按照加压方式不同又分为"等静压成型"和"干压成型"，优点是工艺简单，适合大工业生产，缺点是透光性稍差，整体性能略低。目前，采用双向压制成型与冷等静压结合的方式比较广泛。部分企业采用双向压制成型的方式（一次成型），优点是无须后续机械加工，降低生产成本，缺点是对原材料和工艺要求较高。少数企业采用"注浆成型"工艺，优点是生产出来的氧化锆瓷块透光性好，整体性能如强度、密度等较高；缺点是工艺复杂，生产周期较长。粉体成型和瓷坯预烧结，对产品的性能指标有直接影响。氧化锆瓷块典型成型工艺流程（图 9-18）

（3）性能：氧化钇稳定的氧化锆瓷具有非常高的强度和良好的韧性，其挠曲强度可达到为 900～1 100MPa，具有一定的弹性形变能力，可以适当缓冲应力。氧化锆瓷的终烧结温度为 1 480～1 500℃，烧结体积收缩率大约为 20%。烧结后的氧化锆瓷以多晶结构为主，玻璃相很少，减少了与唾液反应产生的应力腐蚀，长期稳定性好。氧化锆陶瓷中的晶相折射率较高，光的散射效应大，可见光透过率较低，外观呈白垩色，无法满足前牙区修复的美学要求。

氧化钇稳定的氧化锆瓷之所以具有较高的断裂韧性，是因为添加的氧化钇能够将氧化锆的高温晶型 - 四方晶型保持至室温，四方晶型的氧化锆强度较高，而且室温下处于亚稳态的四方晶型氧化锆在受到一定的应力作用下能迅速转变为单斜晶相，转变过程中伴随着 3%～5% 的体积膨胀，体积膨胀可以弥合裂纹，从而增韧陶瓷，这一现象称为相变氧化锆瓷基底致密化，烧结后通常不能打磨，因为打磨时的外力可能造成应力，诱发相变。

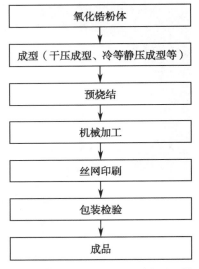

图 9-18　氧化锆瓷块典型成型工艺流程

氧化锆瓷基底与饰瓷的结合相对较差，在使用过程中饰瓷容易崩瓷。由于氧化锆具有较高化学惰性，与饰瓷的结合方式以机械结合为主。众多研究表明，氧化锆基底与饰瓷结合界面的折裂剥脱是导致修复失败的主要原因。因此，氧化锆与表面饰瓷的结合强度是决定氧化锆修复体是否能长期使用的关键性问题。目前氧化锆和饰瓷结合的机制尚不清楚，大部分研究认为氧化锆核与饰面瓷之间的结合力以物理结合力为主。其中，物理结合力包括压缩结合力和机械嵌合力。压缩结合力主要来源于瓷层之间的热膨胀系数不一致。而机械嵌合力是饰面瓷与基底瓷表面的不规则结构相互锁结构成的,机械嵌合力的大小主要取决于接合面的比表面积的大小。范德华力是指分子与分子之间的作用力。化学结合被认为基底瓷层与饰面瓷之间有一种或者几种以上的成分在饰面瓷烧结过程中熔融产生。一般通过改变氧化锆表面粗糙度、润湿性、表面晶相、表面元素等来增强结合强度。根据我国《全瓷义齿用氧化锆瓷块注册技术审查指导原则》,对全瓷义齿用氧化锆瓷块的产品技术要求见表 9-4。

表 9-4 全瓷义齿用氧化锆瓷块的产品技术要求

产品技术要求	参数
化学组成 /wt%	≥99.0
密度 /(g·cm^{-3})	3.1±0.05
烧结密度 /(g·cm^{-3})	≥6.0
挠曲强度 /MPa	≥800
热膨胀系数 /℃	(10.5±0.5)×10^{-6}
U-238 放射性 /(Bq·g^{-1})	≤1.0
化学溶解性 /(μg·cm^{-2})	<100
结合强度 /MPa	25

(4)应用:主要用于制作单冠或多单位固定桥。制作流程如下:①对模型、蜡型或口腔预备体进行数字扫描,获得三维数据集;②对三维数据集进行软件处理,设计修复体;③计算机控制的机械加工。④烧结:通过 CAD/CAM 系统切削成体积放大的冠或桥架,接着在特殊的高温炉中完成烧结过程。这一过程中产生的体积收缩(约为 20%～25%)是经过精确计算的,因此最终获得的修复体在具有高强度的同时,也能够保证边缘的精密度。早期的氧化锆材料透光性不佳,影响其美学效果,因此适用于单个基底冠、多单位桥的基底、嵌体桥、前牙粘接桥、种植体基台等。为改善氧化锆瓷的美观性,通常对氧化锆在致密烧结前进行着色或上饰面瓷。

目前的氧化锆材料透光性得到了很大的改善,越来越多的厂家推出了高透、超透氧化锆材料,可以取得更好的美观效果;对于美观要求略低的磨牙、前磨牙区域,也可以采用高透或超透氧化锆材料切削全解剖冠修复体,仅经过染色、上釉就可以达到较理想的修复效果。着色方法有两种:用着色液进行外着色或将着色剂加入氧化锆粉体中内着色(图 9-19)。这类氧化锆材料也可以被列入椅旁 CAD/CAM 修复材料。

为了达到个性化的美学效果,除了染色外,在使用氧化锆进行修复时最常用的方法是使用饰面瓷在氧化锆表面进行堆塑(图 9-20)。

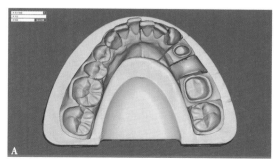
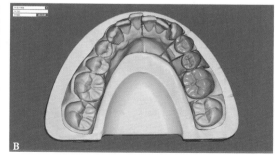

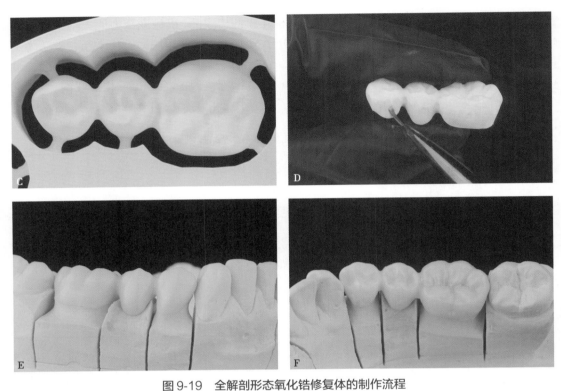

图9-19　全解剖形态氧化锆修复体的制作流程

A.数字化模型　B.数字化设计修复体　C.数控切削氧化锆瓷块

D.对切削完成氧化锆进行内染色　E.烧结完成后的颊面观　F.烧结完成后的𬌗面观

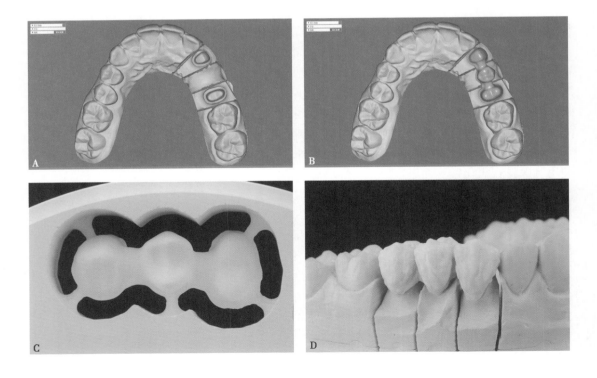

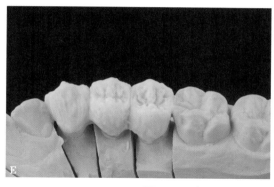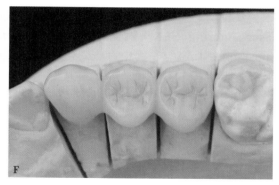

图9-20　氧化锆基底与饰瓷结合修复体的制作流程
A. 数字化模型　B. 数字化设计基底桥　C. 数控切削氧化锆基底桥
D. 堆塑完成后的颊面观　E. 堆塑完成后的𬌗面观　F. 烧结完成后的修复体

 知识拓展

增强氧化锆基底与饰面瓷结合强度的方法

　　临床为增强氧化锆基底与饰面瓷结合强度，常用的方法包括氧化锆表面进行喷砂处理或者使用瓷粉厂家提供的结合瓷。但这两种表面处理方式是否能增强基地与饰面结合强度，目前均尚存争议。对于喷砂的处理方式，部分研究表明喷砂增加了基底表面粗糙度，增加了结合面积、提高了机械嵌合，进而加强了结合强度；也有研究显示对氧化锆表面进行喷砂处理会加速氧化锆表面微裂纹的形成、导致氧化锆晶相结构改变，从而降低了结合强度。对于结合瓷，有研究认为结合层的加入反而增加了界面失效的可能。此外，还有一些研究提出采用激光蚀刻、酸蚀、表面多孔涂层、表面硅涂层等实验处理方法，但对于临床应如何对氧化锆基底进行表面处理目前尚无定论。

　　2. 透明氧化锆　　氧化锆是目前陶瓷材料中力学性能最强的陶瓷，但其半透性远低于具有良好美观性能的玻璃基陶瓷。二氧化锆全瓷材料透明率直接影响修复体美学效果。牙科材料研究的热点透光性及色彩是评价二氧化锆全瓷修复体质量的重要指标。一般而言，二氧化锆全瓷修复时，透光性较好的材料可恢复天然牙的通透美观效果。因此，二氧化锆良好的透光性会透射出基牙颜色使修复体色泽无限接近天然牙。

　　二氧化锆材料的透光性由晶体的种类和含量决定，种类和含量的不同，透光性会表现出明显的差异。良好的通透性是修复体复现天然牙颜色的关键因素和临床选材的重要标准。氧化锆陶瓷半透明性的影响因素包括陶瓷粉体颗粒直径、烧结温度、气孔率、添加稳定剂种类、添加着色剂种类、真空环境和烧结次数、晶界等。氧化锆产品常改变了氧化锆陶瓷的相对密度、晶粒直径来调节陶瓷的半透明性，添加相的存在也可能使氧化锆陶瓷的光学均匀性发生改变，即增加了陶瓷微观结构的成分。

二、3D 打印全瓷材料

　　近年来随着增材制造技术的发展，可将增材制造技术直接用于成型陶瓷零件，常用技术主要有以下几种：熔融沉积（fused deposition modeling，FDM）、选择性激光烧结（selective laser sintering，SLS）、陶瓷 3D 打印（3D printing，3DP）、光固化成型（stereo lithography apparatus，SLA）等。其中以光固化成型技术的陶瓷零件表面质量较好，尤其在微小零件的成型上便于控制其精度。陶瓷光固化成型技术是将陶瓷粉末均匀分散在可光固化的溶液中，制备出高固相含量流动性好的陶瓷浆料，然后使陶瓷浆料在光源照射下直接固化，累加得到陶瓷零件素坯，最后通过干燥、脱脂和烧结等后处理工艺得到陶瓷件。目前 3D 打印支持的材质有氧化铝、氧化锆、羟基磷灰石、磷酸三钙等。3D 打印加工工艺具有诸多优势，包括定制化、无需机械加工或任何模具、直接从计算机图形数据中生成任何形状的零件，从而极大缩短产品的研制周期，提高生产率和降低生产成本，材料利用率高、修复体形状不受限制等。但目前 3D 打印陶瓷技术及材料还不够成熟，成型件的基础性能和其在口腔修复领域的应用还需要进一步的研究。

第四节　树 脂 材 料

树脂材料和金属、陶瓷一样，是口腔修复工艺领域应用较广泛的材料。因光固化立体成形（SLA）是较早成熟的 3D 打印技术，所以树脂是最早开始在口腔使用的数字化材料。随着数字化技术的发展，树脂材料在 CAD/CAM 切削成型技术中也逐渐使用。

一、可切削树脂

随着数字化技术的发展，可切削树脂材料得到了广泛的运用，相较于手工堆塑材料，其显著提升了致密性和稳定性。可切削树脂包括无填料的树脂材料和有填料的树脂材料，而后者又可以根据微观结构的不同分为含有分散填料的材料以及聚合物渗透陶瓷网络（polymer-infiltrated ceramic network，PICN）材料，有填料的树脂材料常因其含有陶瓷颗粒而归属于混合陶瓷，在本章第四节中已经介绍。以下只介绍无填料的切削树脂。

1. 成分及性能　最初的可切削树脂基材料主要为无填料的聚甲基丙烯酸甲酯（PMMA）（图 9-21）。PMMA 基树脂通过甲基丙烯酸甲酯（MMA）的自由基聚合而形成。在聚合过程中所产生的聚合物链的长度及其网状连接直接与压力、温度分布和聚合的持续时间相关。这些参数对聚合材料的机械和化学性能有很大的影响。PMMA 基树脂从 100℃起可塑性变形。此外，它们可溶于自己的单体，促成一个良好的结合而进一步产生其他的 PMMA 树脂。但它们也存在一个很大的缺点，就是弹性模量非常低，范围在 2.7 至 3.2GPa 之间，因此即使在低负载下也会导致塑性变形。PMMA 基树脂主要由 PMMA（99.5%）和颜料（<1.0%）组成，其物理性能见表 9-5。

表 9-5　PMMA 基树脂物理性能

物理性能	参数
断裂韧性 /MPa·m$^{\frac{1}{2}}$	130±10
弹性模量 /MPa	3 200±300
维氏硬度 /MPa	190±5
吸水率 /（μg·mm^{-3}）	<28μg/mm^3

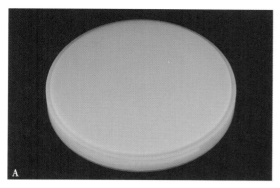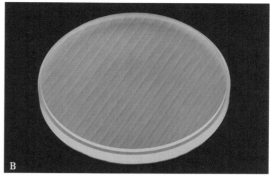

图9-21　可切削树脂基材料

A. 浅黄色 PMMA 可切削树脂盘　B. 透明 PMMA 可切削树脂盘

2. 应用　PMMA 切削树脂可用于制作临时性固定修复体（图 9-22）；也可用于全口义齿制作中（图 9-23），其方法为：选择不同颜色的材料树脂块，分别切削基托和人工牙，再将二者利用树脂单体粘接，粘接前不可再对人工牙根面调改，合理涂布单体，保证足够的粘接面积和粘接强度。

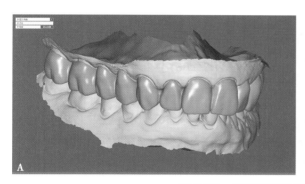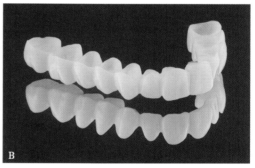

图9-22　切削树脂制作临时固定修复体

A. 数字化设计暂时冠桥　B. 切削完成的暂时冠桥

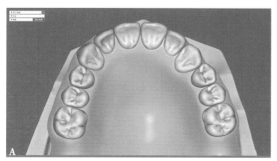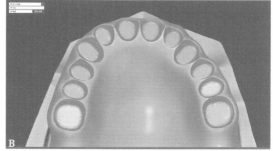

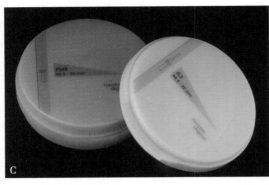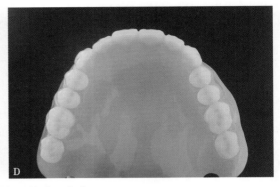

图 9-23　切削树脂制作全口义齿
A. 数字化设计全口义齿　B. 数字化设计全口义齿基托部分
C. 切削人工牙和基托树脂材料　D. 上颌全口义齿𬌗面观

二、3D 打印用树脂

（一）树脂 3D 打印技术

牙科领域里主要采用三种打印方法：聚合物喷射技术（polyjet）、激光快速成型技术（stereo lithography，SLA）和数字光学处理技术（digital light processing，DLP）。

1. 聚合物喷射技术（polyjet）　在 polyjet 工艺中，光聚合物树脂以液态形式借助于多个打印头喷涂到打印平台上，所以可以一次性打印多种颜色的材料。其特点包括：①打印头单元上有两个 UV 灯可以即刻固化材料；②支撑材料（蜡基光聚合物树脂）和模型复合树脂材料也同时被打印出来。打印支撑结构目的是起到占位作用，这个位置稍后会形成空腔或悬突，然后用高压水将其喷除，而且不需要后期进行光照固化；③打印系统的打印厚度控制在约 16mm 左右；④支撑结构不是通过物理原理连接到模型上，在打印完成后不再需要对成品件进行打磨或抛光，但购买、维护和材料使用成本会相对较高；⑤Polyjet 打印机通常需要配备一个较大的打印平台，材料的更换往往也比较昂贵，因为设备内部的软管要做彻底的清洁，以达到医疗许可的要求。

2. 激光快速成型技术（stereo lithografy SLA）　此打印系统的工作流程为：打印平台首先移动到一个充满液态光敏聚合物的池中，激光从下面开始逐层照射，波长通常为 405nm，每照射一次，打印平台向上移动一层，从而最终将打印件"拉出"液体池。

其特点包括：①以小针状结构作为支撑结构，之后小针状结构必须被折断并打磨；②需要对打印件进行后期固化处理；③并不是所有的几何形状都能够进行打，因为可能难以甚至根本无法去除支撑结构。④由于激光点必须照射整个液层，因此会显著增加打印的时间，特别是在打印多个物体时。

3. 数字光学处理技术（digital light processing，DLP）　DLP 打印的基本原理与 SLA 打印的基本原理类似，但作为光源，不使用激光，而是使用 DLP 投影系统（beamer），它可以同时光照每一层。与 SLA 打印过程相比，这种方法节省了打印时间。DLP 系统配有小到中型的打印平台。也是通过更换液体池来更换材料。

（二）常用 3D 打印树脂材料

3D 打印复合树脂在口腔领域应用最为广泛，光敏树脂是最早开始在口腔使用的材料，随着 FDM 技术的发展，热塑型树脂也逐渐在口腔修复中得到应用。3D 打印的树脂材料有很多种,包括环氧丙烯酸酯、不饱和聚酯、聚酯丙烯酸酯及聚氨酯丙烯酸酯,每种树脂都有其不同特性。环氧丙烯酸酯具有粘接强度大、硬度高、耐化学药品腐蚀性强等优点,故早期应用于光固化快速成型技术,光敏树脂体系中的预聚物及稀释剂主要为丙烯酸酯类物质,但因其光固化时收缩率大、成型后变形严重、机械性能及耐温性差等缺点,目前已被丙烯酸酯和环氧化合物为主体的混合物,自由基和阳离子光引发剂双重引发构成的物质体系所取代。

1. 3D 打印光敏树脂的组成及作用机制　包括预聚物、反应性稀释剂和光引发剂及一些助剂与填料。其作用机制是:光引发剂在吸收适当能量的光后,形成某一激发态,若该激发态的能量大于键断裂所需要的能量,即可生成初级活性种自由基或阳离子,活化单体和活性齐聚物,从而发生交联反应生成高分子固化物。预聚体作为光敏树脂的主要组分,在一定程度上决定了打印产品的力学性能。反应性稀释剂可调节树脂黏度,控制固化物交联密度。良好的光引发剂具有引发效率高、热稳定性好、无暗反应、在单体和预聚物中具有较好溶解性、经过光照后黄变少或者无黄变、低毒环保等特性。助剂及填料则主要包括光敏剂、消泡剂、流平剂、无机粒子、高聚物。

2. 种类　光敏树脂根据引发剂引发原理,可将其分为 3 类:自由基光固化树脂、阳离子光固化树脂和混杂型光固化树脂。

(1)自由基体系:以光引发剂的光激发,进而产生自由基,引发活性单体与预聚物交联聚合。用于自由基光固化的低聚物主要是各类丙烯酸树脂,其中最常见的是环氧丙烯酸树脂、聚氨酯丙烯酸树脂,均含不饱和双键,如丙烯酰氧基、甲基丙烯酰氧基、乙烯基、烯丙基等。常用的活性稀释剂有 N- 乙烯基吡咯烷酮、1,6- 己二醇二丙烯酸酯和三丙二醇二丙烯酸酯。自由基光敏树脂的优点有成本低、固化速度快、韧性好、黏度低等。但具有固化时表面具有氧阻聚收缩率大,打印产品翘曲变形严重,反应固化速率较低,精度低需二次固化的缺点。

(2)阳离子体系的预聚体:主要是以环氧化合物和乙烯基醚为主,在阳离子光引发剂的作用下,发生开环聚合反应。而引发剂激发所产生的强质子酸可催化加速聚合,使树脂发生固化。阳离子型光敏树脂的优势在于固化体积收缩小,反应程度高,成型后无需二次固化,不受氧的阻聚作用。故利用阳离子型光敏树脂制造的产品尺寸稳定,力学性能优异,精度高。但该型树脂固化反应速率低,黏度高。其中乙烯基醚类临界曝光量高,固化速度慢;环氧类的固化物脆性大。

(3)混杂型体系(丙烯酸酯 - 环氧树脂混杂体系):混合了上述两种固化原理,由阳离子引发剂和自由基引发剂共同发挥作用。混杂型光敏树脂主要由丙烯酸酯、乙烯基醚类和环氧树脂等预聚体组成,被称为自由基 - 阳离子混杂光固化树脂体系。丙烯酸酯光固化诱导期短、韧性好、交联密度低,但固化收缩率大、附着力较差;而阳离子光固化诱导期较长、活性中间体寿命长、开环聚合体积收缩小、附着力好。这两种材料的特性使得自由基 - 阳离子杂化光固化体系在光引发、体积变化互补及性能调节方面相互协调,具有成本低、收缩率小,固化结果好的特性。

3. 3D 打印光敏树脂的性能　3D 打印光敏树脂根据用途对其性能要求不同,见表 9-6。

表 9-6　不同用途 3D 打印光敏树脂的性能要求

性能	模型材料	熔模	个别托盘	种植导板
密度(20°,固态)	1.16g/cm³	1.16g/cm³	1.16g/cm³	1.19g/cm³
抗拉强度	60~70MPa	32MPa	40MPa	41MPa
拉伸模量	2 500~3 000MPa	1 724MPa	1 794MPa	1 850MPa

续表

性能	模型材料	熔模	个别托盘	种植导板
断裂伸长	6℃ 12%	12.3%	7.7%	17%
挠曲强度	90～100MPa	45MPa		51MPa
热变形温度	71℃		88℃	56℃
烧灼残余灰分		0.01%		

4. 应用 3D 打印用树脂材料主要用于制作模型、临时修复体、种植导板、个别托盘等。

（1）临时修复体制作流程：主要包括数字模型及修复体设计、3D 打印、再固化、支撑材料去除、临时修复体就位等流程（图 9-24）。

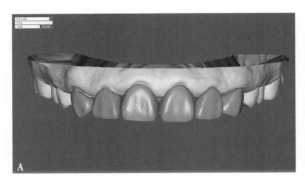
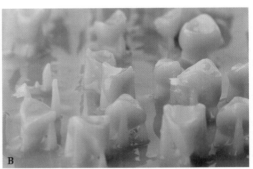
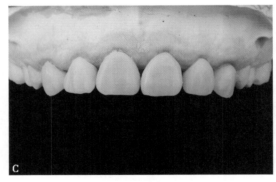

图 9-24 3D 打印树脂制作临时修复体

A. 数字化设计临时修复体 B. 3D 打印临时修复体

C. 再固化及支撑材料去除后，临时修复体在模型上就位

（2）3D 打印模型：其制作流程包括模型数字化信息的获取、建模及打印等过程，模型打印完成后需进行支撑杆及反应层的去除。不同颜色的 3D 打印模型（图 9-25）。

（3）种植导板制作流程：包括患者上下颌骨数字化信息的获取、种植导板设计及打印等过程（图 9-26）。

（4）个别托盘制作流程：包括模型数字化信息的获取、个别托盘设计及打印等过程（图 9-27）。

目前牙科领域 3D 打印树脂主要为光敏树脂。目前 3D 打印树脂的方式为主要为 SLA、DLP、Polyjet 三种，随着打印速度更加快捷的连续液面生产（CLIP, continuous liquid interface produce）打印机的应用及特殊光敏树脂材料的发展，未来 3D 打印树脂在口腔修复工艺领域的运用将更加广泛。

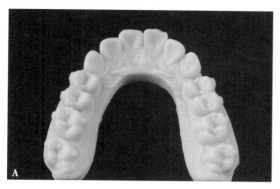
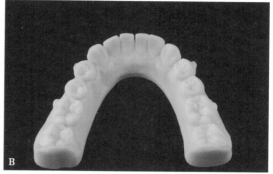

图9-25　3D打印模型
A.灰色材料打印的模型　B.黄色材料打印的模型

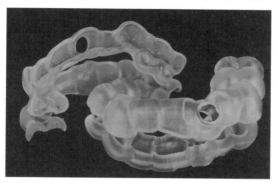

图9-26　打印完成的种植导板

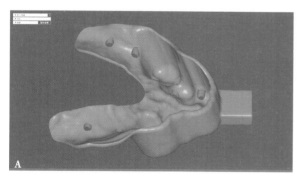
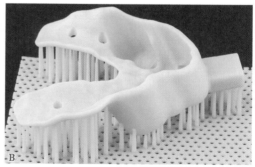

图9-27　打印个别托盘
A.个别托盘的设计　B.打印完成的个别托盘

（岳　莉）

思考题

1. 举例说明金属材料、陶瓷材料、树脂材料在数字化技术中的应用。

2. 简述数字化口腔修复工艺材料的分类。

3. 指出切削成型技术与3D打印技术的各自特点。

4. 简述氧化锆瓷块的成型制备方法，氧化锆瓷的成分及性能。

第十章 口腔种植修复工艺材料

学习目标

1. 掌握：口腔种植基台的不同分类和应用
2. 熟悉：口腔种植体的不同分类；种植体系统附件材料的应用
3. 了解：口腔植入材料的分类和应用

　　口腔种植学是研究以解剖生理为基础，采用成品种植体植入颌骨作为支持或固位，用上部结构修复牙、𬌗及颌面部器官缺损以恢复其外形和生理功能，并预防、治疗口腔颌面系统疾病的口腔临床医学学科，包括牙种植体系统及其相关材料的一系列基础和临床应用研究等内容。种植义齿是在牙种植体支持、固位基础上完成的一类牙缺损修复体。国际标准化组织牙科材料委员会（ISO-TC106/SC8）在 1984 年将种植义齿定义为：用人工材料制成植入颌骨内 / 表面，并以此为基础完成义齿修复的装置。目前，临床用主流种植义齿为三部分构成，即种植体（下部结构）、基台和修复体（上部结构）。

　　口腔种植修复工艺指口腔技师根据种植体品牌、形态、轴向等要素，以符合生理健康及满足美学要求为目标，在牙科制作室处理基台和制作修复体的生产过程。

第一节 概 述

一、口腔种植学的理论发展和临床应用

　　半个多世纪以来，牙种植的研究始终没有间断，而 20 世纪 70 年代是一个重要的分水岭，即 Brånemark 提出"骨结合"学说并应用于口腔医学的临床。瑞典学者 Brånemark 自 1952 年开始动物骨内钛的研究，并偶然发现了钛与骨的牢固结合，又经过 20 余年的动物实验、系统研究及人体应用研究，其 1977 年发表了纯钛种植体远期植入成功的报道，并正式提出了"骨结合"理论。随后其他学者又提出了关于种植体相容性、设计和表面状态、种植床（牙槽骨）状况、种植外科技术及种植后负重等影响骨结合的因素，从而奠定了现代口腔种植的理论基础。

　　迄今为止，口腔种植学已发展为涵盖生物学基础、口腔临床技术、种植材料、修复工艺和机械加工制造等几个方面的成熟学科。其中，种植材料的研究成果已被商家采用，据此

设计、生产了多种符合生物学和生物力学标准的种植体系统；种植体系统的机械制造也日益复杂、精密，符合以上标准。而种植义齿修复工艺比传统固定或活动义齿的修复工艺要相对复杂，需要更多额外的理论指导。

口腔种植学的涵盖范畴，从广义上讲，除了牙种植外，还包括正畸支抗种植和支持、固位口颌面部人工器官的其他植体种植，如：义眼、义耳、义鼻、义颌等。本章所提及的口腔种植体为狭义的概念，仅指牙种植体。

二、口腔种植体系统的分类

口腔种植治疗是建立在种植材料学基础上的牙列缺损、缺失的修复方法。种植体系统的正确选择是种植治疗成功的关键因素之一。广义的口腔种植体系统包括种植体、基台、上部修复体、相关辅件、操作器械和电气设备等。狭义的口腔种植体系统只包括前四项。

按照种植体植入的解剖部位分类，牙种植体分为骨内种植体、骨膜下种植体和穿下颌骨种植体等。骨内种植体是牙种植体的主流，在种植体的研究历史中又可分为根形种植体、叶片状种植体和盘状种植体，后二者因临床效果不佳，已基本淘汰。骨内根形种植体系统除了常规植入上、下颌骨外，还可以植入颧骨和蝶骨等部位。

本章所指种植体系统即植入颌骨的骨内根形种植体系统。根据不同的角度，种植体系统有多种分类方法，如按照种植体颈部形态分类、按照种植体体部螺纹分类、、按照种植体根部形态分类按照种植体尺寸分类和按照种植体用钛分类等几大类。

第二节　常用口腔种植植入材料

口腔种植植入材料包括人工牙根材料、骨替代材料和一些高分子材料等。按照种植材料的性质，种植牙可以分为自体移植、异体移植、异种移植和异质移植。目前，无特殊说明的种植牙牙根材料属于异质移植——纯钛材料。

在应用生物医用植入装置和材料的过程中，医患关心的是材料的功能性、使用寿命和生物相容性，因而，口腔植入体材料在性能上也需要满足以上的要求。生物相容性是指材料与生物体之间相互作用后产生的各种生物、物理、化学等反应的一种概念。一般来讲，就是材料植入人体后与人体相容程度，即是否会对人体组织造成毒害作用。具体来讲，就是生物学上，种植体材料不诱导机体产生免疫反应，不产生细胞毒性，能够形成稳定的骨结合。化学上，材料要有良好的化学稳定性和耐腐蚀性。植入人体的材料分为生物活性材料和生物惰性材料。生物活性材料可以通过材料的部分溶解和释放离子来促进新骨形成，比如一些骨替代材料和高分子材料等；生物惰性材料不会产生材料溶解或极少释放离子，基本不影响或不影响机体的生理功能，如钛种植体材料。物理上，植体材料需要与牙槽骨或颌骨具有匹配的物理机械性能，包括拉伸强度、屈服强度、硬度和弹性模量等，能够承受机体的动静态应力，可以支持、固定修复体替代缺失牙，阶段性或永久性部分或全部地行使牙齿的功能，这也称为生物功能性匹配。

一、人工牙根材料

人工牙根材料是指牙种植体埋入骨组织的部分，其承担将上部修复体承受的咬合力传递和分散到颌骨中的作用。

（一）种类及性能特点

目前临床广泛应用的人工牙根材料主要是钛与钛合金材料，其具有良好的生物相容性和生物功能性，其弹性模量在所有金属中与骨的弹性模量最接近。纯钛若暴露于空气中，则在几分钟时间内即可在表面形成一层 8～10nm 的氧化层，该氧化层具有很强的耐腐蚀能力，特别是在生理环境中的耐腐蚀能力，但该氧化层与骨的结合能力没有纯钛高，会延长骨结合的时间。虽然，陶瓷材料也曾因很好的生物相容性被广泛研究，但大多质地较脆，未被广泛采用；当然，现在市场上也有氧化锆材质的种植体投入应用，其硬度、抗折性及生物相容性等性能参数都比较优良。本节主要介绍钛及钛合金的相关性能。

（二）钛及钛合金的表面改性

植入体的生物相容性有一个重要的问题，即材料如何将自身的结构组成信息传递给机体的蛋白和细胞，进而影响或诱导机体对材料的响应。植入材料的表面结构可以使机体"解读"表面结构的信息，进而做出不同层面的反馈。因此，植入体表面结构是不同设计理念的一个重要分类方法。为了改善钛及钛合金材料牙根的促进骨结合能力、抗腐蚀性、抗摩擦磨损性、骨传导性等，各生产厂家大都对种植体的表面进行处理（改性），包括机械方法、化学方法、物理方法和生物化学方法等几大类。种植体表面处理往往需要几种方法的综合作用，最终得到的种植体表面性状也不尽相同。

1. 表面机械改性　主要的方法包括切削、磨削、抛光、喷砂、激光蚀刻等。目的是使金属钛及钛合金种植体的表面形成特定的形貌、粗糙度和清洁度，也是为其他改性方法进行预处理。

2. 表面化学改性

（1）酸处理：目的是去除金属钛表面的氧化物和污染物层，使种植体表面清洁、均匀。常用的酸溶液为 10%～30% 的硝酸与 1%～3% 的氢氟酸的混合酸。

（2）过氧化氢处理：目的是改善金属钛的表面生物活性。过氧化氢的浓度、作用时间、热处理温度和时间等都是种植体表面结构和生物活性的影响因素。

（3）碱热处理：目的也是改善金属钛的表面生物活性。通常的方法是将金属钛置入 5～10mol/L 的氢氧化钠或氢氧化钾溶液中浸泡约 24 小时，再用蒸馏水漂洗，超声清洗，在 40℃ 烘干，最后 600～800℃ 热处理。

（4）阳极氧化：也叫微弧氧化。目的是使金属钛获得特定的表面形貌，进而提高生物活性、耐腐蚀性。金属钛作为阳极，在电解中微弧放电，发生氧化反应，得到理想的材料表面。常用的电解液为硫酸、磷酸或乙酸（醋酸）等的稀浓度酸。

（5）化学气相沉积：目的是提高金属钛的生物相容性、抗摩擦磨损性和耐腐蚀性。方法是金属钛表面与混合气体中某些在高温下被分解的成分作用，在其表面形成一层固态的金属或化合物。

（6）溶胶 - 凝胶涂层：目的是提高种植体的生物活性。金属钛浸入钛醋酸凝胶，干燥，高温热处理，获得具有 Ti-OH 的类似陶瓷的表面涂层。

3. 表面物理改性

（1）等离子喷涂：利用等离子枪产生的直流电弧将金属或陶瓷的涂层材料熔融，再通过高速气流喷射沉积到钛基体表面，形成涂层。前期的种植体多使用钛浆喷涂或羟基磷灰石喷涂。尽管羟基磷灰石能提高种植体植入初期的成骨能力，但远期降解、剥离较严重，已基本淘汰。

（2）物理气相沉积：在真空条件下，利用蒸发或溅射将气化的涂层原子、分子、离子沉积到钛基体表面。

（3）等离子体浸没离子注入和沉积：种植体表面浸没在等离子中，利用高脉冲负偏压，使等离子轰击、注入种植体表面。

（4）激光熔覆：采用高能量激光束将目标合金与种植体表面的钛快速熔合，以提高种植体的表面性能。

4. 表面生物化学改性　种植体表面的生物化学改性的目的是提高种植体表面的生物活性，即将特定有机物，如酶、蛋白或肽附着于种植体表面，诱导骨组织细胞的成骨分化，提升骨结合能力，最终缩短种植体愈合周期。

生物化学改性的主要分类包括吸附生物大分子、化学键合与层层自组装三种技术。

（三）种植体表面性质对骨结合的影响机制

种植体植入成功与否，除了与外科技术、患者全身和局部健康等因素相关外，还与种植体材料本身的性状有关。

1. 种植体表面设计　不同的表面结构会影响种植体 - 骨组织界面的骨结合特性。通过改变种植体表面的结构，可以改善骨在种植体界面的附着，降低单位面积的骨组织承受的转移负荷，减少骨组织与种植体的相对运动，尽量避免骨组织的吸收，延长种植体使用寿命。

2. 种植体表面的化学特性　界面的化学特性取决于金属的表层物质的特性。种植体表面改性的方法较多，因此种植体表层的物质也不尽相同。种植体表层物质的化学特性决定了界面骨细胞及蛋白与其结合的类型。

3. 种植体表面的物理特性　种植体表层物质的物理特性能够影响生物大分子的结构、组成，导致不同的细胞学表现，进而影响骨结合的能力。

4. 种植体表面材料的腐蚀和磨损　种植体表面材料的降解、剥脱会引起局部或全身的生物学反应，如炎症等，可能导致骨结合的稳定性和长期性。

二、骨缺损修复材料

骨缺损修复材料，是指替代和修复骨组织缺失缺损组织解剖外形，且重建生理功能而采用的植入材料。

（一）材料性能要求

1. 骨引导材料　指材料具有为宿主血管化和成骨提供一个空间支架的能力。

2. 骨诱导材料　指材料具有使宿主间充质干细胞分化为成骨细胞，进而形成骨组织的能力。

3. 骨生成材料　指材料具有在植入宿主后能直接形成新骨的能力。

4. 骨改建材料　指材料植入宿主不同功能区后，承受生理应力变化，参与机体代谢，降解或形成新骨，形态发生适应功能的改变。

一种植入材料可能不会完全具备以上所有的这些性能要求，但至少具备其中一项。

（二）骨缺损修复植入材料的分类

因为外伤、手术切除、生理吸收或先天畸形等原因引起的颌面部及牙槽骨的缺失、缺损在临床上十分常见。这些颌面部骨缺损可能影响到咀嚼、吞咽、语言、颜面美观等方面，并且对口腔修复的重建也有重要的影响。为了兼顾生物学和力学的性能，颌面部骨缺损重建的材料，主要分为三类。本书主要介绍种植牙用植骨材料。

1. 自体骨　口腔种植常用的自体骨多取自上颌鼻底处、下颌颏部及升支前部、髂骨等处，经加工处理成皮质骨环或松质骨碴固定于牙槽嵴缺损处。移植的自体骨经破骨细胞作用缓慢吸收，同时为成骨细胞的成骨提供空间和基质。

优点是无排异反应；缺点是创伤较大，可致使供区发生功能障碍和并发症，且可取骨量较少。

2. 生物衍生骨　临床种植牙常用的异种骨组织为小牛松质骨骨粉。小牛松质骨经一系列处理后，脱有机质，剩余骨小梁的无机物，并具有孔状结构，有助于凝血块的稳定和成骨细胞的长入，且不发生排异反应，可以为移植区的成骨提供足够的空间。

优点是骨量充足，有成品的商品骨粉供应，性质稳定可靠。缺点是为保存生物衍生骨的一些性能，制备工艺复杂，且有传播疾病的风险，另外骨粉价格较贵。

3. 陶瓷骨修复材料　陶瓷材料是骨修复材料中常用的材料之一，分致密实体型、多孔泡沫型、颗粒型等。由于化学成分差异，陶瓷材料与宿主的机体有不同的反应，根据机体反应不同，又可以分为二个种类。

（1）生物可吸收陶瓷：其植入宿主机体后，材料逐步降解、吸收，并同时伴随有新骨形成，材料与骨组织可形成骨结合，具有骨引导、骨诱导、骨改建的能力。低结晶度的羟基磷灰石陶瓷、磷酸三钙陶瓷属于此类。

（2）生物活性陶瓷：其植入宿主机体后，与骨组织发生反应，形成骨结合，具有骨引导、骨诱导的能力。羟基磷灰石陶瓷、生物玻璃、玻璃陶瓷等属于此类材料。

三、高分子植入材料

高分子植入材料可以分为生物可降解吸收高分子材料和生物不可降解材料两大类。

（一）生物可降解吸收高分子材料

该类高分子材料是生物相容性良好，可以在体内经过水解、酶解，缓慢降解成可被机体吸收的小分子量的化合物或单体，经过新陈代谢而逐渐消失的一类聚合物。生物可降解吸收高分子材料主要包括天然和人工合成两大类，前者包括甲壳素、胶原蛋白等，后者主要包括聚乳酸、聚乙醇酸等。口腔种植常用的为聚乳酸类材料制成的引导骨组织再生屏障膜。

聚乳酸类材料包括聚乳酸（PLA）、聚乙醇酸（PGA）、乳酸 - 乙醇酸共聚物（PLA/PGA）、乳酸 - 三亚甲基碳酸酯共聚物（PLA-PTMC）和聚乳酸 - 聚乙二醇共聚物（PLA-PEG）等。PLA/PGA 可以通过调节二者的比例获得不同结晶度的共聚物，以改善材料的力学性能和降解性能。

一般来说，聚乳酸类材料能够被机体耐受，但在植入部分有时仍会呈现无菌性炎症，形成一定的纤维结构。

聚乳酸类薄膜可以应用于牙周引导组织再生术或种植骨引导再生术中作为再生屏障膜，能够隔离上皮细胞，引导组织再生。

（二）生物不可降解高分子材料

该类高分子材料是一类化学性能十分稳定，在体内耐腐蚀不降解具有良好生物相容性的高分子材料。口腔医疗领域应用的材料主要有聚四氟乙烯塑料和硅橡胶材料。

膨体聚四氟乙烯具有蓬松网状结构，形成细孔，孔径约 $20\sim25\mu m$。可以作为种植手术屏障膜用于骨再生或牙周组织再生手术，但需二次手术取出，临床使用较少。

硅橡胶材料可以用于颌面部整形等手术，基本不用于口腔种植。

第三节　常用口腔种植修复材料

种植体系统包括种植体、基台、上部修复结构及其他相关辅件。种植体尽管为口腔临床用材料，但与牙科制作室种植修复材料的使用前后承接、联系紧密，故本节也对其分类进行详细介绍；基台、上部修复结构及其他相关辅件为牙科制作室用种植修复材料，本节将进行重点介绍。

一、口腔种植体的分类

经过众多的基础与临床研究，种植体系统的材料和结构经过不断演化，至目前，种植体系统总体的设计理念已经趋于稳定和统一，其种植体、基台及相关辅件的模式图可见图10-1。不同的种植体系统设计主要区别在于不同的表面处理和形态设计，种植体不同的表面处理已在本章第二节进行介绍。种植体的形状设计包括骨 - 种植体界面、种植体平台、基台连接和体部形状等。除了以上结构的区别，种植体的长度、直径等也有不同的型号。基于以上要素，种植体的主要分类分为以下几种：

（一）按种植体颈部形态分类

种植体颈部为种植体轴面的冠向部分，可有或无颈部缩窄，其最冠向为种植体平台。种植体颈部表面处理可以与体部相同（如，均为光滑或粗糙表面）或不同（如，体部为粗糙表面，颈部为光滑表面）。形状和直径，通常与体部不同（如，骨水平种植体在颈部缩窄和其螺纹形状、螺纹距离的不同；软组织水平种植体在颈部外敞等。）骨水平种植体和软组织水平种植体的颈部设计是两种迥异的理念。

1. 骨水平种植体　骨水平种植体是指正常植入后种植体颈部与牙槽嵴顶平齐或位于其根方的种植体（常规约 2mm～3mm）。Brånemark 是口腔种植骨整合理论的奠基人，他发明的种植体系统即骨水平种植体的典型代表。骨水平种植体发展的早期，螺纹状种植体的表面形态为机械制造的光滑表面，用以区别颈部与体部的是形状设计的不同——2mm 高的颈部没有螺纹，颈部稍有缩窄。随着种植体微粗糙表面设计的出现，颈部与体部二者的区别在于颈部仍为光滑表面设计，和 / 或形状设计的不同。基于光滑颈部不利于菌斑附着的假说，早期设计的种植体一般在颈部为光滑设计，高度约 2mm，经研究发现种植体在愈合中尤其是负载后，其颈部周围的骨组织会发生改建，围绕颈部发生环形吸收，龈沟上皮也逐渐迁移至骨吸收后暴露的种植体颈部，这种现象称为种植体周围碟型骨吸收。骨吸收的范围在垂直向约 0.5mm～1mm，在水平向约 1.0mm～1.5mm。近来研究发现，种植体颈部光滑与否对种植体周围探诊深度没有显著影响，并且粗糙颈部表面更有利于结缔组织和上皮的附着，阻隔细菌侵入，因此骨水平种植体的光滑颈部基本已经淘汰。

平台转移种植体是目前主流的骨水平种植体。种植体平台位于种植体颈部最冠方，用于连接基台和 / 或修复体。种植体平台是种植体冠方表面结构的总称，在平台的中心有向冠方凸起或向根方凹陷的结构，平台边缘为平面或斜面。

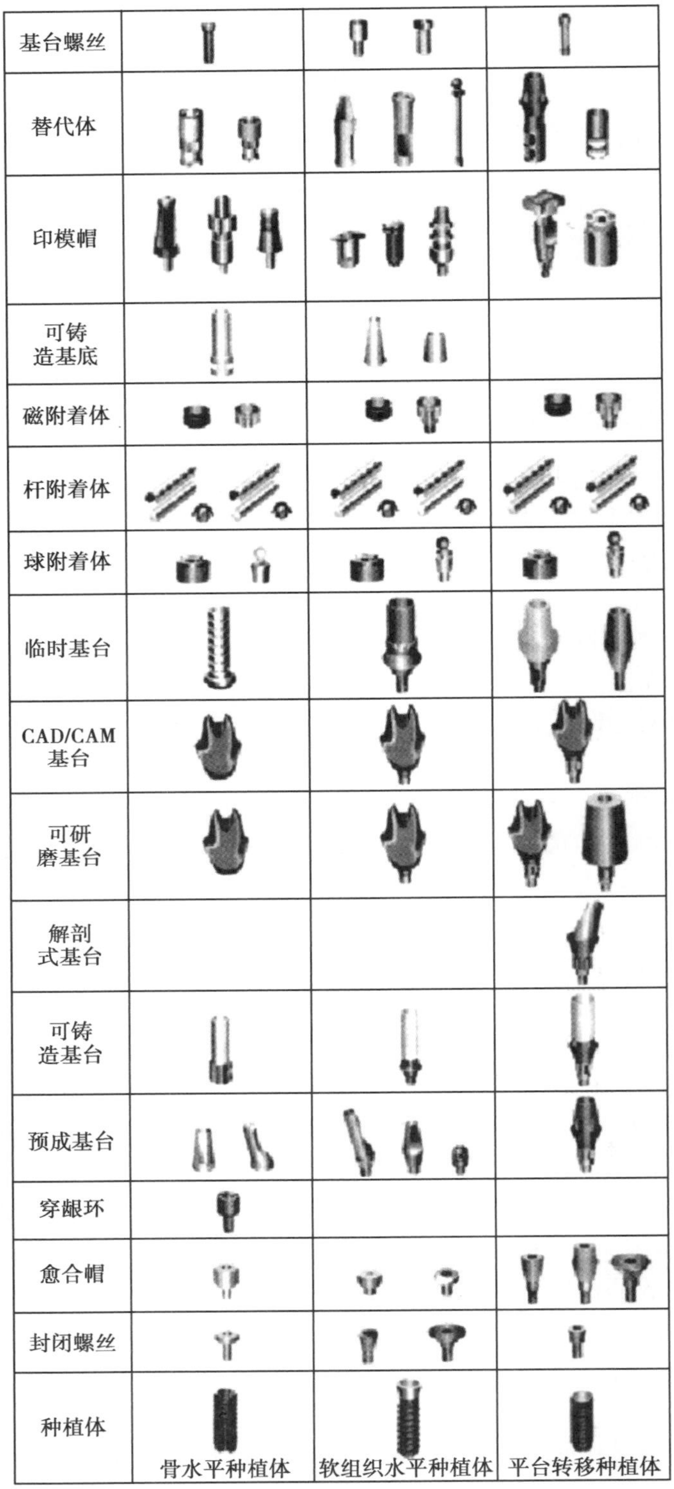

基台螺丝			
替代体			
印模帽			
可铸造基底			
磁附着体			
杆附着体			
球附着体			
临时基台			
CAD/CAM基台			
可研磨基台			
解剖式基台			
可铸造基台			
预成基台			
穿龈环			
愈合帽			
封闭螺丝			
种植体			
	骨水平种植体	软组织水平种植体	平台转移种植体

图 10-1　口腔种植体系统示意图

种植体颈部平台形成基台 - 种植体界面，承担了基台的连接。"平台转移"设计的骨水平种植体的平台略缩窄，基台插入种植平台的中央凹槽并用螺丝固位或莫氏锥度方式敲击固位。平台转移将基台与种植体的连接边缘转移至平台内部，能够增强基台与种植体的间隙封闭作用，减少细菌侵入，降低种植体颈部的炎症风险。

2. 软组织水平种植体　软组织水平种植体的颈部为光滑设计，粗糙的体部完全植入牙槽骨内。种植体光滑颈部没有或仅小部分植入牙槽嵴内，其完全或大部分位于软组织内，在后牙区常穿出黏膜，暴露于口腔中。相对于骨水平种植体，软组织种植体平台的垂直向位置移至软组织外侧的口腔内，避免了与上部结构连接处的微间隙聚集病原微生物，刺激骨组织，造成骨吸收，利于骨结合的长期稳定。另外，软组织水平种植体的平台直径大于体部的直径，并自体部向颈部呈喇叭状，这种设计一方面提高种植体的轴向负荷能力；另一方面提高种植体的初期稳定性。现在的软组织种植体根据种植位点和黏膜厚度的不同，设计了不同的光滑颈部高度，分别为 1.8mm 和 2.8mm，以适应不同的临床需要。但软组织水平种植体易发颈部的"浅碟形"骨吸收。

（二）按种植体体部螺纹分类

种植体体部是种植体植入骨内的部分，是种植体锚固和骨结合的主体。目前，主流种植体的体部表面多为螺纹状设计。该设计相对于柱状表面设计具有以下优点：可增加 30%～50% 的表面积，增加骨结合接触；具有更好的植入后初期稳定性，能更好地耐受剪切力，即轴向咬合力。种植体的螺纹设计既包括整个螺纹体系的设计也包括每种螺纹的设计。单个种植体的螺纹不一定是完全相同的形态，在颈部、体部、根部可能有不同或相同的螺纹设计，主要的设计目的是增加种植体的自攻性、初期稳定性，防止骨吸收。螺纹的五要素包括螺纹形态（牙型）、直径、线数、螺距和旋向。其中，种植体的旋向都为正向，在此不做讨论；种植体的特定直径和长度的组合是每一品牌种植体都有的分类方法，也不做讨论。以下重点介绍螺纹的三个主要参数：螺纹形态、线数和螺距。

1. 螺纹形态　种植体的螺纹形态是指螺纹截面的形状，主要包括 V 形螺纹、偏梯形螺纹、反偏梯形螺纹和方形螺纹等。不同的螺纹设计，具有不同的生物力学特点，但几乎所有种植体的螺纹设计都是为了使应力沿种植体轴向传递，减小牙槽嵴顶的应力集中，避免骨吸收。

2. 螺纹线数　种植体的螺纹线数主要为单线螺纹，也有双线螺纹和三线螺纹的种植体商品（双线及以上称为多线螺纹），后二者主要为增加植入体的自攻能力，减少手术时间，而单线螺纹具有更好的自锁能力，因此具有更好的骨挤压能力和初期稳定性。

3. 螺距　螺距是相邻螺丝之间的垂直距离，导程是螺丝（即种植体）轴向相邻螺纹间的距离，也就是螺纹旋转一圈的轴向距离。在限定的种植体轴向长度内，螺距减小，螺纹数增多，表面积增大，种植体的初始稳定性越好。但螺纹越多，种植手术的难度越大，尤其骨密度较大时，还可能引起种植窝钻洞或旋入时过热，造成局部骨坏死。因此较小的螺距一般设计在种植体的颈部，可以增加初期稳定性。

另外，螺纹深度也是螺纹分类的一个方面，螺纹深度越大种植体越稳定，同时增加了植入难度和减弱了种植体自身的抗折强度。

综上，种植体体部是种植体 - 骨界面的主体部分，对种植体的骨结合起到关键作用。临床医师会根据患者的实际情况选择不同的植入方案，增加初期稳定性，提高成骨能力，实现种植体的简单植入和长期稳定。

（三）按种植体根部形态分类

种植体根部为根形种植体的根向末端，一般包括圆柱状和锥状两种基本类型。

1．圆柱状根 该形种植体根部一般较平滑，根部没有自攻能力。采用该类设计的种植体，如果根部穿出骨皮质、鼻底或上颌窦底，可以减少对周围组织的伤害，但要求备洞时，准备控制深度。

2．锥状根 该形种植体根部一般较锋利，也可能略有改变，如增加切削沟，目的均是增加种植体的自攻能力，同时锥形的根部更利于种植体的初期稳定，也利于在较窄或有倒凹牙槽骨的植入，防止根部侧穿。值得注意的是，需要防范锥形根部侵犯上颌窦底或下颌神经管。

（四）按种植体尺寸分类

种植体的尺寸是指种植体的长度和直径。根据牙槽骨的可用高度和宽度，可以选择不同长度、直径组合的种植体，原则是在保证安全植入的前提下，提供最大的种植体和骨的接触面积。

1．种植体长度 指种植体植入骨内部分的长度。鉴于有骨水平种植体和软组织水平种植体的分类，骨水平种植体指整个种植体长度，自平台最冠方至根部最根方的轴向长度；软组织水平种植体的长度指除去光滑颈部外剩余种植体长度，自体部最冠方至根部最根方的轴向长度。目前，主流种植体系统中，种植体的长度大约在 6mm～16mm，也有个别种类的植体鉴于特殊的设计理念，可以达到小于 5mm 的长度，以适用于后牙区骨高度不足的患者。每个品牌种植体根据设计理念，最小长度和长度梯度各有不同。

2．种植体直径 种植体的直径包括体部直径和平台直径。另外，目前种植体大都带有螺纹，通常意义的种植体直径指包含螺纹的种植体体部外径。

（1）种植体体部直径：不同系统的种植体直径多有不同，通常每个系统都分为窄径种植体（约 2.8mm～3.5mm）、标准径种植体（约 3.8mm～4.5mm）和宽径种植体（约大于 4.8mm 以上者）三大类，每个梯度大约相差 0.7mm～0.8mm，直径增加 1mm，表面积约增加 25%，表面积的增加有利于承担更大的咬合力。

早期的很多根形种植体常规使用直径 3.75mm 的螺纹状设计，临床使用发现易于发生疲劳性折断。使用一级商业纯钛制作的种植体在 5 年、10 年、15 年的折断率在报道中分别达到 7%、13% 和 16%，并且相比于直径 5mm 的种植体，其折断率高出 3 倍以上。

种植体直径的选择与缺失牙颈部直径大小和剩余牙槽嵴宽度有密切关系。根据种植体安全植入范围的指导意见（种植体与骨边缘、邻牙或相邻种植体间的距离不小于 1.5mm）和缺失牙颈部直径、牙槽嵴宽度等统筹评估，建议通常在下颌切牙和上颌侧切牙区选用细种植体，在磨牙区优先选用粗种植体（也可选标准种植体），其他牙位选用标准种植体。

（2）种植体平台直径：如前所述，种植体平台直径根据设计理念不同，分为三种。

种植体平台直径大于体部直径。在早期某些经典的软组织水平的种植体设计中，平台直径相对更大（从几毫米至十几毫米），目的是尽量模仿天然牙颈部与牙根的关系，形成理想的传龈轮廓和颈部软组织形态，也能够减小基台中央螺丝受到非轴向力，增加上部修复的稳定性和降低基台螺丝微动所致的松动率，但容易造成种植体颈部的"浅碟形"骨吸收。

种植体平台直径等于体部直径。这种设计多为早期骨水平种植体的设计，方便种植备洞深度的精确把控，有利于种植体颈部边缘的牙槽嵴顶部的骨量和唇颊侧的骨板保存，有利于缺牙间隙略小时达到种植所需的最小距离。

种植体平台直径小于体部直径。此设计为最新的种植体颈部设计理念，并逐渐成为主流理念,既能够避免种植体颈部牙槽嵴骨的"浅碟形"吸收,又能够达到防止细菌侵入种植体导致炎症的作用。

(五)按种植体钛的分级分类

进入中国临床使用的口腔种植体的钛材料都要符合中国《外科植入物用钛及钛合金加工材》国际标准为 GB/T13810-2007,已经获批的牌号有 TA1ELI、TA1、TA2、TA3、TA4、TC4、TC4ELI、TC20。不同牌号的纯钛或是钛合金有成分的差别,一般钛含量越低其强度、硬度越高,但可塑性、韧性、抗疲劳强度降低。但应注意,国外的分级名称与中国的分级名称不尽相同,在选用时应注意鉴别。

二、种植基台的分类和应用

种植体基台是安装在锚固于骨内的种植体平台上,并将其向口腔内延伸,用于连接、支持和(或)固位修复体的结构。基台分类复杂,常根据与种植体的连接方式、与上部修复结构的连接方式、基台的长轴方向、基台自身组成结构、基台的制作方式、基台的用途和材料等进行分类。

(一)基台的分类

1. 按照基台材质分类 按照制作材料,基台可以分为钛基台、氧化锆瓷基台、金基台和钴铬合金基台等。前两种材质的基台为临床最常用的基台。

钛基台,材质与种植体材质相同,避免不同金属间可能产生的微电流,有很好的生物相容性和强度(图10-2)。

氧化锆基台(图10-3),指与上部修复体连接的部位为氧化锆材质,与修复体平台的连接(连接基台)处仍多为钛材质,两种材质通过物理化学处理粘接嵌合成一个整体,

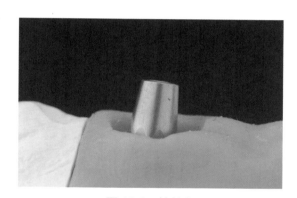

图10-2 钛基台

或者整体都为氧化锆材质的基台。该类材质基台具有更好的美学和色彩性能,尤其在前牙区与全瓷修复体联合修复能够获得更好的美学效果和良好的功能。

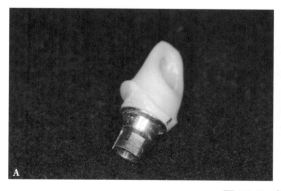
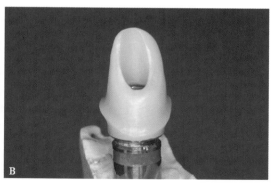

图10-3 氧化锆基台

A.氧化锆基台与连接基台 B.氧化锆基台模型上就位

2. 按照基台的连接方式分类 基台与种植体的连接称为基台连接,这由种植体平台的设计决定。种植体平台中心存在向冠方凸起或向根方凹陷的结构设计,根据连接方式,前者为外基台连接,后者为内基台连接。理想的基台连接应该达到固位、防旋转、应力分散、防止骨吸收等种植修复目标。

外基台连接,简称外连接,在种植体平台冠方有凸起的六角或八角结构,即基台的连接端为内六角或内八角的几何形态,并通过中央的螺丝将基台固位在种植体上。该类设计的优点是结构简单、直观、工艺相对简便,但相比内连接,外连接基台抗侧向力不足,而且固位螺丝也容易因微动导致松动。目前外连接的设计已经很少。

内基台连接,简称内连接,种植体平台冠方为向种植体根方的凹陷几何设计,包括锥形、内八角、内六角等,即基台的连接端为锥形、外八角、外六角等结构,通过相应的配套设计,深入种植体内,实现固位、抗旋转、防止骨吸收等设计目标(图10-4)。内连接基台增强了基台和修复体的稳定性,提高了防止微生物入侵的封闭能力,增加了上部修复方式的可选择性。内连接具有多种设计分类,包括内六角、内八角、锥度螺丝、莫氏锥度、管套管、花键连接等多种。除了利用真正意义的莫氏锥度(3°)的摩擦力连接固位的某些品牌基台,大部分基台尽管也利用锥度形态(>3°)提供的摩擦力发挥固位作用,但同时采用螺丝提供预紧力,形成强力、稳定的界面连接。

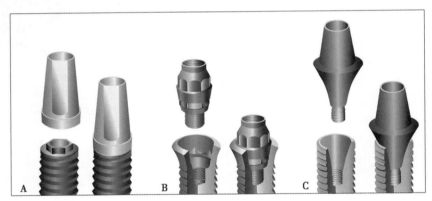

图 10-4 基台连接

A. 外基台连接(外六角连接) B. 内基台连接(锥度与内八角连接) C. 内基台连接(锥度连接)

3. 按照基台与种植体的固位方式分类 基台与种植体的不同固位方式,包括螺丝固位、摩擦力固位、摩擦力与螺丝共同固位三大类。

利用单纯的摩擦力固位的基台,其穿黏膜部分为莫氏锥度设计,可以敲紧后靠摩擦力固位于种植体颈部平台内。基台为一体式设计。

利用螺丝(有或无摩擦力)固位的基台,其穿黏膜部分为类似管状,中间有螺丝通道,基台就位于种植体平台后旋紧螺丝至预紧力,即可获得固位效果。基台为分体式设计。

4. 按照基台与修复体的固位方式分类 按照与上部修复结构的固位方式分类,基台可以分为螺丝固位基台、粘接固位基台和附着体基台。

螺丝固位基台,可以用螺丝通过预紧力(小于基台固定于种植体的预紧力)将修复体固定于基台上,常规分为轴向螺丝和横向螺丝。为了补偿种植体与修复体轴向不一致的问题,最近设计出了通过角度螺丝通道固位的轴向螺丝，可以在 25° 以内倾斜旋紧。

粘接固位基台，是利用粘接剂将上部修复体粘接于基台上，通常在若选用螺丝固位基台，则螺丝孔位于修复体唇、颊侧或位于切端、牙尖时选用此类基台。

附着体基台，是以阴、阳部件产生的机械摩擦力或磁性附着力支持和固位上部覆盖义齿的基台。

5. 按照基台长轴方向分类　按照基台长轴与种植体长轴的关系，基台可以分为直基台和角度基台（见图 10-1）。

直基台，指基台长轴与种植体的长轴一致，其与种植体或上部修复体的连接方式可以是任何一种常规的连接固位方法，能够达到相应的抗旋转和固位效果。基台的高度在不同的品牌可能略有差别，根据骀龈距离的不同，可能需要一定的调改。

角度基台，指基台长轴与种植体长轴呈一定的角度，用以校正种植体长轴与修复体长轴的不一致，改善修复体的功能和美学效果。基台的角度通常在 10° ～25°。如果是六角连接的基台，则允许基台在 360° 的 12 个水平方向有特定的轴向角度调整；如果是莫氏锥度连接基台，则允许基台在 360° 的任何水平方向有特定的轴向角度调整。角度基台与修复体的固位力，尤其是粘接固位力，相对于直基台的一般偏小。

角度基台的主要用途为以下几种：①受限于前牙区牙槽嵴的解剖局限，种植体轴向过于唇倾，角度基台可以调整上部修复结构的轴向排列，使修复体达到满意的美学和功能效果；②多颗种植体需要连冠或共同支持覆盖义齿，需要获得共同就位道时，角度基台可以调整某些种植体的就位道方向；③在一定范围内校正种植体植入时或其他原因造成的轴向偏差。

6. 按照基台尺寸分类　根据缺失牙部位的空间大小和患者软组织的厚薄程度，为了达到良好的颈部软组织形态和软组织生物学封闭，各种品牌设计的基台大都提供不同颈部直径（约 3mm～6mm）与穿龈高度（约 1.5mm～4.5mm）组合的基台供医师或技师选择。有时，需口腔技师在模型上完成义龈制作后，根据具体情况选择特定的轴向、穿龈高度、颈部直径的基台。

7. 按照基台有无肩台分类　根据基台是否有肩台设计，分类为有肩台基台和无肩台基台。与天然牙固定全冠修复对基牙基台的要求相似，种植修复体边缘也需要一定的肩台宽度。

无肩台基台，一般软组织水平种植体系统的肩台多在种植体平台处，基台无肩台。

有肩台基台，骨水平种植体系统的肩台位于基台上，肩台的形态和位置与基台颈部直径和穿龈高度密切相关。肩台一般为相同高度，呈圆形；也有类似天然牙龈缘的三维形态者，即解剖式肩台。

8. 按照基台功能设计分类　根据基台的功能设计和使用方法，基台可以分为预成基台、可铸造基台和个性化基台等几大类。

预成基台，是种植体制造商为了匹配其种植体系统制作的商品化基台，包括预成不可调改基台和预成可调改基台。目前临床使用较多的为预成可调改基台，又可以细分为两类，一类为允许在口腔或工作模型上进行高度、轴向片切、开槽等有限调改，以满足修复体空间、调改轴向、抗旋转脱位等修复效果；另一类为有基台连接的基台雏形，如氧化锆基台、金基台等，必须经过研磨塑性后才能使用，也称为研磨基台（图 10-5）。

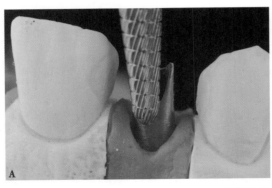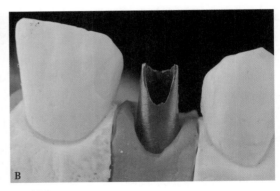

图 10-5 预成基台

A. 预成基台研磨前 B. 预成基台研磨后

可铸造基台，也称为铸造基台（图 10-6），为用于个性化制作基台的预成修复部件，即将基台和修复体整合为一个整体，通过基台螺丝直接固位至种植体上，通常用于修复空间过窄，无法获得足够的单独空间制作修复体的情况。铸造基台又可以细分为塑料可铸造基台、带有金属基台连接结构的塑料或蜡的可铸造基台以及金属可铸造基台等，多利用失蜡法进行后续的加工制作。

个性化基台（见图 10-1），是根据种植体植入、缺牙间隙的三维位置和空间，由医

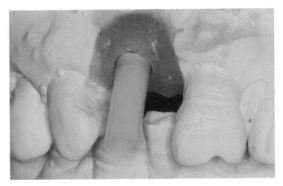

图 10-6 可铸造基台

师或技师进行调改或制作的基台的总称。个性化基台包括预成可调改基台、铸造基台以及 CAD/CAM 基台等。以上基台根据加工后的龈缘形态及美学修复效果等，又可以分为①解剖式基台，即处理后的基台在患者的唇颊侧龈缘区的龈下约 0.5mm～1mm 处形成弧形与龈缘一致的类似肩台边缘，可以保证上部修复体的美学效果，和② CAD/CAM 基台，即计算机辅助设计和辅助制作的基台。此类基台目前涉及相关知识产权保护及医疗器械注册等法律问题，有待规范化。

9. 按照基台与修复时间 根据上部结构的修复时机，基台可以分为临时基台（见图 10-1）和最终基台。种植体的骨结合一般需要 3 个月的时间，传统理论一般要求骨结合完成后再进行上部修复、载荷。也有理论认为，只要种植初期稳定性足够，也可以进行早期的轻负荷，既可以维持美学和发音，也能引导种植体周围软组织的愈合与成形。早期修复时用到的基台即临时基台，多采用螺丝固位，上部修复体多为丙烯酸树脂材料，易于调改。大部分的种植体系统都专门设计有商品化的临时基台和最终基台。

（二）基台的应用

种植基台的选用需参考的因素较多，若使用成品基台，则必须选用与种植体匹配的相应基台；若使用个性化基台，则须符合医疗器械注册的法律法规。具体选用可参考如下原则：

1. 根据种植体周围牙龈厚度、牙龈形态选择合适穿龈高度和直径大小的基台。

2. 根据基台在牙列中的位置、空间和与对颌的咬合关系，确定使用直基台或角度基台。

3. 根据患者对于美学的要求和经济的承受能力，选择钛基台（普通或美学）或氧化锆基台。

4. 根据上部修复体的设计（固定或活动），选择预成基台、钛基底基台或是附着体基台等。

5. 在基台选用时，可利用相应的塑料基台替代体在模型上进行适配，匹配后，选择相应的最终基台即可。

三、上部修复结构的分类

种植体为上部结构提供了类似天然牙基牙或牙根的固位和支持。上部修复结构的选择需考虑多种因素，包括患者骨质骨量、患者经济承受力、患者手术耐受力、种植固位支持设计、技工室加工难度、种植义齿后期维护等。主要分为种植固定修复体和种植覆盖修复体两大类。

1. 种植固定修复体 种植固定修复体也有不同的分类方法，①据修复体的固位方式分为粘接固位修复体和螺丝固位修复体；②根据制作材料的不同可以分为全瓷类修复体、烤瓷类修复体、金属类修复体和树脂类修复体等；③根据修复体的结构可以分为冠修复体和桥修复体。

2. 种植覆盖修复体 种植体支持的覆盖义齿需要附着体进行固位、支持。种植修复的附着体通常包括连接种植体的穿龈阳型部件和嵌固于修复体内的阴型部件。阴阳部件通过机械固位、摩擦固位或磁性固位的方式提供给修复体足够的固位力。每一个种植体系统一般都配置有预成的附着体阴阳部件。附着体系统的分类也有不同的标准。

按照附着体部件之间的连接形式可以分为刚性附着体和弹性附着体，后者有一定的动度，可以缓冲咬合力，减轻种植体负荷。

按照附着体的精密程度可以分为精密附着体和半精密附着体，前者一般为预成成品，后者则需利用预成半成品，经过一系列再加工，精密度降低，减少了固位力。

按照对覆盖义齿的固位、支持方式可以分为球附着体、杆附着体、磁附着体和套筒冠附着体等（见图10-1）。

（1）球附着体系统适合颌间距离较小或颌弓尖圆不适合杆附着体的情况。球附着体允许种植体的共同就位道有大约15°以内的偏差。

（2）杆附着体的杆截面一般为卵圆形，可以提供较好的固位力和稳定性，修复体的自由活动度较小。

（3）磁性附着体的固位力一般不及前二者，允许少量的鞍基移动，一般用于种植体数量少或牙槽嵴条件较差及咬合距离较短的情况，可以保护种植体，解决𬌗龈距离短的限制。

（4）套筒冠附着体一般适用于𬌗龈距离较大的情况，且套筒冠的固位力与聚合度有关，聚合度8°以上时，其固位力为0，通过调节聚合角度和材料可以调节固位力大小。

四、种植体系统辅件材料

种植体辅助材料是种植体系统的必要组成部分，在种植体愈合、种植体软组织成形、种植上部修复体制作及后期戴入等步骤中起到不可或缺的作用。

1. 固位螺丝　既包括将基台固定于种植体的螺丝，也包括将修复体固定于基台的螺丝。

（1）基台螺丝是将基台或修复体固位于种植体的螺丝，专指分体式基台的基台螺丝，分为轴向的和水平向的两种（见图 10-1）。

（2）修复体固位螺丝是将修复体固位于基台的螺丝，也称修复体固位螺丝，用于螺丝固位的修复体（图 10-7）。

（3）附着体螺丝是将附着体阳型部件固位于种植体的螺丝。

固位螺丝，尤其是基台螺丝的设计有严格的标准，一般须满足以下三点：①达到最大的预紧力和拧入过程中摩擦对输入扭力的损伤最小。根据以上要求，一般基台螺丝为金合金材质，可以减小摩擦，提高预紧力；

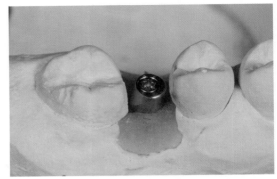

图 10-7　修复体固位螺丝

另外，尽量避免反复拆卸基台螺丝，防止摩擦阻力增大。②达到最大的锁模力、最小的界面分离力。根据要求，需要给螺丝施加正常的扭矩，一般为 25～35N·cm，一般为上限值，不同品牌之间可能存在差别。③避免螺丝疲劳造成的螺丝折断或螺丝松动。根据要求，尽量减少反复拆卸，尽量避免基台受到非轴向力。

在义齿加工厂通常有工作螺丝用于模型制作或修复体制作，一般避免使用最终固位螺丝在制作中反复拆卸。

2. 印模帽　也称为取模柱，取模时固定在种植体上，用来转移种植体在颌骨上三维位置的种植体辅助器械，也是种植体系统的组成之一（图 10-8）。一般的种植体系统都设计都开窗式和非开窗式两种印模帽。开窗式印模帽一般为金属材质，利用螺丝固位于种植体上，取模时需在印模托盘的底部开孔露出固定螺丝。优点是定位精准，无误差；缺点是操作麻烦，需个性化处理取模托盘。非开窗式印模帽一般为塑料材质，利用弹性卡锁在种植体颈部。优点是操作简单；缺点是可能造成一定的精度偏差。

3. 替代体　用于在石膏模型中复制种植体平台或基台的三维位置，分别称为种植体替代体或基台替代体（图 10-9）。种植体替代体一般为金属材质，用于连接、固定基台，制作修复体；基台替代体一般为塑料材质，用于帮助医师或技师选择正确穿龈高度、直径、轴向的最终基台。

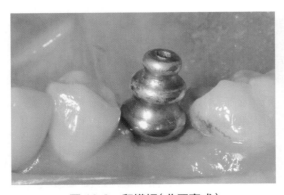

图 10-8　印模帽（非开窗式）

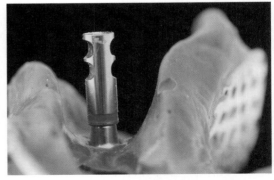

图 10-9　基台替代体

4. 人工义龈材料　用于石膏模型替代一部分的缺失牙区牙槽嵴顶的牙槽嵴骨和修复体颈部的软组织。人工义龈材料为硅橡胶材料，略有弹性，多呈粉红色。一般在种植义齿工作模型灌制前围绕替代体和取模柱连接处注射、修整，可以在代型上拆卸，方便修复体制作（图 10-10）。

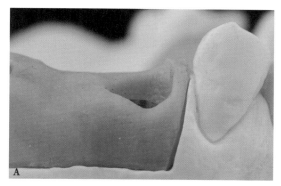
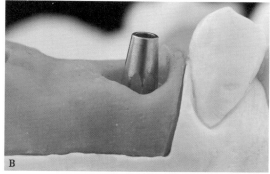
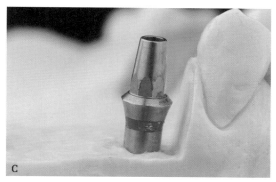

图 10-10　人工义龈
A. 义龈材料　B. 模型配有义龈　C. 模型未配义龈

5. 基台定位器用树脂　种植系统中的基台多为镜面结构，如六角锁结基台可以有 6 个戴入方向，但是经过调改后的基台只有 1 个正确的戴入方向，为了避免基台戴入方向错误，减少固位螺丝的反复拆卸，可以利用树脂制作定位柱，帮助基台的就位，尤其在多颗连续基台的戴入中作用更明显（图 10-11）。为了更好地帮助技师理解种植修复材料在义齿制作步骤中的应用，请参照表 10-1。

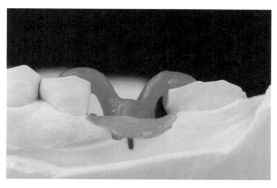

图 10-11　定位柱用树脂

表 10-1　种植修复的技工室制作流程和相应耗材

技工室流程	对应耗材
1. 硅橡胶印模	印模帽、种植体替代体
2. 义龈注射、处理，石膏模型灌注，上𬌗架	义龈材料
3. 基台固定于模型，研磨、铸造等处理	基台螺丝（可临时）、基台
4. 制作上部修复体	球、杆或磁类附着体（活动）、修复体固位螺丝

除了以上几种义齿技工室必需的辅助部件，还有比如覆盖螺丝（封闭螺丝）、愈合螺丝（也称愈合帽或愈合基台）等临床用辅助部件，用以帮助手术愈合或后期软组织成形（见图 10-1）。

（王超朋）

思考题

1. 种植体系统狭义上包括哪些部分？
2. 基台有几种分类方法？如何选择合适的基台？
3. 多颗种植体支持的修复体应选择哪种印模帽？为什么？
4. 技工室如何模仿患者牙龈软组织形态？
5. 如何保证研磨后的基台正确复位于口腔？

第十一章　口腔修复工艺辅助材料

学习目标

1. 掌握：常用切削和研磨材料的种类、性能特点及应用。
2. 熟悉：研磨、抛光的设备种类；分离剂和清洁材料的种类。
3. 了解：其他辅助材料种类、辅助材料的库房管理流程。

第一节　研磨和抛光材料

研磨和抛光的目的是使物体的表面平滑。平滑的表面可以防止食物残屑和细菌在修复体表面的黏附，利于患者口腔卫生和美观，减少修复体在口腔中的异物感。

研磨（grinding）是指靠高硬度物质微粒的摩擦使材料的表面脱离本体的加工方法，是一种微量切削过程。切削是指用坚硬的刃具使一部分材料脱离本体的加工方法。在实际应用中切削和研磨交替使用，没有严格的界线。

抛光（polishing）是指利用机械、化学或电化学的作用，使物体表面粗糙度降低，以获得光亮、平整表面的加工方法。口腔修复体加工制作过程中经常涉及研磨和抛光。

一、研磨、抛光的设备

1. 技工打磨机　在马达的轴承上安装研磨工具，转速快，力矩大，效率高（图11-1）。
2. 微型电机　体积小重量轻，振动小噪声低，握持舒适，多用于较细的打磨（图11-2）。
3. 涡轮机　转速快且震动小，握持舒适，多用于较细的研磨（图11-3）。
4. 喷砂机　专用的砂粒被压缩空气喷射到物件表面，刮除相应的部位以达到研磨效果。不同种类、颗粒度和颗粒形态的砂粒进行喷砂处理可获得不同的研磨效果（图11-4）。

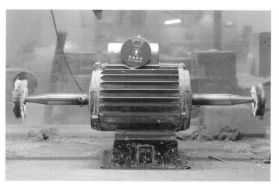
图11-1　技工打磨机

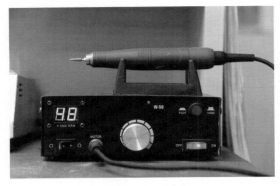

图 11-2　微型电机

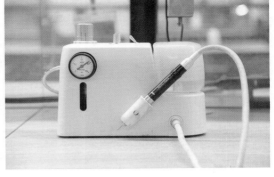

图 11-3　涡轮机

5. 超声清洗机　利用超声振荡的原理,使物件表面污物去除而不损伤物件本身,是进行研磨和抛光前的较理想预处理设备(图 11-5)。

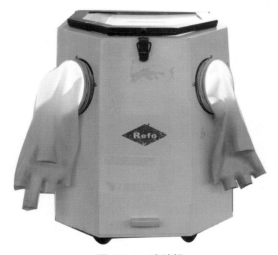

图 11-4　喷砂机

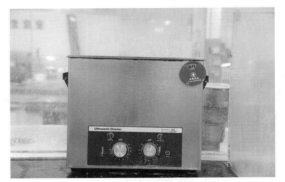

图 11-5　超声清洗机

6. 高压蒸汽清洗机　使洗涤液形成高压蒸汽,喷射到物件表面,去除机械研磨抛光后的附着物(图 11-6)。

7. 电解抛光机　由电解池和正负极组成,被抛光物置于正极。不同的合金使用不同的电解液(图 11-7)。

二、研磨、抛光材料的种类及其性能

(一)研磨、抛光材料的种类

1. 氧化锡　将氧化锡(SnO_2)与水、甘油等调成腻子状,用于在口腔内抛光牙体组织或修复体。最好与橡皮障一同使用。

2. 氧化铬　氧化铬(Cr_2O_3)经与脂类混合固化成抛光膏后呈绿色。适用于各种金属材料的抛光。

3. 氧化铁　主要成分是 Fe_2O_3,俗称"铁红粉",一般是将红色的 Fe_2O_3 细粉末与硬脂酸混合做成抛光膏,用于贵金属抛光。

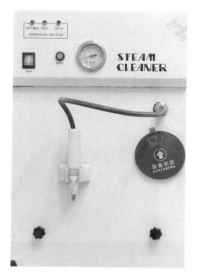

图 11-6　高压蒸汽清洗机

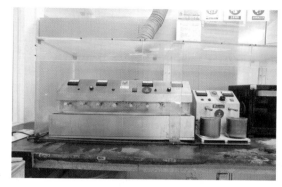

图 11-7　电解抛光机

4. 碳酸钙　为白色颗粒状，常加水、甘油做成抛光膏使用，也是牙膏中的磨光剂。

5. 浮石粉（pumice）　主要成分为 SiO_2，同时含有 Al_2O_3、Fe_2O_3、Na_2O、K_2O 等。颗粒硬度较低，常用于抛光软、中硬度的贵金属合金，也用于研磨牙体组织，对牙釉质无损伤。

6. 硅藻土（tripoli）　主要由硅藻类植物的硅质细胞壁沉积而成，呈白色或淡黄色，是一种中等硬度的抛光剂。

7. 石英粉　主要成分为 SiO_2，最常用的石英粉呈灰白或红色，被研磨成很细小的颗粒后，通过较软的黏合剂形成抛光杆，抛光金属和塑料材料。

8. 石榴石（garnet）是一种含有 Mg、Fe、Mn 等元素的硅酸盐矿物质，一般为暗红色，特别坚硬。石榴石主要被制成砂片、砂轮，常用于研磨硬质合金和塑料材料。

9. 刚玉（emery）　主要成分为 Al_2O_3 和 Fe_2O_3。硬度仅次于金刚石，筛分出不同粒度的粒子，粘在耐水纸上，制成各种标号的水砂纸。

10. 碳化硅（silicon carbide）　有绿色和蓝黑色两种，二者性能相似，但前者较常用，因为它同所研磨的材料有视觉上的明显差别。碳化硅非常硬且脆，形成的颗粒锐利，非常适合切割多种材料，如金属、陶瓷和塑料等。

11. 碳化硼（boron carbide）　碳化硼（B_4C）为有光泽的黑色晶体，硬度接近金刚石。可制成各种切削、研磨工具。

12. 金刚石（diamond）　为碳（C）的结晶体，硬度为莫氏 10 度。金刚石微粒可制成各种切削、研磨工具，是切削牙釉质最有效的切削材料。

13. 金刚砂（corundum）　这类含氧化铝的矿物质一般为白色，物理性能较加工成型后 α 型氧化铝差，α 型氧化铝在应用中已广泛取代了金刚砂。主要用于研磨金属，最普遍使用的工具是白砂石。

14. 氧化铝（aluminum oxide）　氧化铝是一种白色粉末，硬度超过金刚砂。在加工过程中通过改变反应物可获得具有不同性能的氧化铝，有几种颗粒尺寸，常制成结合型、涂敷型研磨材料及压缩空气驱动的颗粒型打磨材料。用于调磨牙釉质、合金及瓷材料。

（二）切削工具

切削工具主要分两大类，一类是切削牙体组织的车针，另一类是切削修复体的车针。这两类材料加工成的工作端形态不同，但材料的组成相。

1. 普通钢车针　制作材料为碳素工具钢。一般加工成裂钻、球钻、倒锥钻等。切削段的切刃按一定的方向排列，既可提高切削效率，又有利于碎屑排出，避免刃部淤塞。这类车针耐磨性差、寿命短，主要用作低速车针，切削、研磨牙体组织和树脂修复体（图 11-8）。

2. 金刚砂车针及磨头　金刚砂的成分为碳化硅（SiC），又叫人造金刚石，硬度仅次于天然金刚石，可用粘接剂制成不同粒度和不同形状的车针、磨轮、磨片，或粘接做成砂纸，有时和刚玉一起制作成磨具使用。黏合质量直接影响其质量和使用寿命，研磨时发热过高或用力过大易折裂。也可用电镀法将表面活化处理后的金刚砂颗粒沉淀在不锈钢车针、磨片、磨轮上，质量较好，易于使用，但价格相对较高。可用于切削牙体组织、金属及树脂修复体（图 11-9）。

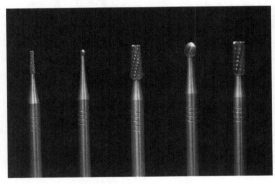

图 11-8　普通钢车针

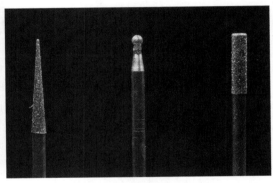

图 11-9　金刚砂车针及磨头

3. 金刚石车针及磨头　金刚石为碳的结晶体，具有极高的硬度和良好的热稳定性，是最硬的口腔用材料。一般采用电镀的方法，把金刚石粉末颗粒固定在各种形态的金属球切端表面，制成车针、磨片和磨头。金刚石制品切削效果非常好，适于切削牙体硬组织，陶瓷等硬而脆的材料，但切削金属和树脂等韧性、塑性较大的材料时易引起表面淤塞。金刚石车针及磨头价格整体偏高（图 11-10）。

4. 碳化钨车针及磨头　碳化钨车针及磨头的工作端是用碳化钨（WC）硬质合金制作的，其尖锐的切刃有明确的排列方向，排屑槽可使碎屑顺利排出，避免刃部淤塞。碳化钨硬质合金是用粉末冶金法高温烧结而成，具有硬而脆的特性。钨钢钻有低速和高速用的裂钻、球钻和倒锥钻等，也有各种低速用的磨头，主要用于机械加工切削二氧化锆及金属制品（图 11-11）。

（三）抛光工具

1. 抛光轮（buff）　用布或皮革制成的圆盘。临床上多用于修复体的研磨抛光，一般多配合含有氧化铁、氧化铬的抛光膏使用（图 11-12）。

2. 毡轮（felt wheel）　用毛毡制成的磨轮。硬度大于布或皮革制抛光轮。需与研磨抛光材料配合使用（图 11-13）。

3. 毛刷轮（brush wheel）　用猪鬃或马鬃制作的抛光轮。有各种尺寸和软硬之分。一般配合以浮石、硅藻土、石英砂、碳酸钙等研磨抛光材料使用（图 11-14）。

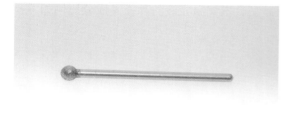

图 11-10 金刚石车针

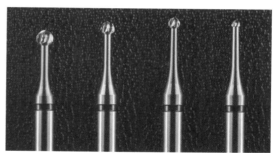

图 11-11 钨钢车针

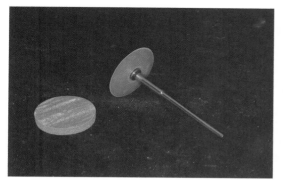

图 11-12 抛光轮

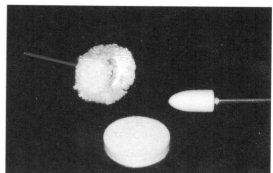

图 11-13 毡轮

4. 硅橡胶抛光工具 硅橡胶磨具工作头是用橡胶加磨料制作而成，工作头根据添加的磨料的软硬粗细不同而不同，再根据磨光需求不同制成各种形态的硅橡胶磨具，有柱状、轮状、刀边状，还有适合在口腔内使用的杯状、蝶状等，可用于牙体、树脂、陶瓷、金属等的研磨抛光。由于颗粒有粗细、软硬之分，硅橡胶磨具也分为粗抛光、细抛光及最终抛光等用途（图 11-15）。

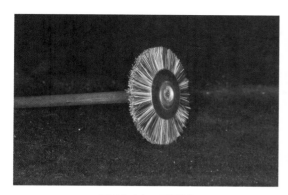

图 11-14 毛刷轮

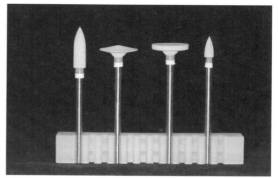

图 11-15 硅橡胶抛光轮

（四）电解抛光液

电解抛光的效果与电解液的成分、温度和电流大小有关。依照抛光合金的不同，其配方

也不同,通常用于可摘局部义齿铸造支架的电解抛光。电解抛光液的种类及成分比例如下:

1. 钴铬合金电解液

配方:乙二醇: 500mL

浓硫酸: 60mL

蒸馏水: 17mL

2. 18-8 铬镍不锈钢电解液

配方:甲磷酸: 50mL

硫酸: 35mL

次铬酸钾: 3g

水: 12mL

3. 镍铬合金电解液

配方:甲磷酸: 75 份

硫酸: 11 份

铬酐饱和液: 14 份

4. 钛及钛合金电解液

配方:乙醇 90mL

丁醇 10mL

氯化铝 6g

氯化锌 25g

三、研磨和抛光材料的应用

(一)应用范围

研磨和抛光材料可应用于不同物件表面,在口腔修复工艺领域,根据物件的材料性质不同,大致可分为以下五类,其操作方法各有不同。

1. 高熔合金表面　选用磨料颗粒坚硬的研磨工具,操作方法如下:

(1)铸件经喷砂后切除铸道;

(2)将铸道痕迹、飞边和金属瘤切削去除;

(3)用碳化钨钢磨头对卡环、咬合面窝沟进行修整;

(4)用细颗粒磨料进行细磨;

(5)用含磨料的硅橡胶磨头或不含磨料的硅橡胶磨头加粉剂、糊剂进行中度抛光,要求去除研磨痕迹,初步光滑;

(6)用绒轮、皮轮结合抛光膏进行细抛光,以达到镜面效果;

(7)必要时进行电解抛光。

2. 中熔合金表面　中熔合金的硬度相对较低,操作方法如下:

(1)选用金刚砂片或普通砂片切除铸道;

(2)表面喷砂处理(贵重金属不宜采用,以免贵金属损耗);

(3)用碳化钨钢磨头或砂石磨头进行粗打磨;

(4)选用粒度较细的碳钢或砂石磨头进一步细磨,后用橡皮抛光轮抛光;

(5)用布轮、毛刷加抛光膏最后抛光;

（6）对于较复杂的修复体可常规抛光后，再进行电解抛光。

3. 钛及钛合金表面　应选择与钛合金相匹配的磨具和应用正确的处理方法，否则将直接影响到铸件的光亮度、抗腐蚀性能及机械性能，操作方法如下：

（1）使用氧化铝砂对钛及钛合金铸件表面进行喷砂处理，可在氢氟酸处理液进行化学处理；

（2）选用金属磨头、不产热砂石磨头对铸件表面进行研磨，要求研磨面积小，压力轻，转速高；

（3）应用金刚砂橡皮轮和筒研磨法进行研磨；

（4）采用软布轮或毛刷轮，蘸以钛合金专用抛光剂进行抛光，或者采用钛合金专用电解液进行电解抛光。

4. 树脂表面　树脂类质地比较柔软，不耐高温，注意研磨抛光时力量不能太大，并要采取降温措施，操作方法如下：

（1）开盒后去除包埋料；

（2）用碳化硅磨头去除义齿表面的飞边和树脂瘤；

（3）用碳化硅磨头修整义齿边缘形态，达到厚薄均匀，线条流畅；

（4）用颗粒由粗到细的碳化硅磨头递进研磨；

（5）用毛刷、布轮配合抛光糊剂进行抛光，注意过程中保持义齿处于湿润状态。

5. 陶瓷表面

（1）选用氧化铝等砂石磨头或金刚砂磨头进行粗打磨，使修复体外形合乎要求，解剖形态准确清晰；

（2）选用粒度较细的金刚砂磨头或砂石磨头，进一步平整；

（3）用碳化硅橡皮轮抛光；

（4）最后可选择超声清洗后上釉获得光泽。

（二）注意事项

在口腔诊室和技工室对修复体进行研磨抛光过程中，空气里会弥漫大量的粉尘颗粒和微生物，这易导致医技人员患各种慢性或传染性的呼吸系统疾病和眼病。一些直径微小的浮尘颗粒随着人的呼吸过程直接进入肺泡。因此，研磨抛光时，应采用喷水、负压抽吸等措施，同时保证有良好的通风环境，工作人员要戴防护眼镜和面罩。

第二节　分离剂和清洁材料

分离剂和清洁材料是义齿制作过程中不可或缺的辅助材料，只有了解其性能特点，才能正确选择和应用。

一、分离剂

（一）分离剂种类

分离剂（separating medium）的主要作用是在两种相同或不同的材料之间或材料与模具间形成隔离膜，使材料与材料或材料与模具不发生粘接。在各种操作过程中，需根据不同情况，选择适当的分离剂，其种类包括：

1. 石膏分离剂（分离石膏与石膏）：钾皂水溶液、藻酸盐水溶液、水玻璃
2. 树脂分离剂（分离石膏与树脂）：藻酸盐水溶液、聚乙烯醇水溶液
3. 蜡型分离剂（分离石膏、金属与蜡）：水、甘油、乙二醇
4. 其他分离剂：凡士林、硅油

（二）常用分离剂

1. 钾皂分离剂　钾皂水溶液是负离子类表面活性剂，涂在石膏表面后，与 Ca^{2+} 发生反应生成不溶性金属皂类物质。由于亲油性原子基因（脂肪族碳氢化合物）排布在这层物质的表面，形成一层疏水分子膜，可以发挥分离亲水材料的作用。但这种分离膜溶于树脂单体，因此不能充当石膏与树脂间的分离剂。

2. 水玻璃分离剂　水玻璃（硅酸钠）与石膏表面的 Ca^{2+} 反应，形成硅酸钙薄膜，在石膏与石膏之间发挥分离作用。一般使用 30% 的水溶液。浓度过高，会使石膏表面变粗糙。

3. 藻酸盐分离剂　藻酸盐分离剂是含 2%～3% 藻酸钠的水溶液。将其涂在石膏表面后，与 Ca^{2+} 发生反应，形成不溶于水和树脂单体的藻酸钙薄膜，这层薄膜即可在树脂与石膏之间产生分离作用。操作时应注意：

（1）涂布分离剂时，按顺序均匀涂一层即可，不宜用力来回涂擦，否则可能将已形成的不溶性藻酸钙薄膜擦掉。

（2）在树脂还没到面团期前就应该涂布好分离剂，同时要将模型表面的水分及残余模型蜡彻底清除。否则，未达面团期的树脂与水接触，有可能使聚合后的树脂变色，表面发生龟裂。

4. 聚乙烯醇分离剂　部分皂化的聚乙烯醇（PVA）的分子中含有大量羟基，是一种具有成膜性质的结晶型聚合体。虽然聚乙烯醇形成的膜耐水性欠佳，但具有透明、强度、韧性和化学稳定性高等特点，所以 PVA 水溶液可作为加压常温固化树脂的分离剂使用。

5. 甘油及乙二醇分离剂　甘油和乙二醇的分子中均含有亲水基团，涂布在石膏表面后，亲水基排布在分离膜表面，对疏水的蜡起分离作用。

6. 凡士林及硅油　凡士林和硅油可用于无圈包埋时塑料铸圈与包埋材料的分离，还用于软衬时自凝塑料与口腔黏膜的分离。

二、清洁材料

口腔用清洁材料是指通过化学作用清洁修复体表面污物和氧化物的各种材料。在临床修复中广泛使用的主要有：焊媒和清洁液。

（一）焊媒

焊媒是用于保证钎焊过程顺利进行的辅助材料，也被称为焊药、钎剂等。

1. 作用　焊媒可防止被焊接金属表面氧化，清除金属表面的氧化膜及降低金属表面与液态金属的表面张力。

2. 种类　在口腔临床修复中进行金焊和银焊时使用的焊媒配方如表所示。也可以在配方中加无水乙醇、机油、凡士林等调配成糊膏状使用。不同种类的焊媒成分见表 11-1。

不锈钢及镍铬丝钎焊使用的焊媒中，一般含有氟化物，可以有效地清除铬氧化膜。这类焊媒也是将氟化钾、酸性氟化钾、硼砂、硼酸等混合制成。

表 11-1　不同种类的焊媒成分表

焊媒	成分
金焊焊媒	无水硼砂粉末 55%，硼酸 35%，二氧化硅 10%
金银钯合金焊媒	无水硼砂粉末 50%，硼酸 50%
高熔合金焊媒	硼氟化钾 60%，氟化钾 20%，氯化钾 10%，偏硼酸钠 10%
银焊焊媒	①无水硼砂粉末 20%～80%，氯化钾 10%～50%，氯化钠 10%～50% ②无水硼砂粉末 70%，氯化钾 30% ③无水硼砂粉末 20%～80%，氯化钠 10%～50%，氟化钠 10%～50%
锡焊焊媒	正磷酸

（二）金属清洁剂

主要用于清除金属的氧化层，一般具有很强的腐蚀性。

1. 配方

（1）硝酸 25%，盐酸 75%，加适量水稀释，配制成王水。主要用于清除白合金片制作的各种修复体表面的氧化物；

（2）盐酸溶液，主要用于银合金铸造修复体。

2. 使用方法及注意事项

（1）使用时要将准备处理的修复体先放在室温相同的清洁液中，然后逐渐加热，待清洁液达到沸点后，停止加热并及时取出，用清水洗去清洁液，然后即可擦去修复体表面的氧化物；

（2）煮沸时间切勿过久，否则会使修复体因腐蚀过度而变薄甚至完全溶解；

（3）修复体不能放入过热的清洁液中，以防清洁液爆溅造成化学性烧伤。

（三）义齿清洁剂

义齿清洁剂（denture cleaner）是用以清除义齿上的污物、烟渍、色素、结石及氨味的各种清洁材料。它具有清洁和消毒作用，可用于浸泡或洗刷义齿。其剂型有片剂、粉剂、糊剂和液剂。根据义齿清洁的方法，可分为机械清洁剂和化学清洁剂。

1. 机械清洁剂　主要依靠机械摩擦和超声振荡的方法，能有效提高义齿清洁度。剂型主要有粉剂和糊剂，使用时需要使用机械工具（例如牙刷）蘸清洁剂清洁义齿。

2. 化学清洁剂　化学清洁剂包括漂白型清洁剂、氧化型漂白剂和酶型漂白剂，临床常用的是后两者。

氧化型漂白剂一般为粉剂或片剂，主要由氧化物和碱性助剂组成，氧化物有过氧化氢、过硼酸钠、过硫酸钾等，碱性助剂有磷酸钠、碳酸钠等成分中还含有酶制剂、催化剂、表面活性剂和矫味剂等。它是一种常用有效的清洁剂，其作用原理为：过氧化物溶液在催化剂作用下，可加速产生氧，通过气泡的机械冲击作用以及所含化合物的化学作用和酶制剂的生物作用，能达到良好的清洁效果，且使用方便。由于不含氯离子，并有氧存在，可使金属表面形成氧化膜，因此适用于金属修复体，其缺点是起效慢，对有机斑点清洁力差。

酶型漂白剂是在氧化型的基础上加入酶制剂而成，酶型清洁剂的清洁效率比氧化型高30%～40%，其中酶制剂为蛋白酶、脂肪酶等，酶能分解菌斑内糖蛋白、黏蛋白和黏多糖，破坏菌斑和结石的形成。酶制剂在多水介质中不稳定，而且配方复杂，也不宜长期贮存。由于它和活性氧发生抑制反应，因此必须将酶用高分子复合物包裹，使之颗粒化，或采用分层压片技术制作，从而导致成本提高。

第三节　义齿稳定材料

义齿稳定材料（denture adhesive）用于义齿基托的组织面，是一类暂时性辅助义齿固位的材料，主要用于义齿固位不佳的患者。该材料通过与口腔黏膜的黏附作用而增强义齿的固位和稳定性，从而改善患者的咀嚼功能。

一、组成

义齿稳定材料主要成分有基质树脂、填料、表面活性剂、防腐剂和矫味剂等。剂型有粉剂、糊剂、雾剂和膜剂等。其基质树脂包括天然树脂、合成树脂、动植物胶、纤维素等。目前使用最多的是天然梧桐树胶。其黏度高，显效快，可抑制细菌生长和抵抗酶的降解。但其黏度易受温度和 pH 变化的影响，且水溶液显酸性，可引起腐蚀。少数患者用后可能产生过敏现象，加入一些合成树脂可改善其性能。

二、性能与应用

义齿稳定材料应用于义齿基托的组织面。戴入口腔后，因吸附口腔中的水分产生溶胀，溶胀后的材料可充满并封闭基托与黏膜间的间隙，产生物理吸附作用，使义齿牢固地黏附于支持组织上，从而发挥暂时性增加义齿的固位和稳定性、提高咬合力、改善患者咀嚼功能的作用，同时避免食物残渣及污物在基托下聚集，减少对黏膜的刺激。

1. 适应证

（1）全口义齿固位，尤其是口腔支持组织条件差而固位不良或即刻义齿初戴不适者。

（2）由于系统性疾病，或因药物治疗、头颈部放疗后引起的唾液流量减少导致口腔干燥影响义齿固位者

（3）某些特殊义齿，如缺乏物理固位性的颌面修复体及腭裂患者的义齿固位。

（4）可用作口腔黏膜用药的载体。将药物添加于稳定材料内，从而延长药物在病变部位的停留时间，增加疗效，减少用药量并保护创面。

2. 禁忌证

（1）对稳定材料或其中某种成分过敏的患者。

（2）义齿基托与承托区黏膜严重不贴合。

（3）义齿折断或基托边缘缺损。

3. 使用时的注意事项

（1）在医师的建议下购买使用。

（2）使用时应注意控制材料的用量，不能过厚或过薄，且应经常更换新的义齿稳定材料。

（3）对于初戴义齿者，应经医师对义齿选磨，无疼痛或不密合时方可使用。以保持黏附效果。

（4）嘱患者定期复查，检查义齿和口腔黏膜。

第四节　其他辅助材料

一、咬合调整材料

咬合调整材料在实际使用中包括用来检查修复体咬合关系、邻接关系、桥体与组织面关系、基底冠就位、桩核就位等的间隙检查一类的材料。按照应用品种可分为以下两种：

修复体与牙列之间并非紧密接触而是存在一定的间隙，邻牙之间、对颌牙之间、桥体与龈组织之间的间隙各不相同，这就对间隙检查材料提出了一定的要求。

1. 咬合纸　由蓝色或红色的复写纸材料制成，分为厚型和薄型。红色较薄，用于检查邻面与桥体龈面。蓝色较厚，用于检查对颌之间的咬合间隙。

2. 咬合板　一般由蜡或软质塑料制成。有厚薄不同的规格，具有一定的强度和柔软性，外形与牙弓形态近似。主要用于口腔内牙列及义齿咬合情况的检查和记录。红胶制作的咬合板，用热水烫软后按牙弓形状放入患者口腔，正常咬合记录。

3. 硅橡胶导板　对于上前牙的舌侧，有很重要的美学及发音的功能。所以对于前牙舌侧形态的记录提出一定的要求，用硅橡胶复制原始牙或临时牙的舌面形态，再将信息转移给技师能很好地解决这一问题。

4. 咬合指示剂　由高点显示剂、咬合喷剂、毛刷和喷嘴组成。咬合喷剂由异丁烷、二氧化硅、硬脂酸锌、二氧化钛、椒样薄荷油、颜料组成。所含成分不具药理学作用。可用毛刷直接涂抹，也可用喷嘴进行喷涂。

二、遮光剂

遮光剂用于牙科修复体计算机辅助设计的制作过程，喷涂在病人牙齿上，以辅助口腔摄像机获取牙齿的 3D 图像的口腔科光学喷粉材料。主要由碳、二氧化钛、糖精钠、薄荷素油、聚乙烯吡咯烷酮和七氟丙烷组成

三、代型辅助材料

（一）树脂代型材料

陶瓷树脂材料的修复体具有很好的通透性，所以对于美学要求高的病例在上釉染色时则需一个与基牙颜色相近的背景。树脂代型材料由可复制模仿口内基牙的颜色，确保最终修复体与基牙颜色无色差。由代型材料、分离剂、比色板、刷头、底板、刷柄组成。化学成分包含聚酯聚氨酯二甲基丙烯酸酯、高分散硅、共聚物、催化剂及稳定剂、石蜡油、颜料组成。材料的分离剂由乙烷和蜡组成。

（二）代型钉和代型盒

钉代型固位技术是目前最常用的代型制作技术，根据钉的数目可分为单钉代型和双钉代型技术（Pindex 技术）。该技术中代型作为工作模的一部分，能够从模型上方便地取下和复位。该技术的优点在于复位的准确性，而这种准确性就是通过代型钉洞的准确嵌合实现的。但是，单钉系统由于具有一定的旋转性，已经逐渐被双钉体系所取代。Pindex 系统就

是最有代表性的双钉代型系统。该系统通过多个相互制锁的钉洞实现代型的稳定和准确复位。而且 Pindex 体系使用特制的代型打孔机以确保代型钉放置的准确性和各个钉洞间共同的就位道。但是该技术可能会发生代型就位不良或代型钉放置不当等情况，在代型的分割修整中，也可能损伤邻面的边缘部分和邻牙，影响修复体的质量。

1. 代型钉　钉代型固位技术中，部分嵌入代型底部，部分嵌于石膏底座钉鞘内的定位、固位工具。常为金属制成，嵌入代型部分较短且带有螺纹增加与代型的嵌合。嵌入钉鞘内的部分较长且有一平面放置代型钉在钉鞘内旋转（图 11-16）。

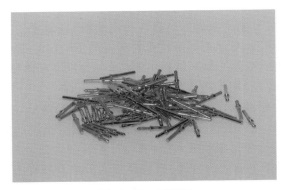

图 11-16　代型钉

2. 代型盒　Di-Lok 技术中，形成代型底座的模具，为塑料材质。通过代型盒灌制出，石膏底座与模具内壁通过齿状结构相制锁，以实现取出的代型能够准确就位。

（三）代型隙料

从 20 世纪 20 年代开始，牙科医技人员就开始认识到预备牙面和修复体组织面之间应当预留一定的粘接间隙，这样才能使修复体完全就位，达到预期的咬合状态。在颈缘区应预留约 1mm 宽的密合带，它可以保证修复体边缘的密合性，减少粘接剂的溶解，防止继发龋坏和牙周病的发生。目前公认理想的单层粘接间隙约为 20～40μm，也就是说修复体的内半径应该比预备体的半径宽约 20～40μm。获得粘接间隙最常用的方法就是在代型上预先涂布一层代型隙料。

代型隙料，指涂布在代型上以获得粘接间隙的牙科材料，可以预留出预备牙面和修复体之间的粘接间隙。其用法就是均匀涂布在代型上，并具有一定的厚度，但是为了保证修复体边缘的密合性，在靠近颈缘处要预留出约 0.5～1mm 的未涂区城。

四、阻氧剂

用于光固化牙冠桥用复合树脂聚合前，将其涂于表面，避免空气污染。主要由甘油、聚乙二醇、蒸馏水组成的空气抑制凝胶，具有高流动性。

第五节　辅助材料的库房管理

义齿制作的辅助材料种类多，库房管理的难度较大。为规范管理，应设置专人做好采购、入库、出库的工作，并做好台账，加强数字化的库房管理。

一、入库管理

采购时必须查验供应商的"三证",即:有效的营业执照(副本)、组织机构代码证、税务登记证(国税、地税)复印件或三证合一证明文件复印件。对于硫酸、硝酸、盐酸等危险化学品的采购,还必须要供应商提供《危险化学品经营许可证》《道路运输经营许可证》和生产厂家的《全国工业产品生产许可证》。在入库时,要按以下步骤进行:

1. 材料采购回来由库房管理员逐件清点。库房管理员根据采购单认真清点入库材料的数量,并检查材料的商品名称、通用名、规格、批号、有效期、生产厂商、购货单位、购货数量、购货价格,做到数量、规格、品种准确无误,质量完好,配套齐全,并在接收单上签字确认,同时保管好相关票据。如有资料不齐全或质量、数量、规格不符时,不得入库,由采购人员负责与供货单位联系做退换货处理。

2. 材料入库时要按照不同的种类、规格、功能和要求分类、分别储存,并保证数量、价格准确。

3. 管理员要对所有耗材进行登记建账,定期盘点,如果发现账实不符,要查明原因,写出整改报告。

二、出库管理

1. 材料出库时,领用人应当填写领用申请单,并由部门领导审批签字后,管理员才能出库,并做好出库登记工作。

2. 出库时要遵循"先进先出"的原则,对先入库的材料先发放。

3. 领用人不得进入库房,防止出现差错。

4. 建立台账,做到合理使用,杜绝浪费,并定期盘点,发现问题,及时整改。

三、库房的数字化管理

随着信息化技术的发展,耗材的管理进入了数字化模式,通过对耗材进行编码,使入库、出库更简便和准确。库房的数字化管理系统较多,常用的为 HRP 系统,可通过医院综合运营管理系统(HRP)系统做耗材计划,各级审核通过后进行采购,到货后,即可在系统入库、出库。通过库房的数字化管理可以节省人力,提高效率;并可对每月、每季度、每年的耗材进行分析,为下一步的计划调整提供依据。库房的数字化管理是今后耗材管理的发展方向。

(罗君耀)

思考题

1. 切削、研磨、抛光三者有何区别与联系?其使用的材料有何特性?

2. 常用切削和研磨材料的种类有哪些?

3. 说明切削和研磨材料在口腔修复工艺的应用。

4. 举例说明在义齿制作过程中有哪些常用的其他辅助材料?

第十二章 实验教程

实验一 藻酸盐印模材料和硅橡胶印模材料的形变试验

【目的和要求】

1. 掌握藻酸盐印模材料和硅橡胶印模材料的调和比例和调拌方法。
2. 熟悉提高藻酸盐印模材料和硅橡胶印模材料尺寸精度的方法。
3. 了解藻酸盐印模材料和硅橡胶印模材料的形变实验方法。

【实验内容】

1. 藻酸盐印模材料的失水形变实验。
2. 硅橡胶印模材料的形变实验。
3. 藻酸盐印模材料和硅橡胶印模材料随时间变化产生的形变量的对比。

【实验用品】

1. 实验器材 石膏调拌刀、橡皮碗、手术刀、玻璃板、游标卡尺、秒表、电子秤（精度到 0.1g）、量筒（50.0mL）、失水形变实验样金属模具［中心腔体长（l）50.0mm、宽（b）30.0mm、高（h）20.0mm］。

2. 实验材料 粉剂型藻酸盐印模材料、糊剂型藻酸盐印模材料、熟石膏粉、加成型硅橡胶印模材料基质、加成型硅橡胶印模材料催化剂、凡士林（分离剂）、缩合型硅橡胶印模材料、聚醚橡胶印模材料。

【实验原理】

本实验中使用直接测量的方法，即直接测量试样形变前后的尺寸大小，通过体积变化百分比来体现印模材料失水形变的大小。

【方法和步骤】

1. 藻酸盐印模材料的失水形变实验 按照粉剂型藻酸盐印模材料的使用说明，取印模材料粉剂 20g 和清水 40mL（水粉质量体积比为 1：2）。将失水形变试样模具的内型腔和两块玻璃板表面均薄薄的涂布一层凡士林。在橡皮碗中依次放入称量好的水和印模材料粉剂（先水后粉），用"8"字调拌法在 30 秒内调拌均匀，然后将材料充填入模具型腔内。模具两面使用玻璃板压平，用调拌刀去除多余材料后，静置至材料凝固（约 2.5～3 分钟）。待材料完全凝固后取出试样，用手术刀将边缘修整平整，再用游标卡尺准确测量试样的长 l_1、宽 b_1、高 h_1。同法制作 3 个试样。将 3 个试样静置在室温下，在 0.25 小时、1 小时、3 小时和 24 小时的时候使用游标卡尺分别测量试样的长 l_2、宽 b_2、高 h_2。测量精确度到 0.01mm。按下列公式计算试样的体积失水形变(L)和体积失水形变率(L')：

$$L = V_2 - V_1 = l_2 b_2 h_2 - l_1 b_1 h_1$$

$$L' = \frac{L}{V_1} \times 100\%$$

上式中 V 为试样的体积（单位：mm³），长 l_1、宽 b_1、高 h_1 为试样失水前的测定值（单位：mm），l_2、宽 b_2、高 h_2 为失水后的测定值（单位：mm）。

每组重复制作 3 个试样，实验结果以平均值表示，并精确到 0.01mm。

糊剂型藻酸盐印模材料的失水形变实验方法同上。糊剂型藻酸盐印模材料的糊剂与熟石膏粉的质量比为 2∶1，即分别称取糊剂 40g 和粉剂 20g，调和时间为 30 秒，凝固时间约为 3~5 分钟。

2. 硅橡胶印模材料的形变实验　加成型硅橡胶印模材料试样的制备方法与藻酸盐印模材料试样的制备方法相同。取等量加成型硅橡胶印模材料的基质与催化剂，用指尖将二者混合在一起揉捏 30 秒至均匀，凝固时间大约为 2~4 分钟。

缩合型硅橡胶印模材料和聚醚橡胶印模材料的失水形变实验方法同上。缩合型硅橡胶印模材料的凝固时间为 3~7 分钟，聚醚硅橡胶印模材料的凝固时间为 6 分钟。

硅橡胶印模材料失水形变试样的制备可以与藻酸盐印模材料的失水形变试样同时制备，共同放置在室温下进行观察，在 0.25 小时、1 小时、3 小时和 24 小时的时候用游标卡尺精准测量并记录下硅橡胶印模材料试样的尺寸变化数值，精确到 0.01mm。用上述的公式得到三种类型硅橡胶印模材料的体积失水形变(L)和体积失水形变率(L')。

每组重复制作 3 个试样，实验结果以平均值表示，并精确到 0.01mm。

3. 藻酸盐印模材料和硅橡胶印模材料随时间变化产生的形变量的对比　通过上述两个实验可以分别计算出藻酸盐印模材料和硅橡胶印模材料在 0.25 小时、1 小时、3 小时和 24 小时的体积失水形变率，绘制表格进行对比。

【注意事项】

1. 调拌藻酸盐印模材料的时候使用"8"字调拌法，或者采用在调拌过程中用调拌刀将材料按压向碗壁的方法，尽量排除在调拌过程中混入材料中的空气。

2. 在混合硅橡胶印模材料的时候，建议使用 PVC 或 PE 点塑薄膜手套，避免手套中某些成分与试样材料发生反应。

3. 将印模材料充填入模具腔时，注意使模具腔体内的空气充分排出，以免在试样的表面形成气泡，影响试样的成功率。

【思考题】

1. 根据实验内容，灌注藻酸盐印模材料时，制取阴模的时机是什么？

2. 根据实验内容，灌注硅橡胶印模材料时，制取阴模的时机是什么？

实验二　熟石膏的应用

【目的和要求】

1. 掌握熟石膏的调和比例和调拌方法。

2. 掌握熟石膏在固化过程中产生的物理化学变化，如固化放热、固化时间和固化形态变化等。

3．熟悉不同调和比例对熟石膏凝固时间的影响。

4．熟悉不同调和比例对完全凝固后熟石膏硬度大小的影响。

【实验内容】

1．熟石膏的固化调和实验。

2．不同调和比例对熟石膏凝固时间的影响。

3．不同调和比例完全凝固后熟石膏的硬度大小。

【实验用品】

1．实验器材　石膏调拌刀、橡皮碗、玻璃板、秒表、电子秤（精度到0.1g）、量筒（50.0mL）、振荡器、长方体硅胶模具A[中心腔体长（l）10.0cm、宽（b）5.0cm、高（h）2.0cm]、长方体硅胶模具B[中心腔体中心腔体长（l）3.0cm、宽（b）3.0cm、高（h）3.5cm]、温度计、蜡勺、锡箔纸。

2．实验材料　熟石膏、清水。

【实验原理】

熟石膏的主要成分是半水硫酸钙，与水混合后，过量的水使其发生水化作用生成二水硫酸钙，在这个过程中释放出大量的热。材料从调拌开始，初步凝固成半固状的时间约为14分钟，终凝时间为30~45分钟，此时熟石膏成为硬质固体，不变形，不断裂，24小时后完全凝固，硬度很高。

【方法和步骤】

1．熟石膏的固化调和实验　熟石膏按照混水率0.5，即按粉和水的质量体积比2∶1量取石膏粉50g和清水25mL，将水倒入橡皮碗后加入石膏粉，用石膏调拌刀按照一个方向沿橡皮碗碗壁常速调拌一分钟。将硅胶模具B放置在振荡器上，缓缓倒入调拌好的石膏材料，将包裹一层锡箔纸的温度计插入到石膏材料中间。从调拌完成开始，每隔3分钟记录一次温度，当温度明显上升时，每隔30秒记录一次，测定石膏在固化过程中各个时期的凝固温度、最高放热温度及其出现的时间，同时进行凝固形态的观察，直至石膏材料完全凝固。本实验按照相同方法做2次，若实验结果相差大，应进行第3次实验。

2．不同调和比例对熟石膏凝固时间的影响　按照实验要求，将熟石膏粉与水的比例按照表12-1的条件分成下列四组进行，方法与熟石膏凝固时间测定方法（使用硅胶模具A，至石膏完全凝固）相同，每组实验条件各重复三次，将三次固化实验读数的平均值作为实验结果，保留小数点后一位。该实验只做室温下固化时间的测定，不进行固化放热测定和固化形态的观察。

组号	粉/g	水/mL	混水率	调和时间/s	调和速度
1	50	20	0.4	60	常速
2	50	25	0.5	60	常速
3	50	30	0.6	60	常速

3．不同调和比例完全凝固后熟石膏的硬度大小　将上述测量不同调和比例凝固时间的石膏块放置在地面上，蜡勺尖端一侧朝下悬置于距离石膏平面1米的位置，让蜡勺做自由落体运动，其尖端垂直刺向熟石膏表面，记录刺痕深度，每组实验条件下各重复3次，将3次获得的数据取平均值作为实验结果，保留三位有效数字。石膏表面刺痕越浅，硬度越大，对比三组实验数据，观察调和比例对石膏硬度的影响。

【注意事项】

1．为保证实验准确性，3组实验所用的清水水温应当一致，熟石膏粉应为同一批号材料。

2．每次实验前，石膏调拌刀和橡皮碗应当清洁、干燥及无石膏颗粒。

3．保护好温度计，避免在实验进行中与实验材料粘连或折断。

4．为了节约实验材料和时间，某些实验是在另外实验的试样上同时进行的，例如固化时间测定和固化形态观察就是在固化放热测定试样上同步进行的。

5．为保证实验准确性，在对比调和比例对硬度大小影响的测试中，应使用同一个蜡勺，控制蜡勺与石膏平面垂直，并严格把控蜡勺尖端到石膏平面的距离。

【思考题】

1．人造石、超硬石膏的固化反应是否和熟石膏一致？

2．除了调和比例对石膏的凝固时间有影响外，调和时间及搅拌速率是否也会有影响？若要进行试验测定，应怎样开展试验？

实验三　蜡型材料的形变实验

【目的和要求】

1．熟悉提高蜡型材料尺寸稳定性的方法。

2．了解蜡型材料的形变实验方法。

【实验内容】

1．蜡型材料标准块的制备。

2．观察蜡型材料的形变。

【实验用品】

1．实验器材　量杯（300mL）、玻璃棒、温度计、电热恒温水浴锅、手术刀、蜡刀、软化成型金属圈［外圈直径（d）60.0mm、高（h）5.0mm］、应力释放金属模具［中心型腔长（l）100.0mm、内圈直径（d）5.0mm］、玻璃板（2块）、毛笔、游标卡尺、熔蜡器、细砂纸

2．实验材料　基托蜡（冬用蜡）、甘油（分离剂）

【实验原理】

蜡在制作成修复体雏形件的过程中，在材料内部产生不同程度的内应力，随着时间的延长缓慢释放，对蜡型的精准度造成影响。本次实验将蜡条软化成形，通过室温静置缓慢释放应力或加热法加速应力释放，观察应力释放前后蜡试样的形变大小。

【方法和步骤】

1．蜡型材料标准块的制备　打开熔蜡器并放入撕成碎片的冬用基托蜡，用玻璃棒轻轻搅拌至蜡完全熔化。将应力释放形变试样金属模具及玻璃板预热至（55±5）℃，用毛笔蘸取少量甘油（分离剂）均匀涂布于模具的内型腔。将金属模具放置于玻璃板上，在模具内缓缓倒入熔化的蜡液，随着蜡液温度的降低，蜡的体积收缩明显，及时添补足够的蜡液于模具内，使蜡表面微拱于模具边界。在蜡液表面无光泽时，将另外一块预热至（55±5）℃的玻璃板放置于模具上并用力压紧，使多余的蜡液溢出。静置30分钟后，待蜡完全凝固，去除玻璃板，用蜡刀修整蜡条于模具边缘齐平。将带有试样的模具放置于约10℃的水中冷却，完整的取出蜡条试样，用细砂纸打磨试样表面，使试样上下表面平滑且互相平行。用同种方法制取6个蜡条试样待用。

2．观察蜡型材料的形变

（1）蜡型材料的应力释放形变实验　调节电热水浴锅的保持温度约为35℃，将蜡条试

样及软化成型金属圈在锅中浸泡 5～8 分钟,使蜡条试样均匀软化,同时预热金属圈。在温水中将蜡条试样缓慢的紧密贴合于成形金属圈的外侧,形成英文字母"C"的形状。待蜡条试样完全成型后,将蜡条试样小心地从成型金属圈上取下,用玻璃板承托试样并快速转移至室温流水的盆中冷却。冷却 5 分钟后,转移至室温放置。将游标卡尺放置于蜡条试样"C"形开口处,记录两端距离 A,将试样放置 24 小时后,观察游标卡尺刻度,读取蜡条试样两端距离 A'(图 12-1)。

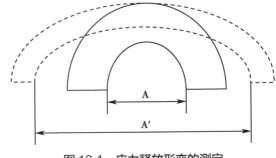

图 12-1 应力释放形变的测定

应力释放形变(R)的计算公式:

$$R = A' - A$$

上式中 A 为应力释放前的测定值(单位:mm),A' 为应力释放后的测定值(单位:mm)。

用同种方法再测定 1 个蜡条试样,取两者平均值作为实验结果,保留小数点后 1 位,得到冬用基托蜡在 35℃ 的成型温度下的应力释放值。

加速内应力释放的方法中,同上述方法得到测量值 A。将已测量完成的蜡条试样浸泡于 40℃ 的温水中,静置 15 分钟,以便于应力释放。然后用玻璃板承托试样并快速转移至室温流水的盆中冷却,冷却 10 分钟后转移至室温放置,再次冷却 5 分钟。用游标卡尺测量获得应力释放后"C"的两端距离 A'。此次试验重复两次,用上述计算公式,得出 35℃ 的成型蜡条试样在 40℃ 的应力释放温度时的形变量。

(2)蜡型材料的线性收缩形变实验 将蜡条试样放置入 40℃ 的电热恒温水浴锅中,30 分钟后用游标卡尺测量其高度,记为 h_1。然后立即将试样转移至 20℃ 的恒温水槽内,60 分钟后再次测量试样高度,记为 h_2。高度值精确到 0.01mm。上述操作进行两次。按照下式计算线性收缩形变(S'):

$$S' = \frac{h_1 - h_2}{h_1} \times 100\%$$

上述测试结果的算数平均值作为实验结果,保留小数点后两位。

【注意事项】

1. 涂布分离剂时,应在模具腔内形成薄且均匀的分离膜,避免分离剂堆积影响试样精准性。

2. 基托蜡在固化时体积收缩比较大,在制取蜡条试样时应及时补充蜡液,以免影响试样的完整性。

3. 在蜡条试样弯制成"C"时,应施加极缓慢的力,避免蜡条试样在外力下产生形变。

4. 转移蜡条试样时要使用玻璃板承托,避免外力产生的形变。

【思考题】

1. 按照蜡的用途分为基托蜡、铸造蜡和 CAD/CAM 切削蜡,请根据用途推测哪种蜡的应力释放值最大?哪种最小?

2. 根据本实验,推测蜡的成型温度与应力释放值之间是否有关联?

3. 在使用蜡型材料时,为保证蜡型材料尺寸的精准性,在操作中应注意哪些方面?

实验四　金 - 瓷结合强度实验

【目的和要求】

1. 掌握金 - 瓷结合试样的制备方法。

2. 了解三点弯曲实验原理。

【实验内容】

1. 金 - 瓷结合实验金属标准块的制备。

2. 金 - 瓷结合实验瓷层标准块的制备。

【实验用品】

1. 实验器材　金属标准块试样金属模具[中空型腔长(l)25.0mm、宽(b)3.0mm、高(h)0.5mm]、电子秤(精确到0.1g)、量筒(50.0mL)、成品硅胶铸圈(大小适用于粉液质量体积比为150g∶38mL 的磷酸盐包埋料)、毛笔、蜡刀、蜡勺、玻璃板、电熔蜡器、滴蜡器、酒精灯、真空搅拌机、调拌刀、茂福炉、离心铸造机、坩埚、铸造用夹持钳、石膏剪、笔式喷砂机、超声波清洗机(或蒸汽清洗机)、技工用打磨机、磨头。烤瓷炉、振荡台(50～60Hz)、烧结盘、石棉纸、玻璃板、玻璃调拌刀、上瓷笔、止血钳、回切刀、吸水纸巾、弯曲强度试验机[两支点间的跨距为20mm、十字头速率(1.5±0.5)mm/min、支点和压头刃口曲率半径都为1.0mm]。

2. 实验材料　甘油(分离剂)、成品铸造蜡线条[直径(d)1.0mm]、烤瓷专用磷酸盐包埋料、配套包埋液、烤瓷用合金、遮色瓷(粉剂)、低温饰面瓷套装、专用调拌液

【实验原理】

1. 三点弯曲实验原理　将标准试样对称放在有一定距离的两个支撑点 A 和 B 上,在两个支撑点中点上方 C 向试样施加向下的载荷力 F,试样的 3 个接触点形成相等的两个力矩时即发生三点弯曲(图 12-2),弯曲后试样呈现虚线所示形状。

图 12-2 中,A、B 是试样同一侧两个支撑点,距离试样中心点的距离一致,故在力 F

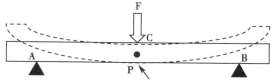

图 12-2　三点弯曲实验示意图

作用于试样中心点上端位置 C 时,试样在 3 个接触点处形成大小一致、方向一致的两个力矩,试样从实线所示状态向虚线方向产生弯曲,试样在 P 点所受的拉应力最大,将最先发生形变。

2. 本实验中金属标准块的成型是用包埋铸造蜡熔模的方法制备的,在这一系列操作中有很多影响试样精度的因素存在,故操作流程一定要严格按照标准进行,避免金属试样表面或内部产生沙眼等铸造缺陷,影响实验结果。

3. 在标准测试方法中,严格规定了标准试样的尺寸,这样才会避免同种材料因不同尺寸影响测试结果的重复性,也使不同材料在相同尺寸下获得的测量数据具有可比性。因此,本实验中,金属标准试样和瓷层标准试样的尺寸应严格把控。

【方法和步骤】

1. 金 - 瓷结合实验金属标准块的制备

(1)金属试样蜡熔模的成型:在电热熔蜡器中放入铸造用蜡线条碎片,调节熔蜡器温度70～80℃,使蜡完全熔化。将金属成型试样模具及玻璃板预热至(55±5)℃,用毛笔蘸取少

量甘油（分离剂）均匀涂布于模具的内型腔。将金属模具放置于玻璃板上，在模具内倒入熔化的蜡液，随着蜡液的冷却，蜡的体积收缩明显，及时添补足够的蜡液于模具内，使蜡表面微拱于模具边界。在蜡液表面无光泽时，将另外一块预热至（55±5）℃的玻璃板放置于模具上并用力压紧，使多余的蜡液溢出。静置30分钟，待蜡完全凝固后，去除玻璃板，用蜡刀修整蜡条于模具边缘齐平。将带有试样的模具放置于约10℃的水中冷却，完整的取出蜡条试样。同法制作6个试样备用，做编号以便区分。

（2）金属试样蜡熔模的包埋铸造：将直径1.0mm的铸造成品蜡线条作为铸道，安插在蜡熔模试样上，注意铸道与熔模间的衔接口为喇叭状，将6个试样分别进行此操作。将带有铸道的6个蜡熔模试样安插至成品硅胶包埋圈的底座上，安插时注意蜡熔模的位置应远离包埋圈的热中心，并离开包埋圈的轴面及上部边缘10.0mm以上（图12-3）。

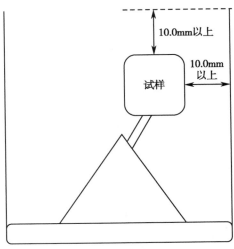

图12-3 试样铸道安插示意图

用蜡熔模专用清洗剂（减张剂）喷涂于熔模上，洗去蜡熔模表面的油脂。称取烤瓷专用磷酸盐包埋粉150g，量取38mL的包埋液（可根据实际使用品牌调整粉液质量体积比），按照先液后粉的原则依次将粉液放入真空搅拌杯中，用调拌刀调拌至粉液充分融合，放入真空搅拌机，在真空状况下搅拌30秒后取出。用软毛笔蘸取适量包埋料涂布于蜡熔模表面，将剩余包埋料缓缓倒入包埋圈内，静置30分钟，完整取出包埋圈，在室温下将包埋圈铸道口朝下再放置30分钟，待包埋圈完全固化。按照产品使用手册设定茂福炉的温度和升温程序，将包埋圈合金流入口朝内放置于茂福炉炉腔深处，烘烤焙烧至最佳铸造状态。将铸造坩埚放置茂福炉中预热5~8分钟，称量适量合金，将包埋圈从茂福炉中迅速取出铸造。铸造完成后，将包埋圈静置于室温状态下，缓慢冷却至室温。流程如图12-4所示。

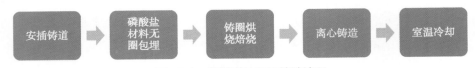

图12-4 蜡熔模的包埋铸造流程

（3）金属试样的打磨：用石膏剪将金属铸件从包埋圈中分离出来，喷砂去除铸件表面多余的包埋料，利用切割、打磨的方式获取尺寸为（25±1）×（3±0.1）×（0.5±0.05）mm的金属试样。铸件在喷砂机中进行表面喷砂处理。同等方法处理其余5个试样。

（4）金属试样的后处理 喷砂完成的金属试样放置于超声清洗机中清洗2分钟或者在蒸汽清洗机的作用下将表面的打磨碎屑和油脂清洗干净，用止血钳将试样转移至铺有石棉纸的烧结盘上，放入烤瓷炉中按照预氧化程序进行烧结，烧结完成后获得表面具有一定厚度氧化层的金属试样。为节省时间，可将6个试样同时进行预氧化处理。

2. 金-瓷结合实验瓷层标准块的制备

（1）瓷层标准块的瓷粉堆塑处理：分别取适量不同颜色的体瓷瓷粉与专用调拌液均匀调拌

成瓷泥,放置于玻璃板上待用。取 1 号试样,以试样中心点为对称点,在其 3mm 宽的那侧对称的涂布长约(8±0.1)mm 的遮色瓷并烧结。在遮色瓷上堆塑体瓷瓷泥,按照瓷粉使用手册上瓷的收缩比例,适当扩大瓷层体积,烧结完成后瓷层总厚度不少于 1.2mm。同法处理其余 5 个试样。若在操作中没有获得足够厚度的瓷层,可以再次添加瓷泥进行烧结,使试样达到所需厚度。

(2)瓷层标准块的打磨处理:取 1 号试样,打磨瓷层厚度至(1.1±0.1)mm,用磨头调整瓷层形状为长方形(图 12-5)。按照材料使用说明书,对瓷层试样进行上釉烧结。同法处理其余 5 个试样。

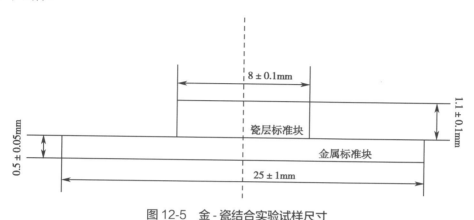

图 12-5　金 - 瓷结合实验试样尺寸

将制备好的金 - 瓷结合实验试样放置于弯曲强度实验机上进行测试,即可获得金 - 瓷结合力的大小。

试样制备流程图如图 12-6 所示:

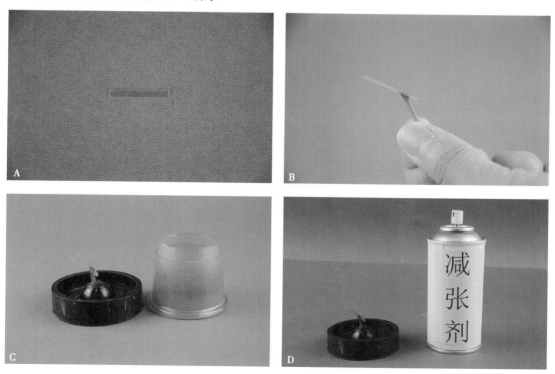

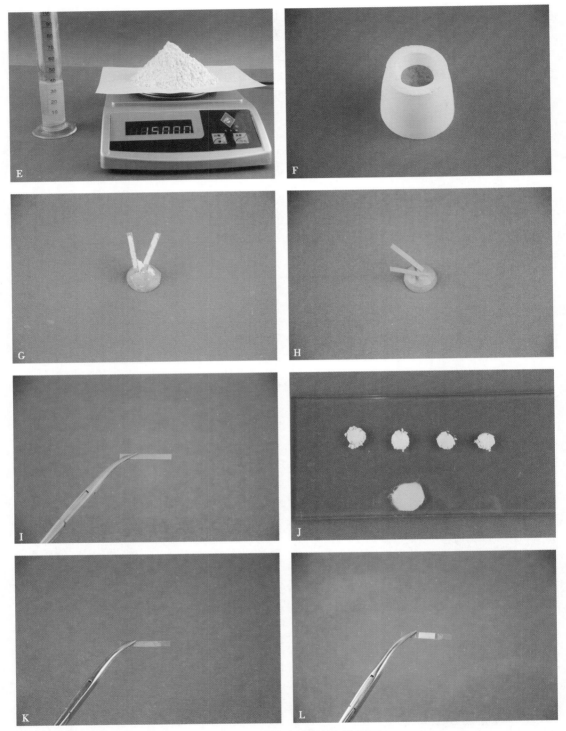

图 12-6　金瓷结合试样制备流程图

A. 蜡试样　B. 安插铸道的蜡试样　C. 将试样安插到成品包埋圈　D. 喷涂减张剂　E. 称取适量的磷酸盐包埋粉和液　F. 铸造完成的包埋圈　G. 剪开包埋圈,去除多余包埋料　H. 喷砂完成后的试样　I. 打磨后喷砂试样 J. 上方为不同颜色的体瓷,下方为等量瓷粉混合　K. 在金属试样上烧结遮色瓷　L. 在试样上堆塑混合的瓷泥

【注意事项】

1. 本实验中所用金属材料应是新的、未使用过的材料。

2. 实验中金属标准块的打磨清洗后,在进行预氧化操作前,应使用洁净的止血钳转移试样至烧结盘。残留的打磨碎屑和手指表面油脂,都会影响金属表面氧化层的厚度,从而影响实验的测试结果。

3. 本次试验中,在陶瓷材料烧结到金属试样之前,应先进行炉膛内温度的校准,并试着烧结陶瓷材料,确保能够获得合适的遮色瓷和体瓷的烧结结果。如有必要,适当调节烧结温度和保温时间。

【思考题】

1. 金 - 瓷结合力的大小与哪些因素有关?

2. 若试样在测试过程中,因加力过大导致瓷和金属完全断裂开,观察断裂面,发现遮色瓷附着于金属表面或遮色瓷在体瓷瓷层一面,这两种情况,哪种金 - 瓷结合的力度更大?

【拓展】

探寻金属块喷砂强度的大小和预氧化时间对金 - 瓷结合力的影响:可在实验时分为三组(A、B、C),其中 A 组按照实验要求操作,获得金 - 瓷结合力的值为 A′,B 组在进行第二次喷砂操作时,将喷砂强度增加一倍,其余操作与 A 组相同,获得金 - 瓷结合力值为 B′,C 组在进行预氧化操作时,将预氧化时间翻倍,其余操作与 A 组相同,获得金 - 瓷结合力值 C′。对比 A′、B′ 和 C′ 的大小,并分析原因。

实验五　瓷耐急冷急热性实验

【目的和要求】

1. 熟悉瓷对于温度急速变化的应变能力。

2. 掌握温度骤变对瓷的性能的影响,为正确使用材料,规范操作方法打下基础。

【实验内容】

1. 瓷标准块的制备。

2. 观察瓷块急冷急热变化。

【实验用品】

1. 实验器材　同实验四

2. 实验材料　低温饰面瓷套装[遮色瓷(粉剂)、颈部瓷、体瓷、切端瓷]、专用调拌液

【实验原理】

1. 本实验是观察瓷块对温度骤变的应对能力。急冷或急热是温度的急速变化的不同表现,在本次试验中,采用将刚烧结完成的瓷块放置于室温状态下的自来水中,观察瓷块在温度骤降时的变化。

2. 在瓷粉套装中,不同颜色的瓷粉代表了瓷粉的不同作用区域,为了使测试结果更具有普遍性,在本次试验中的瓷粉取样为套装中每种瓷粉取等量混合而成。

【方法和步骤】

1. 瓷标准块的制备　方法参考实验四,获得标准块。

2. 观察瓷块急冷急热变化 将放置有瓷坯体试样的烧结盘放入烤瓷炉中,设置体瓷烧结程序烧结。当体瓷烧结程序结束,烧结盘与炉体分离时,用止血钳夹起瓷块快速放入装有室温流水的盆中,观察试样变化。

【注意事项】

1. 调和瓷泥前,玻璃板和调拌刀都应洁净干燥。

2. 调拌瓷泥时应避免剧烈搅拌,防止调拌过程中混入大量气泡。

【思考题】

1. 通过本次实验,在使用烤瓷炉时,我们应注意哪些操作?

2. 以瓷为主要修复材料的修复体在日常使用过程中,是否应该避免温度的急速变化?原因是什么?

实验六 牙科陶瓷材料孔隙率的观察实验

【目的和要求】

1. 熟悉常压状态下和真空状态下陶瓷材料孔隙率的大小。

2. 了解瓷烧结完成后的结构形态。

【实验内容】

1. 瓷标准块的制备。

2. 观察陶瓷材料孔隙率。

【实验用品】

1. 实验器材 烤瓷炉、振荡台($50\sim60Hz$)、烧结盘、石棉纸、玻璃板、玻璃调拌刀、上瓷笔、止血钳、回切刀、吸水纸巾、瓷泥堆塑金属模具[中空型腔长(l)10.0mm、宽(b)10.0mm、高(h)5.0mm]、游标卡尺、盆、5倍大放大镜、打磨机、磨头、超声波清洗机(或蒸汽清洗机)

2. 实验材料 低温饰面瓷套装[遮色瓷(粉剂)、颈部瓷、体瓷、切端瓷]、专用调拌液、酒精

【实验原理】

在瓷块烧结过程中,随着温度的升高,瓷坯体孔隙率降低,磁粉颗粒间相互熔结,排除气体,形成力学性能提高的致密烧结体。但在常压烧结后的烧结体内含有较多的气孔,真空条件下可以获得气孔较少的烧结体。

【方法和步骤】

1. 瓷标准块的制备 孔隙率观察瓷块试样的制备方法同实验四,制取2个瓷坯体试样备用。将其中一个试样在常压下烧结,另外一个试样在真空环境下烧结。用打磨机将烧结体试样表面的釉质层磨除掉,打磨完成的试样放入盛有酒精的超声波清洗机中清洗2分钟(或使用蒸汽清洗机喷出的高温高速气体冲洗),去除瓷块表面残留的打磨碎屑。

2. 观察陶瓷材料孔隙率 将两块试样分别放置于5倍大放大镜下(或者显微镜),观察其表面细微结构形态的大小。

【注意事项】

1. 使用打磨机打磨时注意手机操作方法的规范,注意安全。

2. 使用蒸汽清洗机时防止烫伤，做好防护措施。

【思考题】

对比常压和真空状况下瓷块烧结体内空隙的大小并分析原因。

实验七 甲基丙烯酸甲酯树脂调和反应各期的变化实验

【目的和要求】

1. 掌握甲基丙烯酸甲酯树脂的调和方法。

2. 掌握甲基丙烯酸甲酯树脂调和反映后各期的变化，掌握树脂的最佳塑形时期。

【实验内容】

1. 辨认甲基丙烯酸甲酯树脂。

2. 调和牙托粉和牙托水。

3. 观察调和反应各期的变化。

【实验用品】

1. 实验器材 不锈钢调拌刀、硅胶调拌杯、玻璃板、量筒（10mL）、电子秤（精确到 0.1g）、秒表

2. 实验材料 自凝牙托粉、自凝牙托水

【实验原理】

自凝牙托粉和牙托水在常温下混合，能够在引发剂 BPO 和促进剂叔胺的作用下发生剧烈的氧化还原反应，释放出自由基，引发甲基丙烯酸甲酯聚合。

【方法和步骤】

1. 辨认甲基丙烯酸甲酯树脂 甲基丙烯酸甲酯树脂主要由粉剂和液剂两部分组成，液剂的商品名是牙托水，粉剂的商品名是牙托粉。

（1）粉剂：自凝牙托粉，主要成分是甲基丙烯酸甲酯的均聚粉或共聚粉，呈极细小的粉末状。现市面上自凝牙托粉的颜色多种多样，有模仿牙龈颜色的自凝牙托粉，也有满足正畸活动矫治器所需求的各色透明或不透的自凝牙托粉。

（2）液剂：自凝牙托水，主要成分是甲基丙烯酸甲酯。一般存放于棕色玻璃瓶内，常温下为无色透明液体，易挥发，易燃，易溶于有机溶液，通常伴有一股特殊气味。

2. 调和牙托粉和牙托水 按照产品使用说明，粉液质量比 2∶1（或体积比 5∶3），称取 10g 牙托粉和 5g 牙托水。先将牙托水倒入调拌杯中，再加入牙托粉，待牙托粉被牙托水完全浸湿后，用不锈钢调拌刀调和均匀，用玻璃板严封调拌杯。

3. 观察调和反应各期的变化 材料调拌均匀后，牙托水缓慢渗入到牙托粉颗粒内，使颗粒溶胀、溶解，经一系列物理化学反应后，共聚成型。整个变化过程可分为六个时期：

（1）湿沙期：牙托粉尚未渗入牙托粉内，存在于牙托粉颗粒之间。看上去水少粉多，此时调和阻力小，无黏性，触之如湿沙状。

（2）稀糊期：牙托粉表层逐渐被牙托水溶胀，颗粒挤紧，颗粒间空间消失。看上去水多粉少，调和时无阻力，似稠米糊状。

（3）黏丝期：牙托水继续溶胀牙托粉，牙托粉颗粒进一步结合成为黏性的整块。此时易于起丝，易黏手指和器械。该期不易再调和，应密盖以防牙托水挥发。

（4）面团期：牙托粉基本与牙托水结合，黏着感消失，手感呈可塑面团状。观察到达面团期的时间和面团期持续的时间。

（5）橡胶期：调和物表面牙托水挥发成痂，内部还在变化。呈现硬而有弹性的橡胶状，已不能随便塑形。

（6）坚硬期：调和物继续变化，形成坚硬脆性体。

用秒表记录自凝牙托粉和牙托水反应的不同时期到达的时间和持续时间。

【注意事项】

1．牙托水具有轻微毒性，在实验过程中注意戴好口罩手套，做好防护措施。

2．甲基丙烯酸甲酯树脂的调和反应是一连续物理化学变化过程，以上六期是为了观察人为划分的，并无严格界限。

3．各期的到达时间和持续时间会受到调和比例、室温等因素影响。在临床操作时，要注意时刻观察调和物的反应过程，把握好甲基丙烯酸甲酯树脂的最佳塑形时期。

【思考题】

通过本实验，临床操作时甲基丙烯酸甲酯树脂的最佳塑形时期是哪一个？

实验八　义齿基托树脂的三点弯曲实验

【目的和要求】

1．掌握基托树脂试样的制备方法。

2．熟悉弯曲强度实验机的使用方法。

【实验内容】

1．义齿基托树脂标准块的制备

2．三点弯曲实验

【实验用品】

1．实验器材　弯曲强度试验机［两支点间的跨距为 20mm、十字头速率（1.5±0.5）mm/min、支点和压头刃口曲率半径都为 1.0mm］、锈钢调拌刀、硅胶调拌杯、玻璃板、量筒（10mL）、电子秤（精确到 0.1g）、金属型盒、橡皮碗、调拌刀、箱式光固化机、打磨机、磨头、技工用义齿抛光机（转速 3 000 转 / 分钟）、绒轮（直径 100mm）、布轮（直径 100mm）、热塑成型一体机、成品蜡块［长（l）65mm、宽（d）40mm、高（h）5mm］、压榨机、毛笔、游标卡尺、玻璃纸、棉球

2．实验材料　石膏、自凝牙托粉、自凝牙托水、热凝牙托粉、热凝牙托水、光固化基托树脂、热塑注射型义齿基托材料、分离剂（成膜类）、浮石粉

【实验原理】

1．三点弯曲实验原理　同实验六。

2．根据义齿基托树脂聚合固化方式分为热凝型、自凝型、光固化型、热塑注射型四种。本次实验通过制备不同类型树脂基托的标准试样，通过弯曲强度试验机测试各自的静态弯曲负荷的大小，对比四种类型基托材料能够承受的最大弯曲力。

【方法和步骤】

1．义齿基托树脂标准块的制备：

（1）热凝树脂：调拌适量的石膏将成品蜡块包埋于下型盒内，试样的一个面暴露在外，为节省时间，可在同一个型盒内包埋多个成品蜡块，保证每个蜡块与蜡块间、蜡块与型盒边缘之间的距离超过 10mm。再用石膏包埋好上型盒，待石膏硬固后，打开上下型盒，用热水冲去型盒中的蜡，获得试样的阴模腔。趁型盒温热，用毛笔蘸取少量分离剂，顺一个方向涂布于上下型盒间的石膏表面，型盒静置冷却至室温。称取 8g 热凝牙托水和 16g 热凝牙托粉，依次放入调拌杯中调和，静置至面团期，将调和物从杯中取出，在指尖揉捏 10 秒，充填入阴模腔内，再放置一张玻璃纸，将上下型盒复位，放置于压榨机中缓慢加压至多余调和物溢出，将上下型盒分开，用调拌刀去除溢出树脂，用沾有牙托水的棉球轻擦阴模腔内树脂表面，将上下型盒复位，压紧，用固位器固定放入水浴加热箱中进行热处理。将型盒置于 70~75℃水浴中恒温 90 分钟，然后缓慢升温煮沸并保持 30~60 分钟。热处理完成后，将型盒自然冷却至室温后打开型盒，去除石膏，获得试样。用打磨机修整试样外形，控制试样尺寸为（25±1）×（5±0.5）×（5±0.5）mm。将浮石粉溶于水，调和成膏状作为抛光剂，在抛光机中抛光试样表面至少 1 分钟。工作流程如下图 12-7 所示。

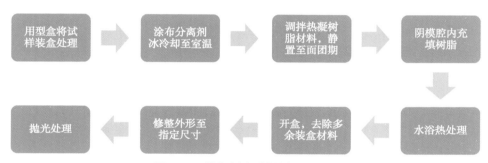

图 12-7　热凝树脂试样制取流程图

将试样清洗备用，用此方法制取最少 6 个试样。

（2）自凝树脂：制备方法同热凝树脂，但自凝树脂在型盒压紧后只需在室温中静置至树脂成型。打磨抛光方法及要求同上。同样获取最少 6 个试样备用。

（3）光固化树脂：阴模腔的制备方法同上。光固化义齿基托树脂为单组分，为可塑面团状，可直接取出进行阴模腔的充填操作，利用压榨机去除多余树脂后，将型盒放置于光固化机中固化成型。打磨抛光方法及要求同上。用此法制取最少 6 个试样待用。

（4）热塑注射成型基托树脂：热塑成型基托树脂有专用装盒用型盒，此型盒相对于普通型盒在上下型盒的侧边分界处有一铸道口，方便液态树脂材料流入阴模腔内固化。在包埋下型盒时，包埋要求同上，但需要将成品蜡块间用分铸道（直径约为 1.0~1.5mm）与主铸道（直径约为 3.5~4.0mm）相连，在下型盒包埋表面形成树枝分叉状（图 12-8）。

包埋上型盒及去蜡步骤同上。根据产品使用说明，将装有树脂的注射筒放入专用的加热器中加热至树脂成黏流态，在压铸机上，将材料压注入在 180℃烤箱中烘烤 30 分钟以上的石膏阴模腔内。冷却后打开型盒，去除多余石膏包埋料，获得试样。试样打磨抛光方法同上。用此方法制取最少 6 个试样。

2. 分组将试样依次放入弯曲强度试验机内测试四种类型基托材料能够承受的最大弯曲力。取每种材料的测试数据的平均值作为实验结果，取四位有效数字。

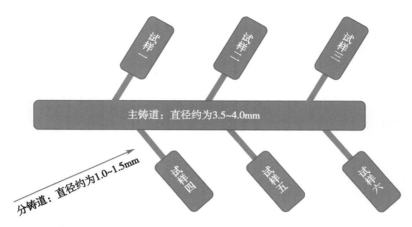

图 12-8　热塑注射成型试样装盒简图

【注意事项】

1．在装盒操作之前，检查上下型盒间是否密合，若不密合，会影响试样尺寸精度。

2．确保型盒内蜡块与型盒边缘、蜡块与蜡块间的距离超过 10.0mm，是为了防止在后续充填加压部分，型盒内石膏破裂。

3．在使用压榨机给型盒加压，使腔体内多余材料溢出时，要缓慢匀速加压。加压过快可能会导致材料过度溢出，阴模腔内材料充填不足，待基托树脂成型后，试样会有充填不全、气泡等缺陷。加压过慢可能会导致操作不能在面团期内完成，试样制取失败。

【思考题】

1．哪种基托材料的韧性最好？

2．可用哪些方法辅助增加热凝基托树脂的韧性？

（景俊芳）

参 考 文 献

1. 马冬梅. 口腔工艺材料应用. 3版. 北京：人民卫生出版社，2002.

2. 赵信义. 口腔材料学. 5版. 北京：人民卫生出版社，2012.

3. ROBERT G C，JOHN M P. 牙科修复学. 赵信义，易超，译. 西安：世界图书出版公司，2006.

4. 王荃. 口腔材料学. 3版. 北京：人民卫生出版社，2003.

5. 于海洋. 口腔活动修复工艺学. 北京：人民卫生出版社，2014.

6. 刘益军. 聚氨酯树脂及其应用. 北京：化学工业出版社，2011.

7. 莫健华. 液态树脂光固化增材制造技术. 修订版. 武汉：华中科技大学出版社，2016.

8. 贺志芳. 口腔工艺材料. 北京：人民卫生出版社，2016.

9. 于海洋. 口腔固定修复工艺学. 2版. 北京：人民卫生出版社，2015.

10. 陈治清. 口腔材料学. 4版. 北京：人民卫生出版社，2008.

11. 李长义. 口腔固定修复工艺技术. 2版. 北京：人民卫生出版社，2011.

12. 远发，苏平线. 液态压铸锻造双控成形技术研究. 特种铸造及有色合金，2006，26（9）：568-571.

13. 林冰，鲍旭东，陈剑锋. 牙科氧化锆陶瓷半透明性的影响因素及提高方法的研究进展. 口腔颌面修复学杂志，2017，18（4）：246-249.

14. 刘欣然，郭航，刘峰. 椅旁数字化修复系统的历史和发展. 中国实用口腔科杂志，2014（12）：762-766.

15. 杨飞，连芩，武向权，等. 陶瓷面曝光快速成型工艺研究. 机械工程学报，2017，53（7）：138-144.

16. 朱丽莎. 3D打印光敏树脂及其在口腔医学领域的应用. 中国组织工程研究，2018，22（6）：979-984.

17. 宿玉成. 口腔种植学. 2版. 北京：人民卫生出版社，2014.

18. 刘宝林. 口腔种植学. 北京：人民卫生出版社，2011.

19. QUEK H C，TAN K B，NICHOLLS J I. Load fatigue performance of four implant-abutment interface designs: effect of torque level and implant dentistry. Int J Oral Maxillafac Implant，2008，23：253-262.

20. JOKSTADA A，BRAEGGERB U，BRUNSKIC JB，et al. Quality of dental implants. Int Dent J，2003，53：409-443.

21. 林野. 当代口腔种植学的进展及其临床意义. 口腔颌面外科杂志，2006，16：285-291.

22. 周磊. 口腔种植学临床实践. 西安：世界图书出版社公司，2003.

23. 王兴，刘宝林. 我国口腔种植学进展. 中华口腔医学杂志，2001，36：321-323.

24. BINON P P. Implants and components: Entering the new millennium. Int J Oral Maxillofac Implants，2002，17：811-815.

25. 陈卓凡. 口腔种植治疗的基础研究及临床应用. 北京：人民军医出版社，2010.

26. 张志勇. 口腔颌面种植修复学. 上海：上海图书出版社公司，2009.

27. NIEKAWA C T，KREVE S，A'VILA G B，et al. Analysis of the mechanical behavior and surface rugosity of different dental die materials. J Int Soc Prevent Communit Dent，2017，7（1）：34-40.

28. JOANNIS K，REGINA，MERICSKE S，et al. Precision of fit of implant-supported screw-retained 10-unit computer-aided-designed and computer-aided-manufactured frameworks made from zirconium dioxide and titanium: an in vitro study. Clin Oral Impl Res，2014，25：165-174.

29. ANUSAVICE K J. Standardizing failure, success, and survival decisions in clinical studies of ceramic and metal-ceramic fixed dental prostheses. Dental Materials, 2012, 28(1): 102-111.

30. HÖLAND W, RHEINBERGER V, APEL E, et al. Clinical applications of glass-ceramics in dentistry. Journal of Materials Science: Materials in Medicine, 2006, 17(11): 1037-1042.

31. KELLY J R, BENETTI P. Ceramic materials in dentistry: historical evolution and current practice. Australian dental journal, 2011, 56: 84-96.

32. LI R W K, CHOW T W, MATINLINNA J P. Ceramic dental biomaterials and CAD/CAM technology: state of the art. Journal of prosthodontic research, 2014, 58(4): 208-216.

33. ZIMMER S, GÖHLICH O, RÜTTERMANN S, et al. Long-term survival of Cerec restorations: a 10-year study. Operative Dentistry, 2008, 33(5): 484-487.

34. HEINTZE S D, CAVALLERI A, FORJANIC M, et al. Wear of ceramic and antagonist-a systematic evaluation of influencing factors in vitro. Dental Materials, 2008, 24(4): 433-449.

35. CHRISTENSEN R P, GALAN A D, MOSHER T A. Clinical status of eleven CAD/CAM materials after one to twelve years of service. State of the art of CAD/CAM restorations, 2006, 20.

36. OTTO T, DE NISCO S. Computer-aided direct ceramic restorations: a 10-year prospective clinical study of Cerec CAD/CAM inlays and onlays. International Journal of Prosthodontics, 2002, 15(2): 122-128.

37. CHAI J, CHU F, CHOW T W, et al. Chemical solubility and flexural strength of zirconia-based ceramics. International Journal of Prosthodontics, 2007, 20(6): 587-595.

38. MATANI J D, KHEUR M, JAMBHEKAR S S, et al. Evaluation of Experimental Coating to Improve the Zirconia-Veneering Ceramic Bond Strength. Journal of Prosthodontics, 2014, 23(8): 626-633.

39. CANULLO L, MICARELLI C, BETTAZZONI L, et al. Shear bond strength of veneering porcelain to zirconia after argon plasma treatment. International Journal of Prosthodontics, 2014, 27(2): 137-139.

40. BITENCOURT S B, DOS SANTOS D M, DA SILVA E V F, et al. Characterisation of a new plasma-enhanced film to improve shear bond strength between zirconia and veneering ceramic. Mater Sci Eng C Mater Biol Appl, 2018, 92: 196-205.

41. LEE M H, MIN B K, SON J S, et al. Influence of different post-plasma treatment storage conditions on the shear bond strength of veneering porcelain to zirconia. Materials, 2016, 9(1): 43.

42. KIM S H, PARK C J, CHO L R, et al. Evaluation of the ceramic liner bonding effect between zirconia and lithium disilicate. The Journal of prosthetic dentistry, 2018, 120(2): 282-289.

43. ABOUSHELIB M N, KLEVERLAAN C J, FEILZER A J. Effect of zirconia type on its bond strength with different veneer ceramics. Journal of prosthodontics, 2008, 17(5): 401-408.

44. FISCHER J, GROHMANN P, STAWARCZYK B. Effect of zirconia surface treatments on the shear strength of zirconia/veneering ceramic composites. Dental materials journal, 2008, 27(3): 448-454.

45. MOSHARRAF R, RISMANCHIAN M, SAVABI O, et al. Influence of surface modification techniques on shear bond strength between different zirconia cores and veneering ceramics. The journal of advanced prosthodontics, 2011, 3(4): 221-228.

46. NISHIGORI A, YOSHIDA T, BOTTINO M C, et al. Influence of zirconia surface treatment on veneering porcelain shear bond strength after cyclic loading. The Journal of prosthetic dentistry, 2014, 112(6): 1392-1398.

47. KARAKOCA S, YILMAZ H. Influence of surface treatments on surface roughness, phase transformation, and biaxial flexural strength of Y-TZP ceramics. Journal of Biomedical Materials Research Part B: Applied Biomaterials: An Official Journal of The Society for Biomaterials, The Japanese Society for Biomaterials, and The Australian Society for Biomaterials and the Korean Society for Biomaterials, 2009, 91(2): 930-937.

48. KORKMAZ F M, BAGIS B, TURGUT S, et al. Effect of surface treatments on the bond strength of veneering ceramic to zirconia. Journal of applied biomaterials & functional materials, 2015, 13(1): 17-27.

49. FERRAGE L, BERTRAND G, LENORMAND P, et al. A review of the additive manufacturing(3DP)of bioceramics: alumina, zirconia(PSZ)and hydroxyapatite. Journal of the Australian Ceramic Society, 2017, 53(1): 11-20.

50. LARSSON C, WENNERBERG A. The clinical success of zirconia-based crowns: a systematic review. International Journal of Prosthodontics, 2014, 27(1): 33-43.